名老中医临床用药心得丛书

胡希恕

经方用药心得十讲

——经方用药初探

主编◇冯世纶

中国医药科技出版社

U0786517

内 容 提 要

本书探讨经方用药，即在经方理论指导下，探讨怎样临证用药，以实现有是证，用是药，以体现方药对应。通过分析161味药分别在方证中的作用，探明该药的性能、功效及适应证，探讨每一药味与方证的关系及与六经的关系，以达到正确熟练运用该药。本书第一讲论述经方用药特点；第十讲概说六经用药；第二讲至第九讲论述经方常用药味，具体论述分以下四项为纲目：【药物基本知识】、【解析所在方证】、【解读药味特点】、【药物功用述要】。适合中医临床工作者参阅。

图书在版编目（CIP）数据

胡希恕经方用药心得十讲：经方用药初探/冯世纶主编. —北京：中国医药科技出版社，2011. 8

（名老中医临床用药心得丛书）

ISBN 978 - 7 - 5067 - 5075 - 2

Ⅰ. ①胡…　Ⅱ. ①冯…　Ⅲ. ①中药学：临床药学 - 经验　Ⅳ. ①R285. 6

中国版本图书馆 CIP 数据核字（2011）第 134353 号

美术编辑　陈君杞
版式设计　郭小平

出版　中国医药科技出版社
地址　北京市海淀区文慧园北路甲 22 号
邮编　100082
电话　发行：010 - 62227427　邮购：010 - 62236938
网址　www. cmstp. com
规格　710 × 1020mm $^{1}/_{16}$
印张　18 $^{3}/_{4}$
字数　336 千字
版次　2011 年 8 月第 1 版
印次　2019年12月第10次印刷
印刷　三河市航远印刷有限公司
经销　全国各地新华书店
书号　ISBN 978 - 7 - 5067 - 5075 - 2
定价　39. 00 元

本社图书如存在印装质量问题请与本社联系调换

编 委 会

主　编　冯世纶

编　者　（胡希恕名家研究室）

马家驹　冯学功　冯世纶
刘观涛　许灿龙　孙立彬
何振东　余　晖　陈建国
李清峰　张广中　邱绍隆
欧阳卫权　高建忠　陶有强
鲍艳举　廖立行

前言

经方用药，起源于中国远古神农时代，它朴实无华而凸显实践性、科学性，更凸显中医汤液医学理论特色，即以八纲理论为基础，先是积累了单方用药经验，渐渐发展至复方用药经验，又逐渐由八纲理论发展至六经辨证理论体系。在这一漫长临床实验过程中，留下了丰富的用药经验和理论经验，其代表经典著作有《神农本草经》、《汤液经法》、《伤寒杂病论》等，成为了历代医学用药圭臬。

值得注意的是，经方医学、经方用药经历了不少磨难，有不少珍贵资料失传，如《汤液经法》在《汉书·艺文志》中仅见书名记载，原书却查无踪影。不过由考证可知，张仲景曾见过《汤液经法》，并和其弟子论广其书（《论广汤液》），可惜亦几乎失传，赖有西晋王叔和寻觅整理部分内容定名为《伤寒杂病论》，使后世始能见其端倪，惜以《内经》释经方，用药亦以五运、经络为理论，影响甚大，以至不少人不能理解经方用药，乃至用经方者越来越少。但《伤寒杂病论》毕竟留下了宝贵经方资料，历代亦层出不穷慧眼识珠者，如章太炎、恽铁樵、汤本求真、胡希恕等，明确指出：《伤寒论》的六经，不同于《内经》的六经，胡希恕更断然指出："仲景书本与《内经》无关，《伤寒论》的六经来自八纲。"从而排除迷津，正确指导我们解读《伤寒论》、认识经方医学理论，认识经方用药。

经方治病最重要特点之一是方证对应，方有单方、复方，单味药即单方，其适应证即单方证，经方的发展，更多的使用复方，积累了丰富的复方方证，且由八纲辨证发展为六经辨证，这样每味药的应用不但与方证、八纲相关，而且与六经密切相关。《伤寒论》是经方治病的典范，以六经辨证、辨方证称著，尤其其方证对应理论，如能读懂则可指导临床用药。但书中讲述的主要内容是方证，即方剂的组成和适应证，其方证是例举常见的证和治，而临床病情万变，不能一一列出，这就需医者根据具体病情、症状选用对应的药物，以求方证对应。但《伤寒论》对每味药物的性味、功效、适应证等未做专门论述，而隐含于方证中，这对认识每味药带来一定困难。在临床，面对复杂多变的各种疾病，辨清了六经，必须再辨清方证，这就需要对每个方剂有所了解，更需要对每味药物的了解，这样才能做到方证相应。以往对经方用药，多参见《神农本草经》，但《神农本草经》只具八纲而不具六经，故对药物的认识和临床应用经方带来一定困难，历代经方家如吉益东洞（主要著作是《药征》）等认识到这一问题，并进行了有关探讨，但由于对六经实质及方证等诸多认识所限，对药物的认识明显不足，有待进一步探讨，鉴于此，本书试通过经方的诸多方证来认识经方用药。

本书探讨经方用药，即在经方理论指导下，探讨怎样临证用药，以实现有是证，用是药，以体现方药对应。探讨的方法，是通过《伤寒论》和《金匮要略》书中所用方证（概 260 方证），以证类药、以证测药、以药测证，解析其中的药物（161 味），即通过分析该药在方证中的作用，探明该药的性能、功效及适应证，探讨每一药味与方证的关系及与六经的关系，以达到正确熟练运用该药，有是证，用是药，冀望临证时先辨六经，继能准确快捷辨清方证，更能准确做到方证对应。

这里要说明的是，对药物的认识，我们是继承了胡希恕先生对经方六经辨证理论体系的研究和对经方方证的研究成果，亦加入了我们读经典和临床体会，因是初探，认识须进一步深入，难免有误。更应当强调的是，对经方的诸多问题尚未取得共识，势须共同讨论、争鸣，冀望继承和弘扬经方，发展中医。

本书第一讲论述经方用药特点。第十讲概说六经用药。第二讲至第九讲，论述经方常用药味，对药物的论述理论遵用八纲，具体论述分以下四项为纲目：

【药物基本知识】了解每味药物的基本知识，基原（植矿物、动物等）归属、名称的不同地区、不同时期称谓等。主要参考《神农本草经》，次参考后世注家研究。

【解析所在方证】通过仲景书中有关条文、方药、方证，探讨该药在六经及方证中的主要作用。

【解读药味特点】通过解析所在方证，探讨、总结出该药的性味功能及药物特点。

【药物功用述要】简括临床应用要点及用法。

因编者水平所限，纰漏之处在所难免，望读者指正。

本书编委会

2011 年

目　录

第七讲 祛饮化痰药 / 182

第八讲 理血药 / 231

第一讲

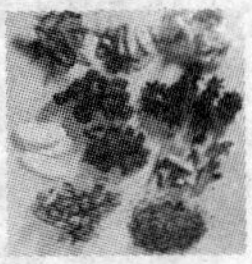

经方用药特点

经方用药有特点，有人却不以为然，以其不能正本清源，而不能正确认识经方是重要原因之一。经方医学在东汉流传时出现危难，西晋王叔和虽救危难使其得以传承，但以《内经》释经方（《伤寒论》中诸方），遂不明经方理论实质，也就无法认识用药特点。因此，有必要正本清源，与时方对比分析，考证经方用药起源及指导理论。

一、经方用药与时方用药有明显不同

经方用药与时方不同，早已引起中医界注目，如清代的徐灵胎，查阅大量医学文献，考证中医学术源流，认为经方与时方用药有明显不同，为此特立专著《本草古今论》垂教后世，深受中医界推崇。他通过对比研究指出："本草之始，昉于神农，药只三百六十品，此乃开天之圣人与天地为一体，实能探造化之精，穷万物之理，字字精确非若后人推测而知之者，故对证施治其应如响。仲景诸方之药悉本此书，药品不多而神明变化，已无病不治矣。迨其后，药味日多，至陶弘景倍之而为七百二十品，后世日增一日，凡华夷之奇草逸品试而有效，医家皆取而用之代有成书，至李时珍，增益唐慎微《证类本草》为《纲目》，考其异同辨其真伪，原其生产，集诸家之说而本草更大备，此药味由少而多之故也，至其功用则亦后人试验而知之，故其所治之病益广，然皆不若《神农本草》之纯正真确，故宋人有云：用《神农》之品无不效，而弘景所增已不甚效，若后世所增之药则尤有不足凭者；至其注释，大半皆视古方用此药医某病，则增注之古方治某病，其药不止一品而误以方小，此药为专治此病者有之，更有以己意推测而知者；又或偶愈一病，实非此药之功而强著其效者，种种难信，至张洁古、李东垣辈，以某药专派入某经，则更穿凿矣！"这短短的355字，不但论述了经方与时方用药不同，更提示了经方起源于远古，因来自实践几经科学验证，有其独特医学理论，并经后世百年、千年考验，凸显经方的优越性，与后世草率药物归经明显不同。又如近代著名中医大家恽铁樵说："凡研究药物，当从《伤寒论》方药入手，其次《金匮》，其次《千金》。不由此道，纵记忆千万验方，徒增魔障。丹溪、东垣专以滋补为能，其所用药泰半皆本经上品，与《伤寒》、《金匮》、《千金》截然不同。在朱、李自身，或不失为良医，然后人仅能师其短处，中国医学由此衰落。至于叶天士之后，无理取闹，更无费吾笔墨之价值矣。”乍看似属偏激，但反映了经方与时方用药不同。如再参看徐灵胎专论《治病不必分经络脏腑》，就很容易了解到，经方用药与时方用药之所以不同，主要是理论体系的不同。这里要注意的是，经方的用药特点，其所以具科学性，是与其经方起源、经方理论密不可分的。

二、经方用药起源于神农

“神农一日遇七十毒”，是先民与疾病斗争真实写照的缩影，表明我们的祖先，在寻找、积累应对疾病有效药物时，是根据症状寻找相对应有效的药物，经历了反复探索和艰苦漫长的历程。《神农本草经》的撰成年代和作者，至今仍不清楚，但该书被一致公认为是我国最早的经方著作，代表了我国医药的起源，正如徐灵胎谓“本草之始，昉于神农”。其实其与《伤寒论》一样，不是一个人、一个朝代所完成的，它是我们先人祖祖辈辈养生保健、防病治病的经验总结，它起始于神农时代是历史事实。

《本经》所以依托神农之名，一是确与神农有关；二是因在神农时代虽没有文字，但已积累了不少防病治病知识，后世记载其内容权当属于神农。中国社会科学院历史研究所研究员王震中说“神农时代大约距今 10000 年前到 5000 年前”，即在黄帝之前。我国考古工作者，于 1979 年至 1984 年对河北省蔚县的多处遗址进行了考古发掘工作，发掘出 6 处形制基本相同的房屋，都是坐北朝南、半地穴式建筑，这些房屋，都是在生土层上向下挖约 50 厘米，四壁和居住面都用草拌泥进行抹平，然后用火焙烤，居住面平整而又坚硬，火堂位于屋子的中央。同时又发现许多属仰韶文化（神农时代）的石器、陶器等。又于 1995 年在河北省阳原县姜家梁遗址考证，恰好与考古学上的仰韶文化所处的时代相吻合，也与史书中记载的神农氏时代相对应。这些考古资料证实了，我们的祖先在神农时代，生活于大自然环境中，逐渐适应环境、认识大自然，体悟“人法地，地法天，天法道，道法自然”之理。天（自然环境）有白天、黑夜、寒、热、温、凉阴阳变化，人体亦有相应变化。为了防寒、防止生病则盖窝棚、房屋而居，为了进一步防寒，则于屋中央修建火堂取暖、门向南开；为了夏天防暑，把房屋建成半地穴式。显然从生活上认识到“寒者，热之；热者，寒之”适应寒热阴阳之理。同时生活中难免疲劳受寒，引起头痛、恶寒、发热等症状，用火烤感到舒服、熏烤或热熨皮肤，使汗出而解；或服热汤、热粥同时盖上棉被汗出而解；或用草药煎汤熏洗而解；或用生姜、葱、大枣等煎汤热服及加盖棉被取汗而解（也因之经方又称“汤液”），或用大黄、芒硝可以解除便秘之苦……当时虽没有文字，但积累的经验被流传于后代，当有文字后便记载下来。《本经》所记载：“麻黄，味苦，温。主中风、伤寒头痛”；“柴胡，味苦，平。主心腹肠胃中结气，饮食积聚，寒热邪气，推陈致新”；“大黄，味苦，寒。下瘀血……荡涤肠胃，推陈致新，通利水谷”……365 味药，显示了神农时代用药总结。因这些医药知识产生于神农时代，称之为《神农本草经》当不徒有虚名。有关《本经》成书的时代，章太炎认为："神农无文字，其始作本草者，当在商周间，代有增益，至汉遂以所出郡县附之耳。"钱超尘教授认为"先秦时代人们对药性药效已有所认识，并载于古书，《本经》形成于先秦乃至周初，增补于汉代"，说明不是一朝一代一人所著成，但其起源确是始于神农而早于岐黄，经方有其独特的医学体系。

值得注意的是，经方用药与时方用药因起源不同，因而其认知方法则不同。关于经方治病特点，《汉书·艺文志·方技略》记载："经方者，本草石之寒温，量疾病之浅深，假药味之滋，因气感之宜，辨五苦六辛，致水火之齐，以通闭解结，反之于平。"即根据人体患病后出现的症状，选用对应的药物治疗。著名经方家胡希恕先生明确指出："中医治病，之所以辨证而不辨病，是与它的发展历史分不开的，因为中医发展远在数千年前的古代，当时既没有进步科学的依据，又没有精良器械的利用，故势不可能有如近代西医面向病变的实质和致病的因素，以求疾病的诊断和治疗，而只有凭借人们自然的感官与患病人体的症状反应，探索治病的方法经验。"即经方用药是根据"症状反应"，而时方是源自《内经》的"病因病机"、"经络脏腑"，两者有着明显的不同，今仅就对"伤寒"和"中风"的理解可见其一斑，经方的认知方法是据症状反应，即伤寒为"太阳病，或已发热，或未发热，必恶寒、体疼、呕逆、脉阴阳俱紧者，名为伤寒"；中风为"太阳病，发热，汗出恶风，脉缓者，名为中风"。即皆认为是发热或不发热的表证，治疗用麻黄、桂枝等发汗、解表、解热；而时方、后世注家，如成无己、张志聪等，以病因病机解释，则认为："伤寒是伤于寒"，"中风是中于风"。因伤于寒，则治用辛温散寒，但有发热则不能用辛温，认为桂枝、麻黄"不可用于有热证的病例"，与经方有明显不同，其治疗用药亦就有了显著区别，成为后世不理解经方用药的主要原因之一。

三、经方用药理论是八纲六经

后世因不能正本清源，误于王叔和在《伤寒论》序中加入了"撰用《素问》、《九卷》、《八十一难》、《阴阳大论》、《胎胪药录》并《平脉辨证》"等内容，故认为中医的理论都来自《内经》，以至于认为：中医治病都要依据经络脏腑、五运六气，甚至提出"不明经络脏腑，动手便错"来对待经方用药，对此，徐灵胎以专论批判，明确指出"治病不必分经络脏腑"，实际明确了经方不同于《内经》的理论体系，即不是用经络脏腑、五行运气理论，而是用八纲、六经。前已所述，经方用药起源于神农时代，是根据症状反应，选用对应的药物治疗，"本草石之寒温，量疾病之浅深"，其理论即是八纲，《神农本草经》中"治寒以热药，治热以寒药"的论述，即是根据症状反应用药，其指导理论即是八纲，开创了以八纲辨证的经方医学体系。书中更详细记述了365味药物，以四气五味适用于人体患病后，表现出寒、热、虚、实、阴、阳的症状论述，显示了单味药防治疾病的经验，其述证主用寒、热、虚、实、表、里、阴、阳，即八纲理论，标志了经方基础理论的起源。

一些考证资料已明确了经方发展史，在神农时代，即以八纲为理论，根据人患病后出现的症状，用对应的药物治疗，先是积累了单味药治病即单方方证的经验，其代表著作即《神农本草经》。后来渐渐认识到，有些病需要二味、三味……组成方剂治疗，这样逐渐积累了用什么方，治疗什么证，即复方方证经验，其代表著作即《汤液经法》，发展至汉代，对病位概念进一步细化，即“量疾病之浅深”由表、里增加了半表半里概念，因而产生了完善的六经辨证理论，其代表著作即《伤寒论》。

由以上可知，经方用药特点是与其起源、发展、理论密切相关，即经方起源于神农时代，其起始即用八纲辨识疾病，同时辨识用相对应的药物治疗，体现了方药对应、方证对应，积累了单方方证经验，渐渐又积累了复方方证，且在此基础上产生了六经辨证理论体系，故经方用药的主要特点，是在八纲、六经指导下用药，即临床治病，先辨六经，继辨方证、详辨用药。

（原载中国中医药报，2009年6月4日）

第二讲

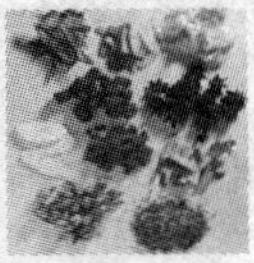

解 表 药

一、桂枝

【药物基本知识】

为樟科植物肉桂的嫩枝。《神农本草经》称牡桂；《唐本草》称桂枝；《本草别说》称柳桂。

【解析所在方证】

1. 桂枝汤方证

桂枝汤方 桂枝（去皮）三两，芍药三两，甘草（炙）二两，生姜（切）三两，大枣（擘）十二枚。

上五味，㕮咀，以水七升，微火煮取三升，去滓，适寒温，服一升。服已须臾，啜热稀粥一升余，以助药力，温覆令一时许，遍身漐漐微似有汗者益佳；不可令如水流离，病必不除。若一服汗出病瘥，停后服，不必尽剂；若不更，更服，依前法；又不汗，后服小促其间，半日许令三服尽。若病重者，一日一夜服，周时观之，服一剂尽，病证犹在者，更作服；若汗不出，乃服至二、三剂。禁生冷、黏滑、肉面、五辛、酒酪、臭恶等物。

《伤寒论》第12条：太阳中风，阳浮而阴弱，阳浮者，热自发；阴弱者，汗自出。啬啬恶寒，淅淅恶风，翕翕发热，鼻鸣干呕者，桂枝汤主之。

《伤寒论》第13条：太阳病，头痛发热、汗出恶风，桂枝汤主之。

解析：桂枝汤见于《伤寒论》开篇之首，此二条显示其治疗表阳证，更具体说，其对应证是太阳中风证，其主要适应证为：太阳病见脉浮缓、头痛、发热、鼻鸣干呕、汗出恶风者。

桂枝、生姜均属辛温发汗药，但桂枝有降气冲，生姜有止呕作用，二者均有健胃作用，更伍以大枣、甘草纯甘之品，益胃而生津液。芍药微寒而敛，既用以制桂、姜之辛散，又用以助枣、草以生津。尤其药后少食稀粥，更有益精祛邪之妙，所以本方既是发汗解热剂，又是安中养液方药，是甘温除热方剂。

《伤寒论》第15条：太阳病，下之后，其气上冲者，可与桂枝汤，方用前法。若不上冲者，不得与之。

解析：桂枝于太阳病桂枝汤方证中，凸显降冲逆。

《伤寒论》第16条（续）：桂枝本为解肌，若其人脉浮紧，发热、汗不出者，不可与之也。常须识此，勿令误也。

解析：强调桂枝汤解表的特点为解肌，亦说明桂枝主解肌。其脉为浮缓，指出与伤寒相鉴别，即主症见脉浮紧、无汗、发热者。

《伤寒论》第53条：病常自汗出者，此为荣气和。荣气和者，外不谐，以卫气不共荣气谐和故尔。以荣行脉中，卫行脉外。复发其汗，荣卫和则愈。宜桂枝汤。

《伤寒论》第54条：病人脏无他病，时发热，自汗出，而不愈者，此卫气不和也。先其时发汗则愈，宜桂枝汤。

《伤寒论》第95条：太阳病，发热汗出者，此为荣弱卫强，故使汗出，欲救邪风者，宜桂枝汤。

《伤寒论》第234条：阳明病，脉迟、汗出多、微恶寒者，表未解也，可发汗，宜桂枝汤。

《金匮要略·妇人产后病》第七条：产后风下利、身痛为主的太阳太阴合病，续之数十日不解，头微痛，恶寒，时时有热，心下闷，干呕，汗出，虽久，阳旦证续在耳，可与阳旦汤。

解析：桂枝汤还治疗经常因营卫不和而自汗出者，显示其有调和营卫，以发汗止汗作用。

《伤寒论》第56条：伤寒不大便六七日，头痛有热者，与承气汤；其小便清者，知不在里，仍在表也，当须发汗；若头痛者必衄，宜桂枝汤。

《伤寒论》第57条：伤寒发汗已解，半日许复烦，脉浮数者，可更发汗，宜桂枝汤。

解析：桂枝汤能用于发汗后又见心烦、脉浮数者。

《伤寒论》第240条：病人烦热，汗出则解，又如疟状，日晡所发热者，属阳明也；脉实者，宜下之；脉浮虚者，宜发汗。下之宜大承气汤；发汗宜桂枝汤。

解析：桂枝汤治疗脉浮虚的日晡发热、定时发热，验案很多。

《伤寒论》第91条：伤寒，医下之，续得下利、清谷不止、身疼痛者，急当救里；后身疼痛，清便自调者，急当救表。救里宜四逆汤，救表宜桂枝汤。

《伤寒论》第276条：太阴病，脉浮者，可发汗，宜桂枝汤。

《伤寒论》第372条：下利、腹胀满、身体疼痛者，先温其里，乃攻其表，温里宜四逆汤，攻表宜桂枝汤。

解析：桂枝于太阳病津血虚的表证中，主解外。

《伤寒论》第387条：吐利止，而身痛不休者，当消息和解其外，宜桂枝汤小和之。

解析：桂枝汤用于下利、身痛为主的太阳太阴合病的里证不急者。

桂枝于太阳病桂枝汤方证中，主辛温发汗、止汗，调和营卫而解外、解肌，甘温除热，降逆。

2. 桂枝加桂汤方证

桂枝加桂汤方 桂枝（去皮）五两，芍药三两，生姜（切）三两，甘草（炙）二两，大枣（擘）十二枚。

上五味，以水七升，煮取三升，去滓，温服一升。本云：桂枝汤，今加桂满五两，所以加桂者，以能泄奔豚气也。

《伤寒论》第117条：烧针令其汗，针处被寒，核起而赤者，必发奔豚。气从少腹上冲心者，灸其核上各一壮，与桂枝加桂汤，更加桂二两也。

解析：第15条桂枝汤证即治气上冲，桂枝加桂汤，即桂枝汤只增加桂枝用量，治疗气从少腹上冲心，凸显了桂枝有降冲逆作用。

桂枝于太阳病桂枝加桂汤方证中，主解外、降冲逆。

3. 桂枝加芍药汤方证

桂枝加芍药汤方 桂枝（去皮）三两，芍药六两，甘草（炙）二两，大枣（擘）十二枚，生姜（切）三两。

上五味，以水七升，煮取三升，去滓，温分三服。本云：桂枝汤，今加芍药。

《伤寒论》第279条：本太阳病，医反下之，因而腹满时痛者，属太阴也，桂枝加芍药汤主之。

解析：桂枝汤原治太阳之表证，加芍药治腹满痛，有似太阴病的腹满痛，实是太阳阳明合病（参见胡希恕先生对本条论述）。

桂枝于太阳阳明合病桂枝加芍药汤方证中，主解太阳之表。

4. 桂枝加大黄汤方证

桂枝加大黄汤方 桂枝（去皮）三两，芍药六两，生姜（切）三两，甘草（炙）二两，大枣（擘）十二枚，大黄二两。

上六味，以水七升，煮取三升，去滓，温服一升，日三服。

《伤寒论》第279条：本太阳病，医反下之，因而腹满时痛者，属太阴也，桂枝加芍药汤主之；大实痛者，桂枝加大黄汤主之。

解析：桂枝加大黄汤治疗太阳阳明合病，较桂枝加芍药汤证里实更明显者。

桂枝于太阳阳明合病桂枝加大黄方证中，主解外。

5. 桂枝加葛根汤方证

桂枝加葛根汤方 葛根四两，麻黄（去节）三两，甘草（炙）二两，芍药三两，生姜（切）三两，大枣（擘）十二枚，桂枝（去皮）三两。

上七味，以水一斗，先煮麻黄、葛根，减二升，去上沫，内诸药，煮取三升，去滓，温服一升。覆取微似汗，不须啜粥，余如桂枝法将息及禁忌。（原方药组成及煎服法误为葛根汤，桂枝加葛根汤，为桂枝汤但加葛根，林亿等已有说明）。

《伤寒论》第14条：太阳病，项背强几几，反汗出恶风者，桂枝加葛根汤主之。

解析：太阳病，汗出恶风，是桂枝汤的适应证，又见项背强几几，为葛根的适应证，故以桂枝加葛根汤主之。

桂枝于太阳病桂枝加葛根汤方证中，主解外、解肌。

6. **栝楼桂枝汤方证**（参见第六讲：十五、天花粉）

桂枝于太阳阳明合病栝楼桂枝汤方证中，主解外，并辅佐生津血。

7. **桂枝加黄芪汤方证**

桂枝加黄芪汤方　桂枝三两，白芍三两，甘草二两，生姜三两，大枣十二枚，黄芪二两。

上六味，以水八升，煮取三升，温服一升，须臾饮热稀粥一升余，以助药力，温覆取微汗，若不汗，更服。

《金匮要略·水气病》第27条：黄汗之病，两胫自冷，假令发热，此属历节；食已汗出，又身常暮卧盗汗出者，此劳气也；若汗出已，反发热者，久久其身必甲错，发热不止者，必生恶疮；若身重汗出已辄轻者，久久必身瞤，瞤即胸中痛，又从腰以上，必汗出，下无汗，腰髋弛痛，如有物在皮中状，剧者不能食，身疼重，烦躁，小便不利，此为黄汗，桂枝加黄芪汤主之。

《金匮要略·黄疸病》第16条：诸病黄家，但利其小便，假令脉浮，当以汗解之，宜桂枝加黄芪汤主之。

解析：胡希恕先生讲解本方证认为：黄芪，味甘微温，《神农本草经》谓："主痈疽久败疮，排脓止痛，大风癞疾……补虚。"从所主来看，均属肌肤间病，也可知补虚主要是补表气的不足，故若表气虚衰、邪留肌肤不去，为湿、为水、为黄汗、为皮肤黄等诸病，均有用本药的机会。加于桂枝汤中，更治表气虚弱。故本方用于桂枝汤证更见表虚明显者。黄芪补表气不足，祛肌肤间水湿，与桂枝调和营卫发汗止汗固表同，故可知固表实是解表。

桂枝于太阳病桂枝加黄芪汤方证中，主解外，辅佐黄芪固表祛湿治黄。

8. **黄芪芍药桂枝苦酒汤方证**（参见第二讲：十一、黄芪）

桂枝于太阳病黄芪芍药桂枝苦酒汤方证中，主解外，合黄芪固表，治表虚黄汗。

9. **桂枝加附子汤方证**

桂枝加附子汤方　桂枝（去皮）三两，芍药三两，甘草（炙）三两，生姜（切）三两，大枣（擘）十二枚，附子（炮，去皮，破八片）一枚。

上六味，以水七升，煮取三升，去滓，温服一升。本云：桂枝汤，今加附子，将息如前法。

《伤寒论》第20条：太阳病，发汗，遂漏不止，其人恶风，小便难，四肢微急，难以屈伸者，桂枝加附子汤主之。

解析：原是桂枝汤方证，因发汗太过，津伤甚而见恶风小便难、四肢活动受限，此由表阳证变为表阴证即少阴病，以桂枝加附子汤治之。

桂枝于少阴病桂枝加附子汤方证中，合附子治少阴表证。

10. 桂枝加芍药生姜各一两人参三两新加汤方证

桂枝加芍药生姜各一两人参三两新加汤方 桂枝（去皮）三两，芍药四两，甘草（炙）二两，人参三两，大枣（擘）十二枚，生姜（切）四两。

上六味，以水一斗二升，煮取三升，去滓，温服一升。本云：桂枝汤，今加芍药、生姜、人参。

《伤寒论》第62条：发汗后，身疼痛，脉沉迟者，桂枝加芍药生姜各一两人参三两新加汤主之。

解析：汗出身痛不解、脉沉迟，为津伤，呈太阳太阴合病，治宜桂枝汤解外，但必加重芍药、生姜用量，且更加人参补中健胃。

桂枝于太阳太阴合病桂枝加芍药生姜各一两人参三两新加汤方证中，主解外。

11. 桂枝加厚朴杏子汤方证

桂枝加厚朴杏子汤方 桂枝（去皮）三两、甘草（炙）二两，生姜（切）三两，芍药三两，大枣（擘）十二枚，厚朴（炙，去皮）二两，杏仁（去皮尖）五十枚。

上七味，以水七升，微火煮取三升，去滓，温服一升，覆取微似汗。

《伤寒论》第18条：喘家，作桂枝汤，加厚朴杏子佳。

《伤寒论》第43条：太阳病，下之微喘者，表未解故也，桂枝加厚朴杏子汤主之。

解析：喘，亦气上冲的证候，表未解宜以桂枝汤治之，因素有里饮太阴证，故加厚朴、杏仁治之。

桂枝于太阳太阴合病桂枝加厚朴杏子汤方证中，主解外、降冲逆。

12. 桂枝加龙骨牡蛎汤方证

桂枝加龙骨牡蛎汤方 桂枝、芍药、生姜各三两，甘草二两，大枣十二枚，龙骨、牡蛎各三两。

上七味，以水七升，煮取三升，分温三服。

《金匮要略·血痹虚劳病》第8条：夫失精家，少腹弦急，阴头寒，目眩，发落，脉极虚芤迟，为清谷亡血失精，脉得诸芤动微紧，男子失精，女子梦交，桂枝加龙骨牡蛎汤主之。

解析：失精家，为经常有津液大伤之人，津伤邪易入里生热，而呈太阳阳明证。

如又现桂枝汤证兼见胸腹动悸、烦惊不安而梦交失精者，治用本方，用桂枝汤和荣卫以调气血，加龙牡镇动悸而敛浮越。龙骨、牡蛎均为强壮性的收敛药，治疗烦惊、不眠、多梦等心神症，尤其有治胸腹动悸的作用，故本方的适应证为桂枝汤证又见胸腹动悸、烦惊不安、梦交失精等。

桂枝于太阳阳明合病桂枝加龙骨牡蛎汤方证中，主解外、降冲逆。

13. **小建中汤方证**（参见第六讲：十二、胶饴）

桂枝于太阳太阴合病小建中汤方证中，主补中、解外、降冲逆。

14. **当归建中汤方证**（参见第八讲：一、当归）

桂枝于太阳太阴合病当归建中汤方证中，主补中、解外。

15. **黄芪建中汤方证**（参见第二讲：十一、黄芪）

桂枝于太阳太阴合病黄芪建中汤方证中，主补中、解外。

16. **黄芪桂枝五物汤方证**（参见第二讲：十一、黄芪）

桂枝于太阳病黄芪桂枝五物汤方证中，主补中、解外。

17. **桂枝去芍药汤方证**

桂枝去芍药汤方 桂枝（去皮）三两，甘草（炙）二两，生姜（切）三两，大枣十二枚。

上四味，以水七升，煮取三升，去滓，温服一升。本云：桂枝汤，今去芍药，将息如前法。

《伤寒论》第21条：太阳病，下之后，脉促胸满者，桂枝去芍药汤主之。

解析：原是桂枝汤证，因腹虚而去芍药。

桂枝于太阳病桂枝去芍药汤方证中，主解外、降冲逆。

18. **桂枝去芍药加附子汤方证**

桂枝去芍药加附子汤方 桂枝（去皮）三两，生姜（切）三两，大枣（擘）十二枚，甘草（炙）二两，附子（炮，去皮，破八片）一枚。

上五味，以水七升，煮取三升，去滓，温服一升。本云：桂枝汤，今去芍药加附子，将息如前法。

《伤寒论》第21条：太阳病，下之后，脉促胸满者，桂枝去芍药汤主之。

《伤寒论》第22条：若（脉）微，恶寒者，桂枝去芍药加附子汤主之。

解析：桂枝汤证误下里虚去芍药，如表虚呈少阴证则加附子。

桂枝于少阴病桂枝去芍药加附子汤方证中，合附子治少阴之表。

19. **桂枝附子汤方证**

桂枝附子汤方 桂枝（去皮）四两，附子（炮，去皮，破八片）三枚，生姜（切）三两，大枣十二枚，甘草（炙）二两。

上五味，以水六升，煮取二升，去滓，分温三服。

《伤寒论》第174条：伤寒八九日，风湿相搏，身体疼烦，不能自转侧，不呕、不渴、脉浮虚而涩者，桂枝附子汤主之。若其人大便硬、小便自利者，去桂加白术汤主之。

解析：本方即桂枝去芍药加附子汤的变方，药味没变，只不过增加桂枝、附子用量而已。由于附子擅长除湿痹，桂枝尤善利关节，增加二味用量，更专于治疗风湿关节痛，改名为桂枝附子汤，以标明与桂枝去芍加附子汤方主治有别，即同治少阴病，而风湿关节痛更重者。

桂枝于少阴病桂枝附子汤方证中，合附子治少阴之表。

20. **甘草附子汤方证**（参见第六讲：五、甘草）

桂枝于少阴太阴合病甘草附子汤方证中，主解外、降冲、利湿。

21. **桂枝去芍药加皂荚汤方证**

桂枝去芍药加皂荚汤方　桂枝、生姜各三两，大枣十枚，甘草二两，皂荚（去皮子，炙焦）一枚。

上五味，以水七升，微微火煮，取三升，分温三服。

《金匮要略·肺痿肺痈咳嗽上气病》附方（四）：《千金》桂枝去芍药加皂荚汤治肺痿，吐涎沫。

解析：本方是由桂枝汤去芍药加皂荚而成。皂荚辛温，有温化寒饮、排痰排脓功能，加于桂枝去芍药汤中，则有解表化痰作用，而适用于痰涎壅盛的咳喘、肺痿等证。本方适应证为外有桂枝汤证，里有寒饮者。慢性气管炎、支气管扩张、慢性鼻炎等出现表虚而咳吐涎沫多时可适证用本方。若虚热的肺结核病，皂荚辛燥不可轻试。

桂枝于太阳太阴合病、桂枝去芍药加皂荚汤方证中，主解外、降冲。

22. **桂枝去芍药加蜀漆牡蛎龙骨救逆汤方证**

桂枝救逆汤方　桂枝（去皮）三两，甘草（炙）二两，生姜（切）三两，大枣（擘）十二枚，牡蛎（熬）五两，蜀漆（洗，去腥）三两，龙骨四两。

上七味，以水一斗二升，先煮蜀漆，减二升，内诸药，煮取三升，去滓，温服一升。本云：桂枝汤今去芍药加蜀漆、牡蛎、龙骨。

《伤寒论》第112条：伤寒脉浮，医以火迫劫之，亡阳必惊狂，卧起不安者，桂枝去芍药加蜀漆牡蛎龙骨救逆汤主之。

《金匮要略·惊悸吐衄下血胸满瘀血病》第12条：火邪者，桂枝去芍药加蜀漆牡蛎龙骨救逆汤主之。

按：火邪可使津伤、亡阳，因此这里只提火邪，是简略了惊狂、心悸、卧起不安等症。

解析：本方是由桂枝去芍药汤加蜀漆、牡蛎、龙骨而成。蜀漆为常山的嫩枝叶，苦辛温，有毒，有祛痰作用。牡蛎、龙骨皆敛汗涩精、镇惊安神，因此本方适用于外有表证、桂枝去芍药汤证兼有痰饮而惊狂不安者，亦属外邪内饮之证。本方能治疗因火劫亡阳的逆治证，故特意把本方名称为救逆汤。

桂枝于太阳太阴阳明合病桂枝去芍药加蜀漆牡蛎龙骨救逆汤方证中，主解外、降冲。

23. **桂枝甘草汤方证**

桂枝甘草汤方 桂枝四两，甘草（炙）二两。

上二味，以水三升，煮取一升，去滓，顿服。

《伤寒论》第64条：发汗过多，其人叉手自冒心，心下悸欲得按者，桂枝甘草汤主之。

解析：本方为桂枝汤的简化方，即去芍药、大枣、生姜，增桂枝、甘草用量而成。去芍药、大枣，则不治腹挛痛，去生姜则不治呕，但二味加重用量，则治气上冲力专。虽解外作用较逊于原方，但加重二物的用量，降冲镇悸而缓急迫，则又远非原方所及，故特作用于心下悸欲得按者。

桂枝于太阳病桂枝甘草汤方证中，主解外、降冲。

24. **半夏散及汤方证**（参见第七讲：一、半夏）

桂枝于太阳太阴合病半夏散及汤方证中，主解外。

25. **桂枝甘草龙骨牡蛎汤方证**

桂枝甘草龙骨牡蛎汤方 桂枝（去皮）一两，甘草（炙）二两，牡蛎（熬）二两，龙骨二两。

上四味，以水五升，煮取二升半，去滓，温服八合，日三服。

《伤寒论》第118条：火逆下之，因烧针烦躁者，桂枝甘草龙骨牡蛎汤主之。

解析：本是表证误用火攻、烧针、下法，大伤人体津液，不但使表不解，更使邪入里，而呈阳明里热因出现烦躁，即现太阳阳明合病桂枝甘草龙骨牡蛎汤方证。本方是桂枝甘草汤大减桂枝用量，而加龙骨、牡蛎而成，轻微解表而重在治惊悸烦。本方的组成和证治皆与救逆汤相似，即都是桂枝甘草汤加龙牡，都治疗外邪内饮的躁烦惊悸。不同的是，救逆汤有蜀漆、大枣、生姜，因痰饮重而见发狂，而本方证痰饮轻以惊悸烦为主。故本方适应证为桂枝救逆汤方证而痰饮轻者。

桂枝于太阳阳明合病桂枝甘草龙骨牡蛎汤方证中，主解外、降冲。

26. **风引汤方证**

风引汤方 大黄、干姜、龙骨各四两，桂枝三两，甘草、牡蛎各二两，寒水石、滑石、赤石脂、白石脂、紫石英、石膏各六两。

上十二味，杵，粗筛，以韦囊盛之，取三指撮，井花水三升，煮三沸，温服一升。治大人风引，少小惊痫瘛疭，日数十发，医所不疗，除热方。巢源云："脚气宜风引汤。"

《金匮要略·中风历节病》附方：风引汤：除热瘫痫。

解析：本方为桂枝甘草龙骨牡蛎汤变方，桂枝甘草龙骨牡蛎汤，原治津液伤表虚饮逆致躁烦惊悸，加入寒水石、滑石、石膏、大黄清里热，又加赤白石脂、紫石英、干姜温下固涩，因治津液更虚呈阳明太阳合病的惊痫瘛疭。用于破伤风引起的惊痫瘛疭可能有效。因此名为风引汤。

桂枝于太阳阳明太阴合病风引汤方证中，主解外、降冲。

27. **防己茯苓汤方证**（参见第七讲：十六、防己）

桂枝于太阳太阴合病防已茯苓汤方证中，主解外、降冲、利水。

28. **防己地黄汤方证**（参见第七讲：十六、防己）

桂枝于太阳阳明合病防已地黄汤方证中，主解外、降冲。

29. **桂枝人参汤方证**

桂枝人参汤方 桂枝四两，甘草（炙）四两，白术三两，人参三两，干姜三两。

上五味，以水九升，先煮四味，取五升，内桂，更煮取三升，去滓，温服一升，日再夜一服。

《伤寒论》第163条：太阳病，外证未除，而数下之，遂协热而利，利下不止，心下痞硬，表里不解者，桂枝人参汤主之。

解析：本方是桂枝甘草汤与理中汤（人参汤）的合方，故其适应证是两方的合并证，即太阳太阴合病。

桂枝于太阳太阴合病桂枝人参汤方证中，主解外。

30. **白虎加桂枝汤方证**（参见第四讲：一、石膏）

桂枝于太阳阳明合病白虎加桂枝汤方证中，主解外、降冲。

31. **苓桂术甘汤方证**（参见第七讲：八、茯苓）

桂枝于太阳太阴合病苓桂术甘汤方证中，主解外、降冲、利水。

32. **苓桂枣甘汤方证**（参见第七讲：八、茯苓）

桂枝于太阳太阴合病苓桂枣甘汤方证中，主解外、降冲、利水。

33. **茯苓甘草汤方证**（参见第七讲：八、茯苓）

桂枝于太阳太阴合病茯苓甘草汤方证中，主解外、降冲、利水。

34. **桂苓五味甘草汤方证**（参见第七讲：八、茯苓）

桂枝于太阳太阴合病桂苓五味甘草汤方证中，主解外、降冲、利水。

35. **五苓散方证**（参见第七讲：八、茯苓）

桂枝于太阳太阴阳明合病五苓散方证中，不但解外，而且能降气冲，使水不上犯而下行，并与诸利水药治外邪内饮。

36. **茯苓泽泻汤方证**（参见第七讲：八、茯苓）

桂枝于太阳太阴阳明合病茯苓泽泻汤方证中，主解外、降冲、利水。

37. **八味（肾气）丸方证**（参见第八讲：五、干地黄）

桂枝于厥阴病肾气丸方证中，主解外、降冲、利水。

38. **温经汤方证**（参见第五讲：五、吴茱萸）

桂枝于厥阴病温经汤方证中，主引邪出外。

39. **炙甘草汤方证**（参见第六讲：五、甘草）

桂枝于太阳太阴阳明合病炙甘草汤方证中，主解外、降冲。

40. **乌头桂枝汤方证**（参见第五讲：三、乌头）

桂枝于少阴太阴合病乌头桂枝汤方证中，合乌头解少阴之表。

41. **当归四逆汤方证**（参见第八讲：一、当归）

桂枝于太阳太阴合病当归四逆汤方证中，主解外、通脉。

42. **当归四逆加吴茱萸生姜汤方证**（参见第八讲一、当归）

桂枝于太阳太阴合病当归四逆加吴茱萸汤方证中，主解外、通脉。

43. **桂枝茯苓丸方证**

桂枝茯苓丸方　桂枝、茯苓、牡丹（去心）、桃仁（去皮尖，熬）、芍药各等份。

上五味，末之，炼蜜和丸，如兔屎大，每日食前一丸，不知，加至三丸。

《金匮要略·妇人妊娠病》第2条：妇人宿有癥病，经断未及三月，而得漏下不止，胎动在脐上者，为癥痼害。妊娠六月动者，前三月经水利时，胎也。下血者，后断三月，衃也。所以血不止者，其癥不去故也，当下其癥，桂枝茯苓丸主之。

解析：桂枝合茯苓治外邪里饮的气冲心悸，芍药、丹皮、桃仁祛瘀和血而治腹满痛。

桂枝于太阳太阴阳明合病桂枝茯苓丸方证中，主解外、降冲。

44. **桃核承气汤方证**（参见第八讲：三十二、桃仁）

桂枝于太阳阳明合病桃核承气汤方证中，主解外、降冲。

45. **土瓜根散方证**（参见第四讲：二十四、土瓜根）

桂枝于太阳阳明合病土瓜根散方证中，主解外。

46. **竹皮大丸方证**（参见第七讲：二十三、竹茹）

桂枝于太阳阳明合病竹皮大丸方证中，主解外、降冲。

47. **厚朴七物汤方证**（参见第七讲：二、厚朴）

桂枝于太阳阳明合病厚朴七物汤方证中，主解表、解热。

48. **麻黄汤方证**（参见第二讲：二、麻黄）

桂枝于太阳病麻黄汤方证中，主辛温发汗、解热、解表。

49. **麻黄加术汤方证**（参见第二讲：二、麻黄）

桂枝于太阳太阴合病麻黄加术汤方证中，主辛温发汗、解热、解表。

50. **葛根汤方证**（参见第二讲：三、葛根）

桂枝于太阳病葛根汤方证中，主辛温发汗、解热、解表。

51. **葛根加半夏汤方证**（参见第二讲：三、葛根）

桂枝于太阳太阴合病葛根加半夏汤方证中，主辛温发汗、解热解表。

52. **桂枝麻黄各半汤方证**

桂枝麻黄各半汤方 桂枝（去皮）一两十六铢，芍药、生姜（切）、甘草（炙）、麻黄（去节）各一两，大枣（擘）四枚，杏仁（汤浸，去皮尖及两仁者）二十四枚。

上七味，以水五升，先煮麻黄一二沸，去上沫，内诸药，煮取一升八合，去滓，温服六合。本云：桂枝汤三合，麻黄汤三合，并为六合，顿服。将息如上法。

《伤寒论》第23条：太阳病，得之八九日，如疟状，发热恶寒，热多寒少，其人不呕，清便欲自可，一日二三度发。脉微缓者，为欲愈也；脉微而恶寒者，此阴阳俱虚，不可更发汗、更下、更吐也；面色反有热色者，未欲解也，以其不能得小汗出，身必痒，宜桂枝麻黄各半汤。

桂枝于太阳病桂枝麻黄各半汤方证中，主辛温小发汗、解热解表。

53. **桂枝二麻黄一汤方证**

桂枝二麻黄一汤方 桂枝（去皮）一两十七铢，芍药一两六铢，麻黄（去节）十六铢，生姜（切）一两六铢，杏仁（去皮尖）十六个，甘草（炙）一两二铢，大枣（擘）五枚。

上七味，以水五升，先煮麻黄一二沸，去上沫，内诸药，煮取二升，去滓，温服一升，日再服。本云：桂枝汤二分，麻黄汤一分，合为二升，分再服。今合为一方，将息如前法。

《伤寒论》第25条：服桂枝汤，大汗出，脉洪大者，与桂枝汤，如前法。若形似疟，一日再发者，汗出必解，宜桂枝二麻黄一汤。

解析：麻黄用于桂枝汤二麻黄一汤方证中，可小发汗。

桂枝于太阳病桂枝二麻黄一汤方证中，主辛温小发汗、解热解表。

54. **桂枝二越婢一汤方证**

桂枝二越婢一汤方 桂枝（去皮）、芍药、麻黄、甘草（炙）各十八铢，生姜（切）一两二铢，大枣（擘）四枚，石膏（碎，绵裹）二十四铢。

上七味，以水五升，煮麻黄一二沸，去上沫，内诸药，煮取二升，去滓，温服一升。本云：当裁为越婢汤、桂枝汤合之，饮一升，今合为一方，桂枝汤二分，越婢汤一分。

《伤寒论》第27条：太阳病，发热恶寒，热多寒少。脉微弱者，此无阳也，不可发汗，宜桂枝二越婢一汤。

解析：本方用麻黄量不足越婢汤用量的八分之一，失去发越水气的作用；桂枝汤用原方剂量的四分之一，用量极轻，二方相合则改变原来作用。桂枝配麻黄可出大汗；石膏配麻黄反倒可以治汗出，此方中既有桂，又有麻、石，即可汗出，又防过汗，故可清肃表里。即本方为用于太阳阳明合病的小发汗法，症见汗出、恶风，且见口干、烦躁者。

桂枝于太阳阳明合病桂枝二越婢一汤方证中，主辛温小发汗、解热解表。

55. **大青龙汤方证**（参见第二讲：二、麻黄）

桂枝于太阳阳明合病大青龙汤方证中，主解热解表。

56. **小青龙汤方证**（参见第二讲：二、麻黄）

桂枝于太阳太阴合病小青龙汤方证中，主解热解表。

57. **小青龙加石膏汤方证**（参见第二讲：二、麻黄）

桂枝于太阳太阴阳明合病小青龙加石膏汤方证中，主解热解表。

58. **桂枝去芍药加麻黄附子细辛汤方证**

桂枝去芍药加麻黄附子细辛汤方　桂枝三两，生姜三两，甘草二两，大枣十二枚，麻黄二两，细辛二两，附子（炮）一枚。

上七味，以水七升，煮麻黄，去上沫，内诸药，煮取二升，分温三服，当汗出，如虫行皮中，即愈。

《金匮要略·水气病》第29条：气分，心下坚，大如盘，边如旋杯，水饮所作，桂枝去芍药加麻黄附子细辛汤主之。

解析：《医宗金鉴》谓：“气分以下十六字，当是衍文，观心下坚之本条自知（即枳术汤条）。桂枝去芍药加麻黄附子细辛汤之十三字，当在上条气分之下，义始相属，正是气分之治法，必是错简在此。”此说可信，今照《医宗金鉴》气分条文于下，供参考。

“师曰：寸口脉迟而涩，迟则为寒，涩为血不足。趺阳脉微而迟，微则为气，迟则为寒，寒气不足，则手足逆冷。手足逆冷，则荣卫不利，荣卫不利，则腹满肠鸣相逐，气转膀胱，荣卫俱劳，阳气不通即身冷，阴气不通即骨疼；阳前通则恶寒，阴前通则痹不仁。阴阳相得，其气乃行，大气一转，其气乃散。实则矢气，虚则遗尿，名曰气分。”

桂枝于少阴太阴合病桂枝去芍药加麻黄附子细辛汤方证中，主解热解表。

59. **《古今录验》续命汤方证**（参见第二讲：二、麻黄）

桂枝于太阳太阴阳明合病续命汤方证中，主解热解表。

60. **桂枝芍药知母汤方证**

桂枝芍药知母汤方　桂枝四两，芍药三两，甘草二两，麻黄二两，生姜五两，白术五两，知母四两，防风四两，附子（炮）二两。

上九味，以水七升，煮取二升，温服七合，日三服。

《金匮要略·中风历节病》第8条：诸肢节疼痛、身体尪羸，脚肿如脱，头眩短气，温温欲吐，桂枝芍药知母汤主之。

解析：本方是由桂枝汤增桂枝、生姜用量，去大枣，加麻黄、防风、白术、附子、知母而成。增加桂枝、生姜用量并加入麻黄、防风，旨在发汗解表并治呕逆；而加入附子，主解少阴之表；加入白术功在利湿祛寒除痹，佐以知母消肢体肿，故全方用以治疗少阴太阴合病的风湿关节痛、肢体肿而气冲呕逆者。

桂枝于少阴太阴阳明合病桂枝芍药知母汤方证中，合附子解少阴之表、祛痹痛。

61. **麻黄升麻汤方证**（参见第二讲：二、麻黄）

桂枝于厥阴病麻黄升麻汤方证中，主解表。

62. **柴胡桂枝汤方证**（参见第四讲：二十八、柴胡）

桂枝于太阳少阳合病柴胡桂枝汤方证中，主引邪出外、降逆。

63. **柴胡桂枝干姜汤方证**（参见第四讲：二十八、柴胡）

桂枝在厥阴病柴胡桂枝干姜汤方证中，主引邪出外、降逆。

64. **柴胡加龙骨牡蛎汤方证**（参见第四讲：二十八、柴胡）

桂枝于太阳少阳阳明合病柴胡加龙骨牡蛎汤方证中，主引邪出外、降逆。

65. **泽漆汤方证**（参见第七讲：十八、泽漆）

桂枝于少阳太阳阳明合病泽漆汤方证中，主解外、降逆。

66. **黄连汤方证**（参见第四讲：八、黄连）

桂枝于厥阴病黄连汤方证中，主引邪出外、降逆。

67. **六物黄芩汤方证**（参见第四讲：七、黄芩）

桂枝于厥阴病六物黄芩汤方证中，主引邪出外、降逆。

68. **桂枝生姜枳实汤方证**

桂枝生姜枳实汤方　桂枝三两，生姜三两，枳实五枚。

上三味，以水六升，煮取三升，分温三服。

《金匮要略·胸痹心痛短气病》第 8 条：心中痞，诸逆心悬痛，桂枝生姜枳实汤主之。

解析：诸逆心悬痛、心中痞，饮逆气上冲所致。饮郁化热，故以枳实苦寒化痰清上热，并以生姜化里饮。以桂枝、生姜解表降冲逆。

桂枝于太阳阳明合病桂枝生姜枳实汤方证中，主解外、健胃、降逆。

69. **枳实薤白桂枝汤方证**（参见第七讲：四、枳实）

桂枝于太阳太阴阳明合病枳实薤白桂枝汤方证中，主解外、降逆。

70. **薯蓣丸方证**（参见第六讲：二、薯蓣）

桂枝于厥阴病薯蓣丸方证中，主解外、降逆。

71. **乌梅丸方证**（参见第九讲：一、乌梅）

桂枝于厥阴病乌梅丸方证中，主引邪出外、降逆。

72. **鳖甲煎丸方证**（参见第八讲：三十、鳖甲）

桂枝于太阳少阳阳明合病鳖甲煎丸方证中，主引邪出外、降逆。

73. **侯氏黑散方证**（参见第二讲：九、菊花）

桂枝于厥阴病侯氏黑散方证中，主解外、降逆。

74. **木防己汤方证**（参见第七讲：十六、防己）

桂枝于太阳太阴阳明合病木防己汤方证中，主解外、降逆。

74. **木防己去石膏加茯苓芒硝汤方证**（参见第七讲：十六、防己）

桂枝于太阳太阴阳明合病木防己去石膏加茯苓芒硝汤方证中，主解表和气上冲。

75. **蜘蛛散方证**（参见第九讲：十二、蜘蛛）

桂枝于太阳阳明合病蜘蛛散方证中，主解外。

76. **天雄散方证**（参见第五讲：二、天雄）

桂枝于少阴太阴合病天雄散方证中，与天雄同用，为治少阴之表。

【解读药味特点】

由以上可知，经方用桂枝见于76方证，可见经方于桂枝之用，可谓是致广大而臻精微，运用出神入化，药量亦变动不居。日本《类聚方广义》谓："仲景之方凡二百余首，其用桂枝者，殆六十方，其中以桂枝为主药者，垂于三十方。"甚至认为："桂枝汤者，盖经方之权舆也，《伤寒论》资始于桂枝汤。"故学习经方首先要认识桂枝。

吉益东洞的《药征》，是由方证用药的规律，探寻药物作用的主要特征，这种以方证类药的方法值得推崇。他认为："（桂枝）主治冲逆也，旁治奔豚、头痛、发热、恶风、汗出、身痛。"即桂枝的主要作用是降冲逆，与国内以《内经》释《伤寒》者相比，仅知桂枝辛温治风寒表证为主，并未注意到降冲逆，有其高明之处。但他认为"旁治奔豚、头痛、发热、恶风、汗出、身痛"，仅以个症举例论述难免片面。其主要原因是其未明确经方的主要理论是八纲、六经，断定了其对经方用药的认识不足。《药征》所示，吉益东洞仅从八个方证中得出了对桂枝的论断，再加上对有些条文认识的错误，当然有失偏颇。

我们从以上众多方证窥其药用，桂枝为辛温解表药，其用宗于《本经》："牡桂，味辛，温。主治上气咳逆，结气，喉痹，吐吸，利关节，补中益气。"不但组成桂枝汤，治疗有汗的表虚证以解外，还与麻黄同用，治疗无汗的表实证以解表。又常以桂枝加桂汤及其加减方，与其他药配伍合方，适合治疗六经各证，《伤寒杂病论》多达70余方证，其作用除解表外，尚具其他特点：

（1）解外：《伤寒论》麻黄汤和桂枝汤都治太阳之表，但常称麻黄汤谓解表，而称桂枝汤谓解外，这是因为桂枝汤有汗出津伤表虚（详参麻黄药味特点），邪中于体表之里，因称中风，治不可发大汗，主要以桂枝、生姜辛温温中健胃发小汗，并伍以甘草、大枣健胃生津液，又佐以芍药和营血稍以收敛，故起调和营卫，扶正祛邪，以发汗止汗，而使外在表证得解，因谓解外。邪伤于体表称谓伤寒，因营卫不虚，治疗直需发汗，故与麻黄同用强力发汗使表解，因称解表。见于其他方证中，不论是并病合病，桂枝皆起解外作用。

对桂枝解外，还有深一层含义，即桂枝用于半表半里证时，有引邪外出作用。胡希恕先生在论述半表半里证时指出："正气不支，退于半表半里，借助其间一切脏腑组织功能共同驱逐病邪"、"表证可汗，里证可吐、可清、可下而解，半表半里邪无出路，只能借道而祛邪外出"。即桂枝于柴胡剂中，起引邪出外作用，如柴胡桂枝汤、柴胡桂枝干姜汤、黄连汤、乌梅丸等。

（2）解热：桂枝解外即包括了解热作用，这里特意提出，是因后世注家解桂枝，认为桂枝辛温，治风寒不治风热，故谓其"不可用于有热证的病例"，是未读懂《伤寒论》、未解经方用药、未能正确认识桂枝所致。经方用药是根据症状反应，并非据外邪的属性，不论是桂枝汤、麻黄汤，还是大青龙汤、白虎加桂枝汤等方都用桂枝解热，这里还须注意，桂枝解热不只是外感，包括了内伤杂病。临床应用不限于西医的细菌或病毒或支原体等所致，凡热属于表虚证，不论高烧还是低烧皆可应用；当合并里证或半表半里证时，合用相对应的方药，皆可退热，细读有关条文自明。

（3）降冲：经方用桂枝降冲逆，是承继《本经》：桂枝有"主治上气、咳逆、结气、喉痹、吐吸"的作用。《伤寒论》第15条强调"其气上冲者，可与桂枝汤"；《伤寒论》第117条指出"气从少腹上冲心者与桂枝加桂汤"；以及鼻鸣、干呕、喘咳、眩晕、胸满、气上撞心、奔豚等，皆显示桂枝降冲作用。有的学者认为桂枝有通阳（如桂枝甘草汤、桂枝甘草龙骨牡蛎汤等）、利水（如苓桂枣甘汤、五苓散等）、下气（如桂枝生姜枳实汤、桃仁承气汤等）作用，其实这些都属桂枝的降冲作用。

（4）健胃：桂枝的健胃作用，即通过合用生姜、大枣、甘草温中健胃来实现的，可见桂枝即有健胃作用，《本经》称其"补中益气"是古人的经验，《伤寒论》中的小建中汤、当归建中汤、黄芪建中汤等方，显现经方用桂枝于健胃补中，属义精妙，而功广博。

（5）治痹：桂枝治痹亦属解外范畴，以经方治痹痛广用桂枝，因有强调的必要，胡希恕先生认为："痹痛多离不开少阴"，少阴津液虚，故用桂枝比麻黄多。常见方证有桂枝加附子汤方证、桂枝附子汤方证、桂枝芍药知母汤方证等。

【药物功用述要】

桂枝，味辛，温。温中健胃，调和营卫，解外、解热、降冲，治痹药。主治表证寒热、上气咳逆、痹痛、眩晕、胸满、气上撞心、奔豚等。以桂枝组成桂枝汤治疗表阳证的中风证，伍附子、干姜等，治疗表阴证少阴证；如与麻黄同用，则治表阳证的伤寒证。如与柴胡、黄芩等合用，可治疗半表半里证，引邪出外。在合病、并病时，桂枝则治合病、并病之外证，故广泛用于六经证中各个方证。

用法及用量：入煎剂，每用6～15克；入丸散适量。

二、麻黄

【药物基本知识】

为麻黄科植物草麻黄、木贼麻黄或中麻黄的草质茎。《本经》称麻黄，又称龙沙；《别录》称卑相、卑盐；《广雅》称狗骨。

【解析所在方证】

1. 麻黄汤方证

麻黄汤方 麻黄（去节）三两，桂枝（去皮）二两，甘草（炙）一两，杏仁（去皮尖）七十个。

上四味，以水九升，先煮麻黄减二升，去上沫，内诸药，煮取二升半，去滓，温服八合。覆取微似汗，不须啜粥，余如桂枝法将息。

《伤寒论》第35条：太阳病，头痛、发热、身疼、腰痛、骨节疼痛、恶风、无汗而喘者，麻黄汤主之。

《伤寒论》第51条：脉浮者，病在表，可发汗，宜麻黄汤。

《伤寒论》第52条：脉浮而数者，可发汗，宜麻黄汤。

《伤寒论》第55条：伤寒脉浮紧，不发汗，因致衄者，麻黄汤主之。

《伤寒论》第37条：太阳病，十日已去，脉浮细而嗜卧者，外已解也。设胸满胁痛者，与小柴胡汤；脉但浮者，与麻黄汤。

《伤寒论》第46条：太阳病，脉浮紧、无汗、发热、身疼痛，八九日不解，表证仍在，此当发其汗。服药已微除，其人发烦目瞑，剧者必衄，衄乃解。所以然者，阳气重故也。麻黄汤主之。

解析：麻黄汤为治疗太阳病伤寒证的代表方，麻黄为一有力的发汗药，佐以桂枝更宜致汗，并治上冲逆。杏仁定喘并亦有一定发汗解表作用，甘草缓急，故其适应证是：太阳病见发热、无汗、恶寒、身疼、头痛、关节疼、喘满、脉浮紧的伤寒证。

这里必须说明，经方的伤寒概念或称定义，是指《伤寒论》第3条所述，即“太阳病，或已发热，或未发热，必恶寒，体疼，呕逆，脉阴阳俱紧者，名为伤寒”。原无广义、狭义之分，是王叔和、成无已以《内经》释《伤寒》，又引《难经》“伤寒有五”，而使后世曲解伤寒概念。仔细读《伤寒论》原文，论中所出现的伤寒概念皆是第3条所述。

阳气重，胡希恕先生指出为津液或称体液、水湿充实于体表，是经方特有概念，应是伤寒见脉浮紧、头痛、身疼、关节疼等，皆因在表的体液或水湿郁在表所致，是为谓阳气重，是用麻黄的重要指征。

麻黄于太阳病麻黄汤方证中，主发汗解表、祛湿、利水。

《伤寒论》第235条：阳明病，脉浮、无汗而喘者，发汗则愈，宜麻黄汤。

《伤寒论》第36条：太阳与阳明合病，喘而胸满者，不可下，宜麻黄汤。

解析：麻黄汤治无汗而喘、喘而胸满，是因表不解而喘，当见阳明病，实热结不重时，可先解表，可知麻黄治喘主在解表。

麻黄于太阳病麻黄汤方证中，主解外表、止喘。

2.《千金》麻黄醇酒汤方证

《千金》麻黄醇酒汤方 麻黄三两。

上一味，以美清酒五升，煮去二升半，顿服尽。冬月用酒，春月用水煮之。

《金匮要略·黄疸病》附方：(二)《千金》麻黄醇酒汤，治黄疸。

解析： 千金麻黄醇酒汤方证，为外邪内饮，因小便不利，饮郁化热成黄之证。用麻黄特殊的制剂，此即小发其汗、轻轻解表，同时重在利湿而祛黄。

麻黄于太阳阳明太阴合病千金麻黄醇酒汤方证中，主解表、利湿、祛黄。

3. **甘草麻黄汤方证**（参见第六讲：五、甘草）

麻黄于太阳病甘草麻黄汤方证中，主解表祛湿。

4. **半夏麻黄丸方证**（参见第七讲：一、半夏）

麻黄于太阳太阴合病半夏麻黄丸方证中，解表散水气。

5. **葛根汤方证：**（参见第二讲：三、葛根）

麻黄于太阳病葛根汤方证中，发汗解表。

6. **葛根加半夏汤方证：**（参见第二讲：三、葛根）

麻黄于太阳太阴合病葛根加半夏汤方证中，主解表。

7. **麻黄加术汤方证**

麻黄加术汤方 麻黄（去节）三两，桂枝（去皮）二两，甘草（炙）一两，杏仁（去皮尖）七十个，白术四两。

上五味，以水九升，先煮麻黄减二升，去上沫，内诸药，煮取二升半，去滓，温服八合，复取微似汗。

《金匮要略·痉湿暍病》第20条：湿家，身烦疼，可与麻黄加术汤，发其汗为宜，慎不可以火攻之。

解析： 麻黄汤虽为强有力的发汗药，但加入白术，则湿从下走，从小便出，因此原有麻黄汤的发汗作用减弱，而增加了利湿除痹的作用，是治太阳太阴合病。

麻黄于太阳太阴合病麻黄加术汤方证中，解表祛湿。

8. **桂枝麻黄各半汤方证**（参见第二讲：一、桂枝）

解析： 麻黄小发汗，用于桂枝麻黄各半汤方证。

麻黄于太阳病桂枝麻黄各半汤方证中，解表祛湿。

9. **桂枝二麻黄一汤方证**（参见第二讲：二、桂枝）

麻黄于桂枝二麻黄一汤方证中，主解表。

10. **小青龙汤方证**

小青龙汤方 麻黄（去节）、芍药、细辛、干姜、甘草（炙）、桂枝（去皮）各三两，五味子半升，半夏（洗）半升。

上八味，以水一斗，先煮麻黄，减二升，去上沫，内诸药，煮取三升，去滓，温服一升。

《伤寒论》第40条：伤寒表不解，心下有水气，干呕、发热而咳，或渴、或利、或噎、或小便不利、少腹满、或喘者，小青龙汤主之。

《伤寒论》第41条：伤寒，心下有水气，咳而微喘，发热不渴，服汤已渴者，此寒去欲解也，小青龙汤主之。

《金匮要略·痰饮咳嗽病》第35条：咳逆倚息不得卧，小青龙汤主之。

《金匮要略·痰饮咳嗽病》第23条：病溢饮者，当发其汗，大青龙汤主之，小青龙汤亦主之。

《金匮要略·妇人杂病》第7条；妇人吐涎沫，医反下之，心下即痞，当先治其吐涎沫，小青龙汤主之。涎沫止，乃治痞，泻心汤主之。

解析：本方为治疗外邪里饮证，麻黄同桂枝治外邪，是治太阳太阴合病。

麻黄于太阳太阴合病小青龙汤方证中，解表祛饮。

11. 小青龙加石膏汤方证

小青龙加石膏汤方　麻黄、芍药、桂枝、细辛、甘草、干姜各三两，五味子、半夏各半升，石膏二两。

上九味，以水一斗，先煮麻黄，去上沫，内诸药，煮取三升，强人服一升，羸者减之，日三服，小儿服四合。

《金匮要略·肺痿肺痈咳嗽上气病》第14条：肺胀，咳而上气，烦躁而喘，脉浮者，心下有水，小青龙加石膏汤主之。

解析：小青龙汤证又见烦躁，因加石膏，呈太阳太阴阳明合病的小青龙加石膏汤证。

麻黄于太阳太阴阳明合病小青龙加石膏汤方证中，起解表祛饮作用。

12. 厚朴麻黄汤方证（参见第七讲：二、厚朴）

麻黄于太阳太阴阳明合病厚朴麻黄汤方证中，主解表。

13. 文蛤汤方证（参见第四讲：二十一、文蛤）

麻黄于太阳阳明合病文蛤汤方证中，主解表。

14. 牡蛎汤方证（参见第六讲：二十、牡蛎）

麻黄于太阳太阴阳明合病牡蛎汤方证中，解表祛饮。

15. 越婢加术汤方证

越婢加术汤方　麻黄六两，石膏半斤，生姜三两，甘草二两，白术四两，大枣十五枚。

上六味，以水六升，先煮麻黄去上沫，内诸药，煮取三升，分温三服。恶风加附子一枚，炮。

《金匮要略·水气病》第5条：里水者，一身面目黄肿，其脉沉，小便不利，故令病水。假如小便自利，此亡津液，故令渴也，越婢加术汤主之。

《金匮要略·水气病》第23条：里水，越婢加术汤主之，甘草麻黄汤亦主之。

《金匮要略·中风历节病》附方：《千金方》越婢加术汤：治肉极，热则身体津脱，腠理开，汗大泄，厉风气，下焦脚弱。

解析：本方是由越婢汤加白术而成。白术性苦温利湿，合大枣、生姜利水气，主风湿痹痛，故本方治太阳阳明太阴合病的越婢汤证而小便不利或湿痹疼痛者。

麻黄于太阳阳明太阴合病越婢汤方证中，主解表、利湿。

16. 越婢加半夏汤方证

越婢加半夏汤方 麻黄六两，石膏半斤，生姜三两，大枣十五枚，甘草二两，半夏半升。

上六味，以水六升，先煮麻黄，去上沫，内诸药，煮取三升，分温三服。

《金匮要略·肺痿肺痈咳嗽上气病》第13条：咳而上气，此为肺胀，其人喘，目如脱状，脉浮大者，越婢加半夏汤主之。

解析：越婢汤本治外邪里饮化热证，今喘满，目胀如脱，为饮热上冲，故加半夏化痰降逆。

麻黄于太阳阳明太阴合病越婢加半夏汤方证中，主解表祛湿。

17. 大青龙汤方证

大青龙汤方 麻黄（去节）六两，桂枝（去皮）二两，甘草（炙）二两，杏仁（去皮尖）四十枚，生姜（切）三两，大枣十枚，石膏（碎）如鸡子大。

上七味，以水九升，先煮麻黄，减二升，去上沫，内诸药，煮取三升，去滓，温服一升，取微似汗。汗出多者，温粉粉之。一服汗者，停后服。若复服，汗多亡阳，遂虚，恶风、烦躁、不得眠也。

《伤寒论》第38条：太阳中风，脉浮紧，发热恶寒身疼痛，不汗出而烦躁者，大青龙汤主之；若脉微弱、汗出恶风者，不可服之。服之则厥逆、筋惕肉瞤，此为逆也。

《伤寒论》第39条：伤寒脉浮缓，身不疼，但重，乍有轻时，无少阴证者，大青龙汤主之。

《金匮要略·痰饮咳嗽病》第23条：病溢饮者，当发其汗，大青龙汤主之，小青龙汤亦主之。

解析：大青龙汤为越婢汤加桂枝、杏仁而成，麻黄、桂枝、杏仁、生姜共起解表祛湿作用，因谓是发汗利水的峻剂，因里热已盛，故用生石膏清里热，故本方表里双解以治太阳阳明合病重证。

麻黄于太阳阳明合病大青龙汤方证中，主解表、祛在表之水湿。

18. 麻黄杏仁薏苡甘草汤方证

麻黄杏仁薏苡甘草汤方 麻黄（去节，汤泡）半两，甘草（炙）一两，薏苡仁半两，杏仁（去皮尖，炒）十个。

上剉麻豆大，每服四钱匕，水盏半，煮八分，去滓，温服，有微汗，避风。

《金匮要略·痉湿暍病》第21条：病者一身尽疼，发热，日晡所剧者，名风湿。此病伤于汗出当风，或久伤取冷所致也，可与麻黄杏仁薏苡甘草汤。

解析：薏苡仁，味甘微寒，《神农本草经》谓："主治筋急拘挛，不可屈伸风湿痹。"本方与麻黄加术汤都治风湿，且都是发汗利湿而治湿痹，但麻黄加术汤偏于治寒，故用温性的白术；而本方偏于治热，故用性寒的薏苡仁，并且去桂枝。故本方适应于太阳阳明合病的湿热痹证，症见周身关节痛、发热、身重或肿者。

麻黄于太阳阳明合病麻杏苡甘汤方证中，解表祛湿。

19. 麻杏石甘汤方证

麻杏石甘汤方 麻黄（去节）四两，杏仁（去皮尖）五十个，甘草（炙）二两，石膏（碎，绵裹）半斤。

上四味，以水七升，煮麻黄，减二升，去上沫，内诸药，煮取二升，去滓，温服一升。本云：黄耳杯。

《伤寒论》第63条：发汗后，不可更行桂枝汤，汗出而喘，无大热者，可与麻黄杏仁甘草石膏汤。

《伤寒论》第162条：下后，不可更行桂枝汤。若汗出而喘，无大热者，可与麻黄杏仁甘草石膏汤。

解析：麻黄配伍桂枝攻表邪而发汗，伍石膏清里热，故反治疗汗出。今于麻黄汤去桂枝，倍用麻黄，增量甘草而加石膏，故治汗出有热、喘而急迫者。此亦辛温、辛寒相伍，解太阳阳明内外之证。

麻黄于太阳阳明合病麻杏石甘汤方证中，主解表定喘。

20. 桂枝二越婢一汤方证（参见第二讲：二、桂枝）

麻黄于太阳阳明合病桂枝二越婢一汤方证中，主解表。

21. 麻黄连轺赤小豆汤方证

麻黄连轺赤小豆汤方 麻黄（去节）二两，连轺（连翘根）二两，杏仁（去皮尖）四十个，赤小豆一升，大枣十二枚，生梓白皮（切）一升，生姜（切）二两，甘草（炙）二两。

上八味，以潦水一斗，先煮麻黄再沸，去上沫，内诸药，煮取三升，去滓，分温三服，半日服尽。

《伤寒论》第262条：伤寒，瘀热在里，身必黄，麻黄连轺赤小豆汤主之。

解析：本方是麻黄汤去桂枝加姜、枣发表，而且安胃，复以生梓白皮、连翘、赤小豆清热并亦祛湿，故治表实无汗、瘀热在里的太阳阳明合病而发黄者。

麻黄于太阳阳明合病麻黄连翘赤小豆汤方证中，解表祛湿治黄。

22. 麻黄升麻汤方证

麻黄升麻汤方 麻黄（去节）二两半，升麻一两一分，当归一两一分，知母十八铢，黄芩十八铢，葳蕤（一作菖蒲）十八铢，芍药六铢，天门冬（去心）六铢，桂枝六铢，茯苓十六铢，甘草（炙）六铢，石膏（碎，绵裹）六铢，白术六铢，干姜六铢。

上十四味，以水一斗，先煮麻黄一两沸，去上沫，内诸药，煮取三升，去滓，分温三服，相去如炊三斗米顷，令尽，汗出愈。

《伤寒论》第357条：伤寒六七日，大下后，寸脉沉而迟，手足厥逆，下部脉不至，咽喉不利，唾脓血，泻利不止者，为难治，麻黄升麻汤主之。

解析：本方既用麻黄、升麻、桂枝发汗以解表，又用干姜、白术、茯苓、甘草温中利水以止泻；既以黄芩、知母、石膏除热去烦，又以白芍、当归、玉竹、天冬益血滋津，故此为表里不解，寒热虚实交错的方剂。方中升麻主解百毒，辟瘟疾、瘴邪，为治咽喉肿痛的要药。

本方证的主要适应证为：伤寒表不解，陷于厥阴病，上热下寒，症见咽喉不利、腹泻者。

麻黄于厥阴病麻黄升麻汤方证中，主协力解表，或引半表半里之邪出表。

23. **射干麻黄汤方证**（参见第四讲：十三、射干）

麻黄于太阳太阴阳明合病射干麻黄汤方证中，主解表兼祛饮。

24. **麻黄附子甘草汤方证**

麻黄附子甘草汤方　麻黄（去节）二两，甘草（炙）二两，附子（炮，去皮，破八片）一枚。

上三味，以水七升，先煮麻黄一两沸，去上沫，内诸药，煮取三升，去滓，温服一升，日三服。

《伤寒论》第302条：少阴病，得之二三日，麻黄附子甘草汤微发汗，以二三日无里证，故微发汗也。

解析：本方是甘草麻黄汤加附子而成，附子温阳强壮祛寒，加于甘草麻黄汤中，故治甘草麻黄汤证而陷于阴证者。方中麻黄只取原量之半，是因少阴病宜微发汗之故。

麻黄于少阴病麻黄附子甘草汤方证中，伍以附子，则温阳强壮、解少阴之表。

25. **麻黄附子汤方证**

麻黄附子汤方　麻黄三两，甘草二两，附子（炮）一枚。

上三味，以水七升，先煮麻黄，去上沫，内诸药，煮取二升半，温服八分，日三服。

《金匮要略·水气病》第24条：水之为病，其脉沉小属少阴，浮者为风，无水虚胀者为气。水发其汗即已，脉沉者，宜麻黄附子汤，浮者宜杏子汤。

解析：此即麻黄附子甘草汤而增量麻黄，亦和桂枝去芍药加附子汤与桂枝附子汤的组方相类，只增一二味药用量而已，似无另立方名的必要，不过麻黄附子甘草汤是为少阴病微发汗，麻黄的用量须小；本方是为发散水气，麻黄的用量须大。制因证异，岂可苟同，学制方者，应用经方加减，宜留意于此。

麻黄于少阴病麻黄附子汤方证中，伍附子解少阴之表、祛寒湿。

26. 麻黄附子细辛汤方证

麻黄附子细辛汤方 麻黄（去节）二两，细辛二两，附子（炮，去皮，破八片）一枚。

上三味，以水一斗，先煮麻黄减二升，去上沫，内诸药，煮取三升，去滓，温服一升，日三服。

《伤寒论》第301条：少阴病始得之，反发热，脉沉者，麻黄附子细辛汤主之。

解析：本方是麻黄附子甘草汤去甘草，加细辛而成。甘草有缓急迫作用而对逐饮不利，细辛祛寒逐饮，故本方治麻黄附子甘草汤证里有寒饮而不急迫者。

麻黄于少阴太阴合病麻黄附子细辛汤方证中，伍附子解表祛湿。

27. 桂枝去芍药加麻黄附子细辛汤方证（参见第二讲：一、桂枝）

此即桂枝去芍药汤与麻黄附子细辛汤合方，故治二方的合并证。

麻黄于少阴太阴合病桂枝去芍药加麻黄附子细辛汤方证中，伍附子解少阴之表兼祛湿。

28. 桂枝芍药知母汤方证（参见第二讲：一、桂枝）

麻黄于少阴太阴阳明合病桂枝芍药知母汤方证中，伍附子解少阴之表兼祛湿。

29. 乌头汤方证（参见第五讲：三、乌头）

麻黄于少阴病乌头汤方证中，伍乌头解少阴之表兼祛湿。

30.《古今录验》续命汤方证

《古今录验》续命汤方 麻黄、桂枝、当归、人参、石膏、干姜、甘草各三两，川芎一两，杏仁四十枚。

上九味，以水一斗，煮取四升，温服一升，当小汗，薄覆脊，凭几坐，汗出则愈。不汗，更服，无所禁。勿当风，并治但伏不得卧，咳逆上气，面目浮肿。

《金匮要略·中风历节病》附方（一）《古今录验》续命汤：治中风痱，身体不能自收，口不能言，冒昧不知痛处，或拘急不得转侧。

解析：既用麻黄加石膏汤解外清里，复以参、姜、归、芎补内之虚，故其适应证为表不解而里虚血少、上热下寒者。

麻黄于太阳太阴阳明合病续命汤方证中，主解表祛湿。

31.《千金》三黄汤方证

《千金》三黄汤方 麻黄五分，独活四分，细辛二分，黄芪二分，黄芩三分。

上五味，以水六升，煮取二升，分温三服。

《金匮要略·中风历节病》附方（二）《千金》三黄汤：治中风手足拘急，

百节疼痛，烦热，心乱，恶寒，经日不欲饮食。

解析：本方中用麻黄、独活、细辛重在利湿兼以解表，通络以解痹痛拘挛。同时用黄芪利湿固表，可防麻黄发汗太过。复用黄芩以除烦热，故此治历节疼痛、手足拘急，无汗恶寒而烦热者。本方用于太阳阳明太阴合病的痹痛。

麻黄于太阳阳明太阴合病千金三黄汤方证中，主解表祛湿。

32. 越婢汤方证

越婢汤方　麻黄六两，石膏半斤，生姜三两，大枣十五枚，甘草二两。

上五味，以水六升，先煮麻黄，去上沫，内诸药，煮取三升，分温三服。恶风者，加附子一枚，炮；风水加术四两。

《金匮要略·水气病》第21条：风水，恶风，一身悉肿，脉浮不渴，续自汗出，无大热，越婢汤主之。

解析：越婢汤亦为外邪内热，方中麻黄发水气以解表，病水者胃多虚，故佐以生姜、大枣、甘草助益其胃，用石膏清内热而止汗出，故此治太阳阳明合病的风水，一身悉肿、身无大热而续自汗出者。

麻黄于太阳阳明合病越婢汤方证中，主解表利水。

【解读药味特点】

经方用麻黄见于以上32方证，可知为仅次于桂枝应用最多的解表药，麻黄主要作用是发汗解表，兼以祛湿化饮，因亦治黄疸，并能治因表不解而引起的喘逆上气。

《神农本草经》记载："麻黄：味苦，温。主治中风、伤寒头痛，温疟，发表出汗，去邪热气，止咳逆上气，除寒热，破癥坚积聚。"经方用做解表药，在古代广泛用于中风、伤寒、温疟等，而发展至汉代，《伤寒论》对其作用特点已非常明确，即麻黄解表主为伤寒，即无汗出的发热恶寒表证；而桂枝解外主为中风，即有汗出的发热恶寒表证。由《伤寒论》的有关方证可知，麻黄汤与桂枝汤的最大区别就在于无汗、有汗，亦即伤寒与中风的主要不同。胡希恕先生对此研究颇深，通过对有关方证分析，麻黄汤证与桂枝汤证不同的根源是津液的多少，对麻黄的作用提出了独特见解："麻黄汤与桂枝汤的最大区别就在于无汗、有汗，因其无汗，体表水分较多，水多热亦多，就对皮肤内层产生一定的压迫，刺激神经，故而身疼腰痛、骨节疼痛，无处不疼。相比之下，桂枝汤证可见汗出，故水分对机体压迫也较轻，疼痛不著，且毒素在体内瘀留较少，也不会上及于肺而作喘。麻黄汤证一点汗也不出，脉中水分充盈而脉紧。体表排泄废物的功能受阻，毒素不得外泄，蓄积于肺而喘，与西医一见喘辄用麻黄素不同，古人用麻黄汤治喘是很有道理的，若没有表证则不用麻黄汤治喘。"胡希恕先生的津液观，亦由此破解了千古疑案，即《伤寒论》第46条所述"阳气重"为津液充盛。这里给我们重要提示，即麻黄治喘逆是因表不解，与后世及西医"治喘必用麻黄"认识有明显不同，尤其是认为"即使是表证已解，但仍喘咳的，还可以继续用麻黄治疗"。强调了麻黄有宣肺定喘作用，经方无此理念。又后世认为麻黄辛温发汗，解表散寒，治疗风寒外感，而认为风热外感不能用麻黄，而经方据症状反应辨证，由以上方证可知，麻黄可合用于六经各相应的方证中，治疗各种热证，其中亦包括了外感风热，《伤寒论》中有许多方药，如麻杏石甘汤、大青龙汤、越婢汤等都可治疗风热。显然，经方与后世方对麻黄的认识存有差异，值得探讨。

关于理解麻黄发汗作用的大小：由以上方证看，麻黄主治无汗的伤寒，并治“阳气重”的伤寒，发汗力麻黄是比桂枝大，但后世有人因未读懂《伤寒论》，看到论中有不可发汗条以为是麻黄之过，故对麻黄认识不清，临床不能正确应用麻黄。由以上方证可知，麻黄不但用于太阳伤寒“阳气重”的伤寒证，而且亦可用于津液虚的少阴表证，其关键在剂量的大小、所配伍用药及服法等，如对“阳气重”的伤寒证，用量必大，服麻黄汤要温服，并要盖棉被取微汗；如对湿痹重的风湿麻杏苡甘汤方证，则麻黄用量小，麻黄用量仅为越婢汤用量的八分之一，发汗力小而伍薏苡仁主在祛湿；而对少阴之表麻黄附子甘草汤方证，麻黄用量小，加附子温阳强壮，发汗力小而解少阴之表。麻黄汤本发汗力强，但加白术、薏苡仁则重在利水祛湿，因而发汗力变小；麻黄祛湿、祛黄主在小量解表而同时利湿。其临床应用，其他如桂枝二麻黄一汤、桂枝二越婢一汤等方证，都说明麻黄发汗力随证而异，可大可小。

值得注意的是，经方用小剂量麻黄，轻于发表重在利湿、祛黄，则更显麻黄的作用特征。

【药物功用述要】

麻黄：味苦，温。发汗解表，祛湿化饮药。主治伤寒，发汗、解表、祛湿、祛黄。一味单用不但解太阳之表，还能利湿祛黄（酒浸用），如配伍附子等能解少阴之表，如麻黄附子甘草汤；如配伍干姜、附子、黄芩等能解半表半里之表，如麻黄升麻汤等。麻黄还能加于诸多合并方中，治太阳阳明合病证、太阳太阴合病证、太阳少阳合病证等。不但能治疗外感热证（不论是细菌或病毒或支原体），而且能治疗内伤杂病（不论是风湿或肾炎或鼻咽炎）；不但能治疗表热证（不论是高烧或低烧），亦可治疗表寒证，亦可治疗表里合病的热证、寒证，或半表半里的热证、寒证；

用法及用量：入煎剂，每用6～18克；入丸散适量。

三、葛根

【药物基本知识】

为豆科植物葛的块根。《诗经》称葛；《说文》称絺绤草；《神农本草经》称葛根，又称鸡齐根；《别录》称鹿藿、黄斤；《天宝本草》称黄葛藤；《阎氏小儿方》称干葛；《滇南本草》称甘葛；《本草便方》称粉葛；《陆川本草》称葛麻茹；《山东中药》称葛子根；《四川中药志》称黄葛根；《陕西中药志》称葛条根。

【解析所在方证】

1. 葛根汤方证

葛根汤方：葛根四两，麻黄（去节）三两，桂枝（去皮）二两，生姜（切）

三两，甘草（炙）二两，芍药二两，大枣（擘）十二枚。

上七味，以水一斗，先煮麻黄、葛根，减二升，去上沫，内诸药，煮取三升，去滓，温服一升，覆取微似汗，余如桂枝法将息及禁忌。诸汤皆仿此。

《伤寒论》第31条：太阳病，项背强几几，无汗恶风，葛根汤主之。

解析：太阳病见项背强几几、无汗恶风，为表实证亦即伤寒证，治宜发汗，其对应方剂是葛根汤，方中以葛根、麻黄、桂枝、生姜等发汗，为强有力发汗组合，这里注意的是，对照麻黄、桂枝各方证，突出了葛根治疗表证的项背强几几。

《伤寒论》第32条：太阳与阳明合病者，必自下利，葛根汤主之。

解析：太阳伤寒表阳证，又见下利，即谓太阳阳明合病，这种有表证的下利，治疗急当救表，故以葛根汤发汗解表而同时治疗下利。

《金匮要略·痉湿暍病》第12条：太阳病，无汗而小便反少，气上冲胸，口噤不得语，欲作刚痉，葛根汤主之。

解析：太阳病，无汗，小便不应少，今由于气上冲胸，水不得畅行于下，故小便显少。口噤不得语，为牙关肌肉强急，已是为痉之渐，用葛根汤治疗，主在发汗解表，同时解除肌肉强急。

葛根于太阳病葛根汤方证中，主解肌表、治项背强几几、痉。

2. 葛根加半夏汤方证

葛根加半夏汤方　葛根四两，麻黄（去节）三两，甘草（炙）二两，芍药二两，桂枝（去皮）二两，生姜（切）二两，半夏（洗）半升，大枣（擘）十二枚。

上八味，以水一斗，先煮葛根、麻黄，减二升，去上沫，内诸药，煮取三升，去滓，温服一升，覆取微似汗。

《伤寒论》第33条：太阳与阳明合病，不下利，但呕者，葛根加半夏汤主之。

解析：呕与下利皆属于里证，若太阳病不伴有下利，而但呕者，也称太阳阳明合病，说明上条为倒装文法。表里同时有病，不下利，仅仅是呕吐，就用葛根汤加半夏止呕，这里的呕吐也是欲从表解。要注意的是，以药测证，半夏性辛温，祛里寒饮，故治属太阴。此宜参读《伤寒论》第243条吴茱萸汤方证，可自明，本方证属太阳太阴合病。

葛根于太阳太阴合病葛根加半夏汤方证中，主解表。

3. 葛根黄芩黄连汤方证

葛根黄芩黄连汤方　葛根半斤，甘草（炙）二两，黄芩三两，黄连三两。

上四味，以水八升，先煮葛根，减二升，内诸药，煮取二升，去滓，分温再服。

《伤寒论》第34条：太阳病，桂枝证，医反下之，利遂不止，脉促者，表未解也；喘而汗出者，葛根黄芩黄连汤主之。

解析：原本是桂枝汤证，反而用下法，外邪乘虚而入里成阳明里热证，呈利遂不止、协热利，同时表证未解，因见脉促，表里俱热，热壅于上，故而作喘。汗出有两种原因：内热可致汗出；桂枝汤证未解也可汗出。以葛根芩连汤治之：葛根有治下利的作用，大量使用也有解表解肌的作用，葛根配合芩、连，一方面去热，一方面治利，治太阳阳明合病下利。

葛根于太阳阳明合病葛根黄芩黄连汤方证中，主解表、治利。

4. **桂枝加葛根汤方证**（参见第二讲：一、桂枝）

葛根于太阳病桂枝加葛根汤方证中，主解肌、治项背强几几。

5. **奔豚汤方证**（参见第四讲：二十六、甘李根白皮）

葛根于少阳病奔豚汤方证中，主解表和半表半里热。

【解读药味特点】

对于葛根的认识，后世注重于归经，如张元素谓：通行足阳明经；《本草新编》谓：入胃，又入肺；《本草求真》谓：入胃，兼入脾；《药物分剂》谓：入胃、膀胱二经，兼入脾经等。还注重于辨病和结合西医研究，而认为功用主治是："升阳解肌，透疹止泄泻，除烦止渴。治伤寒、温热头痛项强、烦热消渴、泄泻、痢疾、斑疹不透、高血压、心绞痛、耳聋。"因而对其作用有不同理解。

通过经方常用方证分析可知，经方应用葛根，主要本于《神农本草经》："味甘，平。主治消渴，身大热，呕吐，诸痹，起阴气，解诸毒。"在临床实践中，通过方证反复应用，对其药物特点认识渐渐深刻、具体、明确。其治疗"身大热"，有了明确的病位概念，即在太阳表，其解表的功能特点是解肌，胡希恕先生认为葛根治"身大热……诸痹"，以其"是一味清凉性的解肌药，而尤具治疗项背拘急作用"。因有解热作用而有治项背强几几、痉急作用。

经方方证的反复实践，促进对葛根药物的进一步认识，如《神农本草经》中，葛根无治下利的记载，《伤寒论》葛根汤、葛根芩连汤方证中增加了治下利记载。不过要注意的是，对治下利，亦是在表阳证时出现下利方可用之，表阴证下利、典型的里证下利（不论是阴证、阳证）皆不能用葛根。

特别要注意的是，葛根单味药，因其味甘，平，解肌解表治项背强几几及下利，属表阳证即太阳病者，但伍以附子、干姜等可用于治疗表阴证即少阴病，胡希恕先生常以葛根汤加附子等，治疗感冒、痹证等，可参考有关论著。

【药物功用述要】

葛根，味甘，平。解肌清热药。主治太阳表热，有治项背强几几、解痉的作用。配麻黄治伤寒之表证，配桂枝治中风之表证；配附子、干姜等治少阴之表证、诸痹；配黄芩、黄连治表不解而兼里热，即太阳阳明合病之下利者。

用法及用量：入煎剂，每用12~24克。

四、生姜

【药物基本知识】

为姜科植物姜的鲜根茎。《神农本草经》称生姜；《本草经集注》称生姜；《吕氏春秋》称姜。

【解析所在方证】

1. **吴茱萸汤方证**（参见第五讲：五、吴茱萸）

生姜于太阴病吴茱萸汤方证中，主温中降逆止呕。

2. **真武汤方证**

真武汤方 茯苓、芍药、生姜（切）各三两，白术二两，附子（炮，去皮，破八片）一枚。

上五味，以水八升，煮取三升，去滓，温服七合，日三服。

《伤寒论》第82条：太阳病发汗，汗出不解，其人仍发热，心下悸、头眩、身瞤动、振振欲擗地者，真武汤主之。

《伤寒论》第316条：少阴病，二三日不已，至四五日，腹痛、小便不利、四肢沉重疼痛、自下利者，此为有水气。其人或咳、或小便利、或下利、或呕者，真武汤主之。

解析：本方证与桂枝去桂加茯苓白术汤方证相类，即本是外邪内饮证，误用汗法，只发汗而未同时利饮，因津伤重，则使表阳证陷入表阴证，导致少阴太阴合，故治疗不能用桂枝而用生姜解表。本方既用茯苓、白术以利水，复用附子温中，又用生姜温中兼解表。中寒有水，转入太阴则下利，用芍药治腹痛下利。津液虚、明显的少阴表证，解表不能用麻黄，亦不能用桂枝，只宜用生姜。

生姜于少阴太阴合病真武汤方证中，合附子解少阴之表。

3. **桂枝去桂加茯苓白术汤方证**

桂枝去桂加茯苓白术汤方 芍药三两，甘草（炙）二两，生姜（切）、茯苓、白术各三两，大枣十二枚。

上六味，以水八升，煮取三升，去滓，温服一升，小便利则愈。本云：桂枝汤，今去桂枝，加茯苓、白术。

《伤寒论》第28条：服桂枝汤，或下之，仍头项强痛、翕翕发热、无汗、心下满微痛、小便不利者，桂枝去桂加茯苓白术汤主之。

按：对本条的理解，注家历来争议较多，方有执、柯韵伯、陈修园、唐容川等主张去桂；成无已等则认为不去桂亦不去芍。《医宗金鉴》认为："桂枝去桂当是去芍药之误，因为头项强痛的表证还在，去桂则无力解表。"胡老最终讲解该条时仍从此说。

如参读第82条真武汤方证则受很大启发，即津伤表虚而表不解而呈少阴太阴合病外邪内饮者，用生姜解表而不用桂枝。我们仔细研读各家学说，并结合临床，遵循胡老有关外邪内饮治疗规律的教导，同时对比研讨真武汤方证、桂枝附子去桂加白术汤方证，三方的共同特点：都用生姜解表而不用桂枝，可知仲景原意此三方仅限于用生姜解表，原因是津液伤甚，不但不能用麻黄发汗，甚则用桂枝亦伤津液，这种情况惟有用生姜温中解表。这样分析，《医宗金鉴》所担心的去桂则无力解表就欠恰当了，而说明桂枝去桂加茯苓白术汤原文是正确的。

水停心下，则里有所阻，表亦不能透解，故治疗时不兼利其水则表必不解；若强发其汗，激动里饮，变证百出。这种外邪内饮的情况，惟有在解表的同时兼用利尿逐水，才能收到里和表解的效果，这即桂枝去桂汤加茯苓白术汤的配伍原理和主治作用。

解析：本方是桂枝去桂加茯苓白术而成，苓术主利水除饮，故本方适用于太阳表证轻而小便不利者。本方适应证为头痛、身热、小便不利者。

生姜于太阳太阴合病桂枝去桂加茯苓白术汤方证中，主解外。

4. 桂枝附子去桂加白术汤方证

桂枝附子去桂加白术汤方　附子（炮，去皮，破八片）三枚，白术四两，生姜（切）三两，甘草（炙）二两，大枣十二枚。

上五味，以水六升，煮取二升，去滓，分温三服。初一服，其人身如痹，半日许复服之，三服都尽，其人如冒状，勿怪，此以附子、术，并走皮内，逐水气未得除，故使之耳。法当加桂四两，此本一方二法，以大便硬，小便自利，去桂也；以大便不硬，小便不利，当加桂。附子三枚恐多也，虚弱家及产妇，宜减服之。

《伤寒论》第174条：伤寒八九日，风湿相抟，身体疼烦，不能自转侧，不呕、不渴、脉浮虚而涩者，桂枝附子汤主之。若其人大便硬、小便自利者，去桂加白术汤主之。

解析：桂枝附子汤为少阴表证明显者，因用桂枝、生姜解表；去桂加白术汤为少阴太阴合病，表证轻而呈少阴太阴合病，故但用生姜解表。胡希恕先生还特别提出：这里的“小便自利”，实是小便频数。去桂枝，是因一方面桂枝发汗更伤津液，另一方面桂枝降冲逆，引导水液下行而为小便，更加重小便频数症状，故去桂枝。

生姜于少阴太阴合病桂枝附子去桂加白术汤方证中，合附子主解少阴之表。

5. 小柴胡汤方证（参见第四讲：二十八、柴胡）

生姜于少阳病小柴胡汤方证中，主健胃止呕、引邪出表。

6. 柴胡加芒硝汤方证（参见第四讲：二十八、柴胡）

生姜于少阳阳明合病小柴胡加芒硝汤方证中，主健胃止呕、引邪出表。

7. 柴胡去半夏加瓜蒌汤方（参见第四讲：二十八、柴胡）

生姜于少阳阳明合病小柴胡加瓜蒌汤方证中，主健胃止呕、引邪出表。

8. 柴胡桂枝汤方证（参见第四讲：二十八、柴胡）

生姜于太阳少阳合病小柴胡汤方证中，主健胃止呕、引邪出表。

9. 大柴胡汤方证（参见第四讲：二十八、柴胡）

生姜于少阳阳明合病大柴胡汤方证中，主健胃止呕，引邪出表。

10. **柴胡加龙骨牡蛎汤方证**（参见第四讲：二十八、柴胡）

生姜于太阳少阳阳明合病柴胡加龙骨牡蛎汤方证中，主健胃止呕，引邪出表。

11. **小半夏汤方证**（参见第七讲：一、半夏）

生姜于太阴病小半夏汤方证中，主温中降逆。

12. **生姜半夏汤方证**

生姜半夏汤方 半夏半升，生姜汁一升。

上二味，以水三升，煮半夏，取二升，内生姜汁，煮取一升半，小冷，分四服，日三，夜一服，止，停后服。

《金匮要略·呕吐哕下利病》第21条：病人胸中似喘不喘，似呕不呕，似哕不哕，彻心中愦愦然无奈者，生姜半夏汤主之。

解析：此于小半夏汤大增生姜的用量，故治小半夏汤证而饮剧甚者。本方与小半夏汤药味同，只是增量生姜，当小半夏汤证因痰饮盛呕逆重时重用生姜，重立方名，也是强调方证对应的重要。

生姜于太阴病生姜半夏汤方证中，主温中化饮止呕。

13. **小半夏加茯苓汤方证**（参见第七讲：一、半夏）

生姜于太阴病小半夏加茯苓汤方证中，主温中化饮止呕。

14. **厚朴生姜半夏甘草人参汤方证**（参见第七讲：二、厚朴）

生姜于太阴病厚朴生姜半夏甘草人参汤方证中，主温中健胃。

15. **半夏厚朴汤方证**（参见第二讲：六、苏叶）

生姜于太阳太阴合病半夏厚朴汤方证中，主温中化饮降逆、解表。

16. **旋覆代赭汤方证**（参见第七讲：二十五、旋覆花）

生姜于太阴病旋覆代赭汤方证中，主温中化饮降逆。

17. **橘皮汤方证**（参见第七讲：三、橘皮）

生姜于太阴病橘皮汤方证中，主温中化饮降逆。

18. **橘皮枳实生姜汤方证**（参见第七讲：三、橘皮）

生姜于太阴病橘皮枳实生姜汤方证中，主温中化饮降逆。

19. **橘皮竹茹汤方证**（参见第七讲：三、橘皮）

生姜于太阴病橘皮竹茹汤方证中，主温中降逆、止呕哕。

20. **《外台》茯苓饮方证**（参见第七讲：八、茯苓）

生姜于太阴病《外台》茯苓饮方证中，主温中化饮降逆。

21. **《千金》生姜甘草汤方证**

《千金》生姜甘草汤方 生姜五两，人参三两，甘草四两，大枣十五枚。

上四味，以水七升，煮取三升，分温三服。

《金匮要略·肺痿肺痈咳嗽上气病》附方（三）：《千金》生姜甘草汤治肺

痿，咳唾涎沫不止，咽燥而渴。

解析：生姜温中健胃治呕，余皆温中健胃养正之品，此亦治胃虚饮逆的方剂。

生姜于太阴病生姜甘草汤方证中，主温中降逆止呕。

22. **排脓汤方证**（参见第六讲：五、甘草）

生姜于少阳病排脓汤方证中，主温中养正、引邪出外。

23. **温经汤方证**（参见第五讲：五、吴茱萸）

生姜于厥阴病温经汤方证中，主温中健胃、引邪出表。

24. **当归生姜羊肉汤方证**

当归生姜羊肉汤方　当归三两，生姜五两，羊肉一斤。

上三味，以水八升，煮取三升，温服七合，日三服。

《金匮要略·妇人产后病》第3条：产后腹中疠痛，当归生姜羊肉汤主之，并治腹中寒疝虚劳不足。

《金匮要略·腹满寒疝宿食病》第18条：寒疝，腹中痛及胁痛里急者，当归生姜羊肉汤主之。

解析：当归活血定痛，生姜、羊肉温中养正补虚，故治血虚津枯而腹中痛者。

生姜于太阴病当归生姜羊肉汤方证中，主温中养正。

25. **炙甘草汤方证**（参见第六讲：五、甘草）

生姜于太阳太阴阳明合病炙甘草汤方证中，主温中健胃、解外。

26. **奔豚汤方证**（参见第四讲：二十六、甘李根白皮）

生姜于少阳病奔豚汤方证中，主温中逐饮。

27. **生姜泻心汤方证**

生姜泻心汤方　生姜（切）四两，甘草（炙）三两，人参三两，干姜一两，黄芩三两，半夏（洗）半升，黄连一两，大枣（擘）十二枚。

上八味，以水一斗，煮取六升，去滓，再煎取三升，温服一升，日三服。附子泻心汤，本云加附子。半夏泻心汤，甘草泻心汤，同体别名耳。生姜泻心汤，本云理中人参黄芩汤，去桂枝、术，加黄连并泻肝法。

《伤寒论》第157条：伤寒汗出解之后。胃中不和，心下痞硬，干噫食臭，胁下有水气，腹中雷鸣，下利者，生姜泻心汤主之。

解析：此于半夏泻心汤减干姜量，而加大量生姜，故治半夏泻心汤证寒饮较重，呕逆下利较甚者。

生姜于厥阴病生姜泻心汤方证中，主温中降逆。

28. **桂枝汤方证**（参见第二讲：一、桂枝）

生姜于太阳病桂枝汤方证中，主温中健胃，扶正祛邪。

29. **桂枝加桂汤方证**（参见第二讲：一、桂枝）

生姜于太阳病桂枝汤方证中，主温中健胃，扶正祛邪。

30. **桂枝加葛根汤方证**（参见第二讲：一、桂枝）

生姜于太阳病桂枝加葛根汤方证中，主健中解表，扶正祛邪。

31. **栝楼桂枝汤方证**（参见第六讲：十五、天花粉）

生姜于太阳阳明合病栝楼桂枝汤方证中，主健中解表，扶正祛邪。

32. **桂枝加黄芪加汤方证**（参见第二讲：一、桂枝）

生姜于太阳病桂枝加黄芪汤方证中，主健中解表，扶正祛邪。

33. **黄芪桂枝五物汤方证**（参见第二讲、十一、黄芪）

生姜于太阳病黄芪桂枝五物汤方证中，主健中解表，扶正祛邪。

34. **桂枝加厚朴杏子汤方证**（参见第二讲：一、桂枝）

生姜于太阳太阴合病桂枝加厚朴杏子汤方证中，主温中化饮，扶正祛邪。

35. **桂枝去芍药加蜀漆牡蛎龙骨救逆汤方证**（参见第二讲：一、桂枝）

生姜于太阳太阴阳明合病桂枝去芍药加蜀漆牡蛎龙骨救逆汤方证中，主温中化饮，扶正祛邪。

36. **桂枝加龙骨牡蛎汤方证**（参见第二讲：一、桂枝）

生姜于太阳阳明合病桂枝加龙骨牡蛎汤方证中，主温中化饮，扶正祛邪。

37. **桂枝去芍药汤方证**（参见第二讲：一、桂枝）

生姜于太阳病桂枝去芍药汤方证中，主温中化饮，扶正祛邪。

38. **桂枝去芍药加皂荚汤方证**（参见第二讲：一、桂枝）

生姜于太阳太阴合病桂枝去芍药加皂荚汤方证中，主温中化饮，扶正祛邪。

39. **桂枝加芍药汤方证**（参见第二讲：一、桂枝）

生姜于太阳阳明合病桂枝加芍药汤方证中，主温中化饮，扶正祛邪。

40. **小建中汤方证**（参见第六讲：十二、胶饴）

生姜于太阳太阴合病小建中汤方证中，主温中和胃，扶正祛邪。

41. **当归建中汤方证**（参见第八讲：一、当归）

生姜于太阳太阴合病小建中汤方证中，主温中和胃，扶正祛邪。

42. **泽漆汤方证**（参见第七讲：十八、泽漆）

生姜于少阳太阳阳明合病泽漆汤方证中，主解外、降逆、化饮。

43. **黄芩加半夏生姜汤方证**（参见第四讲：七、黄芩）

生姜于少阳阳明合病黄芩加半夏生姜汤方证中，主健胃止呕。

44. **防己黄芪汤方证**（参见第七讲：十六、防己）

生姜于太阳阳明太阴合病防己黄芪汤方证中，主解外、降逆、化饮。

45. 桂枝生姜枳实汤方证（参见第二讲：一、桂枝）

生姜于太阳阳明合病桂枝生姜枳实汤方证中，主解外、健胃、降逆。

【解读药味特点】

由以上45诸方证可知，生姜的主要作用是温中降逆和解表，因其温中而能化饮，因其化饮而能止呕而显降逆而镇咳，这与《神农本草经》记载是一致的。

认识生姜解表作用，是认识经方解表、经方理论的重要一环。桂枝汤类方和麻黄汤类方解表，无不配伍生姜以温中健胃、生津液、调和营卫以解表，这是经方治表证、治风湿痹痛的重要特点。生姜解表不是可有可无，而多是解表的关键，1990年亚运会前夕，笔者治国家体委一位官员发高烧，为大青龙汤方证而患者服药未解，究其因，为未用生姜，加入生姜急煎，服后即愈，说明解表生姜必不可缺。又生姜的解表作用，有桂枝、麻黄不可替代作用，如《伤寒论》的桂枝去桂加茯苓白术汤、桂枝附子去桂加白术汤、真武汤的生姜，是适量发汗，不能用麻黄、桂枝而只宜用生姜解表，亦是治疗太阳病和少阴病的典范。

《神农本草经》对生姜无单独记载，而是附于干姜条中："干姜，味辛，温。主治胸满，咳逆上气，温中，止血，汗出，逐风湿痹，肠澼下痢。生者尤良，久服去臭气，通神明。"即认为生姜与干姜是同一物，作用亦大致相似，而认为生者尤良。

这里要特别注意的是，从以上方证可看出，至东汉经方对生姜和干姜的应用，有了明显不同，即生姜重在温中解表降逆，而干姜重在温下强壮；生姜主用于太阳、少阴、少阳、太阴病；干姜主用于太阴、厥阴病。这说明经方发展至《伤寒论》，对两者的认识有了进一步深化，尤其生姜主在解表，干姜重在温下，认识到病不但有表证和里证，还有半表半里证，而干姜成为辨别厥阴病主要关键药。这里也提示我们，反观经方发展史，经方由八纲辨证发展为六经辨证，是由对药物和方证不断实践、认识而总结出的科学规律，由运用干姜和生姜不断深化的认识，可见其一斑。

在《伤寒论》解表作用显示了经方特点，这就是：生姜配麻黄发汗，解无汗的太阳之表；合桂枝健胃生津液、调和营卫，解有汗的太阳之表；配大枣、甘草，解汗出多致更表虚的太阳之表；配附子解少阴之表。这样生姜温中解表，组成诸多方剂，适应治疗太阳病、太阴病、少阴病、太阳太阴合病、少阴太阴合病、太阳少阳合病等，显示了经方用生姜特点。

后世认为生姜有解半夏、南星、鱼蟹毒作用，值得参考。

【药物功用述要】

生姜，味辛，温。温中化饮、健胃解表、降逆止呕药。主治呕吐、逐风湿痹、胃腹满痛、胸满寒热、咳逆上气、肠澼下痢。

用法及用量：入煎剂，每用12～50克，或压汁兑入。以生姜片口含可防治慢性咽炎、干咳及感冒。

五、葱白

【药物基本知识】

为百合科植物葱的鳞茎。《神农本草经》称葱实；《诗经》称葱；《清异录》称和事草；《本草纲目》称葱茎白、芤、菜伯、鹿胎；《草木便方》称四季葱；《药品化义》称葱白头；“葱”，傅本《新修》、罗本《新修》、《本草各名》、《医心方》引《唐本草》目录、筠默本俱作“忩”，森本、王本作“蔥”。

【解析所在方证】

1. **白通汤方证**

白通汤方 葱白四茎，干姜一两，附子（生，去皮，破八片）一枚。

上三味，以水三升，煮取一升，去滓，分温再服。

《伤寒论》第314条：少阴病，下利，白通汤主之。

解析：葱白为一辛温发汗药，配伍姜、附使皮肤汗出，为有力解表药，故称白通。本方配伍姜、附亦和麻黄附子甘草汤、麻黄附子细辛汤等同属少阴病的发汗剂。由于本方可作用于下利，故少阴病又见下利宜本方，而不用前二方。

葱白于少阴太阴合病白通汤方证中，主发汗，与附子为伍解少阴之表。

2. **白通加猪胆汁汤方证**

白通加猪胆汁汤方 葱白四茎，干姜一两，附子（生，去皮，破八片）一枚，人尿五合，猪胆汁一合。

上五味，以水三升，煮取一升，去滓，内胆汁、人尿，和令相得，分温再服。若无胆，亦可用。

《伤寒论》第315条：少阴病，下利，脉微者，与白通汤；利不止、厥逆无脉、干呕、烦者，白通加猪胆汁汤主之。服汤，脉暴出者死，微续者生。

解析：本条有错简，应是通脉四逆加猪胆汁汤方证（参见《胡希恕讲伤寒杂病论》），主要依据是葱白为发汗药。

3. **旋覆花汤方证**（参见第七讲：二十五、旋覆花）

葱白于太阳太阴合病旋覆花汤方证中，主温中发汗解表。

【解读药味特点】

经方用葱白见于以上3方证，经考证白通加猪胆汁汤为错简，这样仅见2方证，由于错简等原因，对葱白的认识产生了不少误解，因此要正确认识其功能作用，必须对照《神农本草经》有关论述和《伤寒论》六经概念来探讨该药。

经方用葱白，自古至今主为发汗，《神农本草经》记载：“葱实，味辛，温。主明目，补中不足，其茎可作汤，主伤寒，寒热，出汗，中风，面目肿”。可知与桂枝、麻黄、生姜相似为温性发汗药。由上述各论可知，桂枝、麻黄、生姜皆用于治太阳表证，亦可用于治少阴表证，其从阴从阳，皆决定于配伍附子、干姜等，今见于白通汤治少阴太阴合病，见旋覆花汤治太阳太阴合病，正是同麻黄、桂枝、生姜从阴从阳治证规律一样，葱白为典型的发汗解表药。后世有不少报道，如《济生秘览》："治时疾头痛发热者：连须葱白二十根，和米煮粥，入醋少许，热食取汗即解。"又有不少报道用葱豉汤、葱白生姜汤内服，及葱白、生姜外敷、热熨治疗感冒，说明葱白主要作用为发汗解表。常用于太阳之表证，如配伍附子、干姜等亦可治疗少阴证；如配伍旋覆花、半夏、厚朴等，可治疗外邪里饮证。

【药物功用述要】

葱白，味辛，温。温中发汗解表药。主治伤寒，寒热，出汗，中风，面目肿。

用法及用量：入煎剂，每用3～20茎（15～500克）。外敷（手足心、脐、背）：适量。

六、苏叶

【药物基本知识】

为唇形科植物皱紫苏、尖紫苏等的叶。《神农本草经》称水苏、芥葙；《本草经集注》称苏叶；《药性论》称紫苏叶；《补缺肘后方》称赤苏；《食疗本草》称紫苏、红紫苏；《本草图经》："苏有数种，有水苏、白苏、鱼苏、山鱼苏，皆是荏类。"其植物的根茎（苏头）、茎（苏梗）、宿萼（紫苏苞）、果实（紫苏子）皆供药用。

【解析所在方证】

半夏厚朴汤方证

半夏厚朴汤方　半夏一升，厚朴三两，茯苓四两，生姜五两，干苏叶二两。

上五味，以水七升，煮取四升，分温四服，日三夜一服。

《金匮要略·妇人杂病》第5条：妇人咽中如有炙脔，半夏厚朴汤主之。

解析：此小半夏加茯苓汤更加厚朴、苏叶消胀行气之品，故治小半夏加茯苓汤证而满闷气结者。加苏叶与生姜同用，有发汗解表作用，故治咽中如有炙脔，与半夏散及汤方证相类，亦属外邪里饮证，显示苏叶的解表作用。不过当遇外邪里饮咳喘时，解表为次，而重在化饮，而宜改用苏子。

苏叶于太阳太阴合病半夏厚朴汤方证中，主解表化饮。

【解读药味特点】

经方用苏叶仅见于半夏厚朴汤方证，主为解表，《神农本草经》记载："水苏：味辛，微温，主下气，杀谷，除饮食，辟口臭，去毒，辟恶气。"以其味辛温，与生姜同用而起解表化饮作用，还有解毒作用。后世记载更明确，如《本草汇言》："紫苏，散寒气，……宽中气安胎气，下结气，化痰气，乃治气之神药也，一物有三用焉：如伤风、伤寒、头疼、骨痛、恶寒发热……邪郁在表者，苏叶可以散邪而解表；气郁结而中满痞塞、胸隔不利，或胎气上逼、腹胁胀痛者，苏梗可以顺气而宽中；设或上气喘逆，苏子可以定喘而下气。"概言之，苏叶、苏子、苏梗作用相近，而叶有解表作用，子、梗温中理气、降逆化痰。

【药物功用述要】

苏叶，味辛，微温。解表、降气化饮药。主治表证寒热、咳逆、胸胁胀满。苏梗、苏子皆辛温，苏叶长于解表，苏梗善理气安胎，苏子主以温中降气化痰。

用法及用量：入煎剂，每用6~10克。

七、防风

【药物基本知识】

为伞形科植物防风的根。《神农本草经》称为防风，又称铜芸；《吴普本草》称茴芸、茴草、蕳根、百蜚；《别录》称屏风；《药材资料汇编》称风肉；民间亦有称山芹菜、白毛草者。

【解析所在方证】

1. **防己地黄汤方证**（参见第七讲：十六、防己）

防风于太阳阳明合病防己地黄汤方证中，主解表除寒热。

2. **侯氏黑散方证**（参见第二讲：九、菊花）

防风于厥阴病侯氏黑散方证中，主伍桂枝解表。

3. **薯蓣丸方证**（参见第六讲：二薯蓣）

防风厥阴病薯蓣丸方证中，主引邪出表。

4. **桂枝芍药知母汤方证**（参见第二讲：一、桂枝）

防风于少阴太阴阳明合病桂枝芍药知母汤方证中，合麻黄、桂枝、生姜、附子重在解少阴之表而祛风湿。

【解读药味特点】

《神农本草经》谓："防风：味甘，温。主治大风，头眩痛，恶风，风邪，目盲无所见，风行周身，骨节疼痹，烦满。"可知在古代即用其做解表祛风湿药，不过《伤寒论》并无记载有关方证，而在《金匮要略》原有5个方证用防风，但对于竹叶汤方证，胡希恕先生认为方证不相属，我们认为有理，故弃之不再做分析。这样《金匮要略》仅见4方证用防风，从以上4方证看，经方用防风，多与桂枝、麻黄、杏仁、生姜、荆芥等合用，而起解太阳之表作用；而与附子同用，可解少阴之表；而与干姜、黄芩等同用，可引半表半里之邪外出。

后世对防风的应用逐渐增多，常用于发汗解表，并通过药理实验说明其有解热、镇痛作用，其功能主治肯定为发表、祛风、胜湿、止痛，而多用于外感疾病。胡希恕先生临床遇桂枝麻黄各半汤适应证时，以桂枝汤加防风和荆芥治之，可知用其解表而起祛湿止痒作用。

【药物功用述要】

防风，味甘，温。发表、祛风、胜湿、止痛、止痒药。主治风湿痹痛、头痛、痒疹等。

用法及用量：入煎剂，每用6~10克。

八、独活

【药物基本知识】

为伞形科植物重齿毛当归、兴安白芷、紫茎独活、牛尾独活、软毛独活以及五茄科植物食用楤木的根及根茎。《神农本草经》称独活，又称羌活、羌青、护羌使者；《别录》称独摇草；《本草蒙荃》称独滑；《纲目》称长生草。

【解析所在方证】

《千金》三黄汤方证

《千金》三黄汤方 麻黄五分，独活四分，细辛二分，黄芪二分，黄芩三分。

上五味，以水六升，煮取二升，分温三服。

《金匮要略·中风历节病》附方：《千金》三黄汤，治中风手足拘急，百节疼痛，烦热，心乱，恶寒，经日不欲饮食。

解析：本方中用麻黄、独活、细辛重在利湿兼以解表，通络以解痹痛拘挛。同时用黄芪利湿固表，可防麻黄发汗太过。复用黄芩以除里热以去烦，故此治太阳阳明合病的历节疼痛、手足拘急，无汗恶寒而烦热者。

独活于太阳阳明太阴合病《千金》三黄汤方证中，主解表利湿。

【解读药味特点】

独活仅见于《金匮要略》的《千金》三黄汤中，与麻黄、细辛同用主在解表祛湿，《神农本草经》记载："独活：味苦，平。主治风寒所击，金疮止痛，贲豚，痫痉，女子疝瘕。"可知主要为解表祛湿作用，配麻黄、桂枝等解太阳之表；配附子等解少阴之表；配黄芩、石膏等治太阳阳明之痹痛。

后世认为独活，辛苦，温，而有祛风除湿、蠲痹止痛之效，主用于风寒湿痹，实即解表祛湿作用。古代羌活、独活不分，《本草纲目》以后才分为二，并认为治痹痛，独活宜于腰以下、羌活宜于腰以上，若一身尽痛，则二者可同时应用。

【药物功用述要】

独活，味苦，平。解表祛风湿药。主治风湿痹痛。

用法及用量：入煎剂，每用6～10克。

九、菊花

【药物基本知识】

为菊科植物菊的头状花序。《神农本草经》称菊花，又称节华；《金匮玉函方》称金精；《抱朴子》称甘菊、真菊；《纲目》称金蕊；《群芳谱》称家菊；《医林纂要》称馒头菊、簪头菊；《随息居饮食谱》称甜菊花；《河北药材》称药菊。

【解析所在方证】

侯氏黑散方证

侯氏黑散方 菊花四十分，白术十分，细辛三分，茯苓三分，牡蛎三分，桔梗八分，防风十分，人参三分，矾石三分，黄芩五分，当归三分，干姜三分，川芎三分，桂枝三分。

上十四味，杵为散，酒服方寸匕，日一服。初服二十日，温酒调服。禁一切鱼肉大蒜。常宜冷食，自能助药力在腹中不下也，热食即下矣，冷食自能助药力。

《金匮要略·中风历节病》附方：侯氏黑散：治大风四肢烦重，心中恶寒不足者。《外台》治风癫。

解析：古人认为风癫、身重不遂为大风，因用菊花为主药来祛风，但本方是以桂枝、防风、桔梗解外，人参、白术、茯苓健中利湿，复以矾石燥湿，细辛化饮，黄芩、菊花、牡蛎清热，川芎、当归养血，以干姜温下祛寒，不失为治血虚水盛、上热下寒的厥阴病之剂。

菊花于厥阴病侯氏黑散方证中，主清上热。

【解读药味特点】

菊花仅见于侯氏黑散中，其作用主为清上热。《神农本草经》记载："菊花：味苦，平。主治风头眩肿痛，目欲脱，泪出，皮肤死肌，恶风湿痹。"即认为主清上热，如厥阴病的侯氏黑散方证、太阳阳明表里合病的桑菊饮方证。加于小柴胡汤可治少阳病目赤肿痛；加于甘草泻心汤中，可治厥阴病口糜、面起痤疮、疱疹。故经方很少用于解表。

后世临床应用菊花较多，认为菊花：甘苦，凉，有疏风、清热、明目、解毒作用，主治头痛、眩晕、目赤、心胸烦热、疔疮、肿毒。可知亦强调其清热作用，后世把菊花作为延年益寿药，亦主要用其清热功能。不过从病因辨证论治，菊花可解风热表证，因有解表作用，实际配以防风、桂枝而起表里双解作用。胡希恕先生常用桑菊饮，治疗表里同病里热轻者。

【药物功用述要】

菊花，味苦，平。清上热药。主治口干、目赤肿痛、眩晕上热。

用法及用量：入煎剂，每用6~15克。入丸散适量。

十、蜀椒

【药物基本知识】

为芸香科植物花椒的果皮。蜀椒之名始见于《神农本草经》，又称秦椒；《尔雅》称椴、大椒；《雷公炮炙论》称南椒；《别录》称巴椒、蓎藙；《陶弘景》称汗椒；《药性论》称陆拨；《日华子本草》称汉椒；《圣惠方》称川椒；《日用本草》称花椒。

【解析所在方证】

1. **乌梅丸方证**（参见第九讲：一、乌梅）

蜀椒于厥阴病乌梅丸方证中，主温中健胃、引邪出表。

2. **升麻鳖甲汤方证**（参见第四讲：十四、升麻）

蜀椒于太阳阳明合病升麻鳖甲汤方证中，主发汗解表。

3. **乌头赤石脂丸方证**（参见第五讲：三、乌头）

蜀椒于少阴太阴合病乌头赤石脂丸方证中，主温中解表。

4. **大建中汤方证**

大建中汤方　蜀椒（炒，去汗）二合，干姜四两，人参二两。

上三味，以水四升，煮取二升，去滓，内胶饴一升，微火煎取一升半，分温再服，如一炊顷，可饮粥二升，后更服，当一日食糜，温覆之。

《金匮要略·腹满寒疝宿食病》第14条：心胸中大寒痛，呕不能饮食，腹中寒，上冲皮起出见有头足，上下痛而不可触近，大建中汤主之。

解析：大建中用大量干姜、蜀椒，并用人参补胃，比小建中温中作用大，故名大建中。方中蜀椒、干姜祛寒止呕，人参、胶饴补中缓痛，故此治胃虚有寒，腹痛呃逆不能食者。肠道蛔虫多者，常见本方证，蜀椒不但温中祛寒，且同桂枝一样有解表作用，并有驱蛔作用。

蜀椒于太阳太阴合病大建中汤方证中，主温中解表。

5. **王不留行散方证**（参见第八讲：十、王不留行）

川椒于厥阴病王不留行散方证中，主温中解表。

6. **白术散方证**（参见第六讲：三、白术）

蜀椒于太阴太阳合病证白术散方证中，主温中解表。

【解读药味特点】

由以上6方证看，蜀椒主温中祛寒，但在升麻鳖甲汤中，蜀椒主发汗解表，此是古人临床积累的经验，如《神农本草经》谓："蜀椒：味辛，温。主治邪气咳逆，温中，逐骨节皮肤死肌，寒湿痹痛。"提示有辛温解表作用。在升麻鳖甲汤治疗阳毒，实为阳气怫郁在表的太阳阳明合病，方后煎服法中有"老少再服取汗"的说明，证实了蜀椒有发汗作用；又升麻鳖甲汤去雄黄、蜀椒汤治疗阴毒，实是无表证的阳明病，更证实了蜀椒解表作用。《别录》谓"疗喉痹……出汗……大风汗不出"，更明确了其发汗解表作用。因此，经方用蜀椒主用于温中祛寒、杀虫，治在太阴，如乌头赤石脂丸方证；亦用于解表发汗，治在太阳阳明合病，如大建中汤、升麻鳖甲汤方证；还用于温下寒而引邪外出，而适用于寒热错杂之厥阴病，如王不留行散、乌梅丸方证。

【药物功用述要】

蜀椒，味辛，温。温中祛寒，发汗解表药，主治急性病或慢性病的表证或里证、或表里合病、或半表半里病证，常用于虚寒腹痛及寒湿痹痛。

用法及用量：入煎剂，每用6～30克。入丸散适量。

十一、黄芪

【药物基本知识】

为豆科植物荚膜黄芪或内蒙黄芪的干燥根。《神农本草经》称黄芪，又称戴糁；《别录》称戴椹、独椹、蜀脂、百本；《药性论》称王孙；侯宁极《药谱》称百药绵；《本草图经》称绵黄芪；《纲目》称黄芪；刘仕廉《医学集成》称箭芪；《新疆药材》称土山爆张根；《甘肃中药手册》称独根；《辽宁经济植物志》称二人抬。

【解析所在方证】

1. **桂枝加黄芪汤方证**（参见第二讲：一、桂枝）

黄芪于太阳病桂枝加黄芪汤方证中，主强卫固表、发汗解表。

2. **黄芪桂枝五物汤方证**

黄芪桂枝五物汤方　黄芪三两，芍药三两，桂枝三两，生姜六两，大枣十二枚。

上五味，以水六升，煮取二升，温服七合，日三服。

《金匮要略·血痹虚劳病》第2条：血痹，阴阳俱微，寸口关上微，尺中小紧，外证身体不仁，如风痹状，黄芪桂枝五物汤主之。

解析：本方是由桂枝加黄芪汤去甘草增生姜而成。生姜辛温，增加用量则加强温中散寒作用；去甘草，因无急迫而有利于阳气外发。因此本方适用于荣卫外虚，风寒内侵而致的血痹、身体麻木不仁者。

黄芪于太阳病黄芪桂枝五物汤方证中，合桂枝、生姜温中解表固表。

3. **黄芪芍药桂枝苦酒汤方证**

黄芪芍药桂枝苦酒汤方　黄芪五两，芍药三两，桂枝三两。

上三味，以苦酒一升，水七升相和，煮取三升，温服一升，当心烦，服至六七日乃解，若心烦不止者，以苦酒阻故也。一方用美酒醯代苦酒。

《金匮要略·水气病》第26条：问曰：黄汗之为病，身体肿，发热汗出而渴，状如风水，汗沾衣，色正黄如柏汁，脉自沉，何从得之？师曰：以汗出入水中浴，水从汗孔入得之，宜芪芍桂酒汤主之。

解析：本方是桂枝加黄芪汤去甘草、大枣、生姜，而加黄芪、苦酒而成。去甘草、大枣因味甘易致壅满，去生姜因辛温偏辛散。增黄芪为补虚实表，加苦酒为敛汗救液，故治黄汗表虚多汗以至于口渴者。

黄芪于太阳阳明合病黄芪芍药桂枝苦酒汤方证中，合桂枝解表固表，祛肌表之湿。

4. **黄芪建中汤方方证**

黄芪建中汤方　桂枝（去皮）三两，芍药六两，生姜（切）三两，大枣（擘）十二枚，甘草（炙）二两，胶饴一升，黄芪一两半。

于小建中汤加黄芪一两半，余依上法。气短胸满者加生姜，腹满者去枣加茯苓一两半，及疗肺虚损不足。补气加半夏三两。

《金匮要略·血痹虚劳病》第14条：虚劳里急，诸不足，黄芪建中汤主之。

《金匮要略·黄疸病》第22条：男子黄，小便自利，当与虚劳小建中汤。

解析：本方是在小建中汤中再加黄芪，其适应证为小建中汤又见黄芪证者。黄芪有祛黄之功，而桂枝、小建中汤无祛黄作用，故虚劳小建中汤当是黄芪建中汤。

按：黄芪味甘，微温，《神农本草经》谓："主治痈疽，久败疮，排脓止痛……补虚。"益卫固表，利水消肿。所以能固表者，因饮食入胃后，经消化吸收变为精气、卫气。如人体精气不足于体表，则肌肤失养，腠理空虚，皮肤失润，邪气乘虚侵入且居而不去，造成自汗、盗汗，甚则痈疽败疮等证。黄芪能补虚益精而使表实，表固则邪自去，加于小建中汤中更能补中益气、固表。

黄芪于太阳太阴合病黄芪建中汤方证中，主补中益气、固表解表，祛肌肤之湿而祛黄。

5. **防己茯苓汤方证**（参见第七讲：十六、防己）

黄芪于太阳太阴合病防己茯苓汤方证中，与桂枝同用，主实表解表。

6. **防己黄芪汤方证**（参见第七讲：十六、防己）

黄芪于太阳太阴合病防己黄芪汤方证中，主解表祛湿。

7. **《千金》三黄汤方证**（参见第二讲：二、麻黄）

黄芪于太阳阳明太阴合病《千金》三黄汤方证中，主固表、解表祛湿。

8. **乌头汤方证**（参见第五讲：三、乌头）

黄芪于少阴病乌头汤方证中，主固表祛湿。

【解读药味特点】

后世认为黄芪补气，李时珍则谓为"补气之长"，而经方重在用于表证。由以上8方证可知，经方用黄芪有两大特点，一是多与桂枝同用，且是汗出恶风比桂枝更甚者，突显其强卫固表作用，所谓补虚主要指表虚；二是治证多属肌肤间病，如痹痛、水肿、黄汗、肤黄等，利在表的水湿；可知作解表、固表、利湿为主治，是继承了《神农本草经》的经验，即："黄芪：味甘，微温。主治痈疽，久败疮排脓止痛，大风癞疾，五痔，鼠瘘，补虚，小儿百病。"北京著名中医袁鹤侪临床用黄芪体会颇深，认为黄芪的主要作用是"益卫气"："《本草经》谓其治痈疽久败疮，排脓止痛，大风癞疾者，卫气不充于皮肤也，黄芪益卫气，故能医以上诸证。"并指出黄芪主治在表，是因"芪则益卫气，能止汗亦能发汗"、"卫实于表则汗自止，阳虚受表邪不能外达者，得芪则阳气足而邪得汗解，故黄芪亦能发汗"。从临床实践，说明了黄芪主治在表，主治表虚者，如是表实者，不能用之。后世有不少人体会，黄芪还有托里生肌作用，实际理通于"卫气不充于皮肤也"。经方临床用黄芪多用于表证，如桂枝加黄芪汤治疗太阳病；乌头汤治疗少阴病；《千金》三黄汤治疗太阳阳明太阴合病；黄芪建中汤治疗太阳太阴病；防己黄芪汤治疗太阳太阴合病等。

【药物功用述要】

黄芪：味甘，微温。益卫、固表、解表、生肌、利湿药。主治汗出恶风明显、久病表不解，及在表的水肿、关节疼痛、皮肤黄染、黄肿、痈疽、疮口不收等。简言之：用于表虚，不能用于表实。

用法及用量：入煎剂，每用10～30克。

十二、杏仁

【药物基本知识】

为蔷薇科植物杏或山杏等味苦的干燥种子。《本经》称杏核、杏核仁；《伤寒论》称杏子；《石药尔雅》称木落子；《临证指南》称苦杏仁；《浙江中药手册》称杏梅仁。

【解析所在方证】

1. **桂枝加厚朴杏子汤方证**（参见第二讲：一、桂枝）

杏仁于太阳太阴合病桂枝加厚朴杏子汤方证中，主止咳平喘。

2. **麻黄汤方证**（参见第二讲：二、麻黄）

杏仁于太阳病麻黄汤方证中，主解表、下气定喘。

3. **麻黄加术汤方证**（参见第二讲：二、麻黄）

杏仁于太阳太阴合病麻黄汤方证中，主解表降气、行水。

4. **桂枝麻黄各半汤方证**（参见第二讲：一、桂枝）

杏仁于太阳病桂枝麻黄各半汤方证中，主解表降气、行水。

5. **桂枝二麻黄一汤方证**（参见第二讲：一、桂枝）

杏仁于太阳病桂枝二麻黄一汤方证中，主解表降气、行水。

6. **大青龙汤方证**（参见第二讲：二、麻黄）

杏仁于太阳阳明合病大青龙汤方证中，主解表降气、行水。

7. **麻黄杏仁薏苡甘草汤方证**（参见第二讲：二、麻黄）

杏仁于太阳阳明合病麻黄杏仁薏苡甘草汤方证中，主解表、祛湿。

8. **麻杏石甘汤方证**（参见第二讲：二、麻黄）

杏仁于太阳阳明合病麻杏石甘汤方证中，主解表、平喘。

9. **文蛤汤方证**（参第四讲：二十一、文蛤）

杏仁于太阳阳明合病文蛤汤方证中，主解表、平喘。

10. **麻黄连轺赤小豆方证**（参见第二讲：二、麻黄）

杏仁于太阳阳明合病麻黄连轺赤小豆汤方证中，主解表行水。

11. **厚朴麻黄汤方证**（参见第七讲：二、厚朴）

杏仁于太阳阳明太阴合病厚朴麻黄汤方证中，主解表治咳喘。

12. **麻子仁丸方证**（参见第三讲：八、麻子仁）

杏仁于阳明病麻子仁丸方证中，主润肠通便。

13. **大黄䗪虫丸方证**（参见第三讲：九、大黄）

杏仁于阳明病大黄䗪虫丸方证中，主润燥通下。

14. **大陷胸丸方证**（参见第三讲：二、芒硝）

杏仁于阳明病大陷胸丸方证中，主润下行水。

15. **薯蓣丸方证**（参见第六讲：二、薯蓣）

杏仁于厥阴病薯蓣丸方证中，主润燥行水、引邪外出。

16. **《外台》走马汤方证**（参见第三讲：三、巴豆）

杏仁于太阴病《外台》走马汤方证中，主润下。

17. **茯苓杏仁甘草汤方证**（参见第七讲：八、茯苓）

杏仁于太阳太阴合病茯苓杏仁甘草汤方证中，主解表、利水祛饮。

18. **苓甘五味姜辛夏杏汤方证**（参见第七讲：八、茯苓）

杏仁于太阴太阳合病苓甘五味姜辛夏杏汤方证中，主发表祛饮、治浮肿。

19. **苓甘五味姜辛夏仁黄汤方证**（参见第七讲：八、茯苓）

杏仁于太阴阳明太阳合病苓甘五味姜辛夏仁黄汤方证中，主行水气。

【解读药味特点】

经方中用杏仁见于19方证，主为解表、行水、润下、降逆止咳作用，其用宗于《本经》："杏核，味甘，温。主治咳逆上气，雷鸣，喉痹，下气，产乳，金疮，寒心，贲豚。"以其性味甘温，故主温中化饮，而治在太阴，如茯苓杏仁甘草汤方证、苓甘五味姜辛夏杏汤方证、《外台》走马汤方证等；但配麻黄、桂枝等可治表证，如麻黄汤方证、麻杏甘石汤方证、桂枝加厚朴杏子汤方证。由以上方证中可看出，杏仁有解表作用，其解表作用是在总结方证经验时认识到的，最显眼之处是苓甘五味姜辛夏杏汤方证，即《金匮要略·痰饮咳嗽病》第35条："水去呕止，其人形肿者，加杏仁主之。其证应内麻黄，以其人遂痹，故不内之。若逆而内之者，必厥。所以然者，以其人血虚，麻黄发其阳故也。"是说麻黄、杏仁都可治疗浮肿，即是说两者都有发表行水作用，不同的是麻黄发汗力大，用于血不虚者，杏仁发汗力缓，可用于血虚者，认识到杏仁有发表作用。

吉益东洞在《药征》中提到："杏仁，主治胸间停水也，故治喘咳，而旁治短气、结胸、心痛、形体浮肿。"即可利胸间停水。由以上方证可知，杏仁与葶苈子、赤小豆相伍治疗各种停水，如大陷胸丸、麻黄连轺赤小豆汤；另还有润下作用，则与麻子仁、巴豆、大黄等相伍，如麻子仁丸、《外治》走马汤、大陷胸丸等。

【药物功用述要】

杏仁，味甘，温。发表利水润下药。主治咳逆上气、结胸、形体浮肿、润肠通便。

用法及用量：入煎剂，每用5～10克。宜打碎入煎。入丸散适量。

第三讲 吐下药

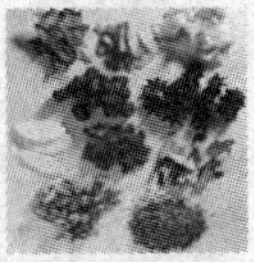

一、瓜蒂

【药物基本知识】

为葫芦科植物甜瓜的果蒂。《神农本草经》称瓜蒂；陶弘景称甜瓜蒂；《千金翼方》称瓜丁；《本草衍义补遗》称苦丁香；《山东中药》称甜瓜把。

【解析所在方证】

1. 瓜蒂散方证

瓜蒂散方 瓜蒂（熬黄）一分、赤小豆一分。

上二味，个别捣筛，为散已，合治之。取一钱匕，以香豉一合，用热汤七合煮作稀糜，去滓，取汁和散，温顿服之。不吐者，少少加，得快吐乃止。诸亡血虚家，不可与瓜蒂散。

《伤寒论》第166条：病如桂枝证，头不痛、项不强、寸脉微浮、胸中痞硬、气上冲喉咽不得息者，此为胸有寒也，当吐之，宜瓜蒂散。

《伤寒论》第324条：少阴病，饮食入口则吐，心中温温欲吐，复不能吐。始得之，手足寒、脉弦迟者，此胸中实，不可下也，当吐之；若膈上有寒饮，干呕者，不可吐也，当温之，宜四逆汤。

《伤寒论》第355条：病人手足厥冷，脉乍紧者，邪结在胸中，心下满而烦，饥不能食者，病在胸中，当须吐之，宜瓜蒂散。

《金匮要略·腹满寒疝宿食病》第24条：宿食在上脘，当吐之，宜瓜蒂散。

解析：瓜蒂苦寒，祛湿除热而有催吐的作用，与赤小豆协力以逐湿热，饮之以香豉汁更有助于涌吐也。

瓜蒂于阳明病瓜蒂散方证中，主催吐、清上焦的湿热。

2. 一物瓜蒂汤方证

一物瓜蒂汤方 瓜蒂二十个。

上剉，以水一升，煮取五合，去滓，顿服。

《金匮要略·痉湿暍病》第27条：太阳中暍，身热疼重，而脉微弱，此以夏月伤冷水，水行皮中所致也，一物瓜蒂汤主之。

解析：瓜蒂苦寒，《神农本草经》认为："主治大水，身面四肢浮肿，下水，杀蛊毒，咳逆上气，食诸果不消，胸腹中皆吐之下。"可知为一逐水除热之药，少量服只去湿除热不致吐，故本方主在治暑热湿。

瓜蒂散服用末，同时用香豉、赤小豆，适用于饮在胸中欲吐不能吐时，起催吐作用；一物瓜蒂汤煎服不用散，且不用香豉，只除热利水，无催吐作用。可见配伍和服法对药物作用有重大影响。

瓜蒂于阳明病一物瓜蒂汤方证中，主利湿而清里热。

【解读药味特点】

一说瓜蒂，人们就会想到瓜蒂散，即其为吐药也，如仔细读《神农本草经》和《伤寒论》，便知这一认识很是片面。瓜蒂在仲景书中，虽仅见2方证，即治阳明里湿热的瓜蒂散方证和一物瓜蒂汤方证，但其应用基本传承了《神农本草经》学术观点，即瓜蒂："味苦，寒。主治大水，身面四肢浮肿，下水，杀蛊毒，咳逆上气，食诸果不消，病在胸腹中，皆吐之下。"《金匮要略·痉湿暍病》用一物瓜蒂汤治疗身热痛重，其主要作用为利湿清热，不显其催吐作用。瓜蒂散中瓜蒂凸显了催吐作用，是因患者有"心中温温欲吐，复不能吐"之证。后世有不少有关瓜蒂散方证的研究，多注意到其病情"必有可吐之征"，为宿食在上脘，痰涎壅塞，或称胸中实、或称膈上实，实为里阳明上热挟饮证，恰处欲吐不能吐时用之；同时药中加入赤小豆、香豉协力催吐。经方家宋孝志先生还强调了"必须得其时、待其机，尤其要注意吐后宜忌"。后世积累了不少用瓜蒂的宝贵经验，多不在催吐，而多为利湿，如用瓜蒂内服和鼻腔吸入治疗黄疸性肝炎，显示了以利湿清热为主作用。亦可知"主治大水"是瓜蒂的主要特点，因其味苦，寒，故为强力苦寒利湿清热药。煎汤内服利湿清热，并有催吐作用。多用于阳明里实热证，里湿热在上者，可配伍淡豆豉、赤小豆行吐法；里湿热在下、身重浮肿、黄疸者，可内服利湿清热，同时可以粉搐鼻亦起利湿清热祛黄作用。

【药物功用述要】

瓜蒂：味苦，寒。利湿清热、催吐药。主治身重浮肿、黄疸、胸满温温欲吐者。

用法及用量：入煎剂，每用2～10克。搐鼻：鼻吸入细粉适量。

二、芒硝

【药物基本知识】

为矿物芒硝经煮炼而得的精制结晶。《本经》称硝石，又称芒硝；《别录》称芒硝；《本草图经》称盆硝；《医学启原》称芒硝；《唐本草》："晋宋古方多用硝石，少用芒硝，近代诸医，但用芒硝，鲜言硝石，岂古人昧于芒硝也。《本经》云：生于朴硝，朴硝一名朴硝石，硝石一名芒硝"。《开宝本草》："芒硝，此即出于朴硝，以暖水淋朴硝取汁炼之令减半，投于盆中，经宿乃有细芒生，故谓之芒硝也。又有英硝者，其状若白石英，作四五棱，白色莹澈可爱，主疗与芒硝颇同，亦出朴硝，其煎炼自别有法，亦呼为马牙硝。”《吴普本草》、《御览》皆称朴硝石。

【解析所在方证】

1. **调胃承气汤方证**

调胃承气汤方 大黄（去皮，清酒洗）四两，甘草（炙）二两，芒硝半升。

上三味，以水三升，煮取一升，去滓，内芒硝，更上火微煮令沸，少少温服之。

《伤寒论》第29条：伤寒脉浮、自汗出、小便数、心烦、微恶寒、脚挛急，反与桂枝，欲攻其表，此误也。得之便厥、咽中干、烦躁吐逆者，作甘草干姜汤与之，以复其阳。若厥愈足温者，更作芍药甘草汤与之，其脚即伸；若胃气不和谵语者，少与调胃承气汤；若重发汗，复加烧针者，四逆汤主之。

《伤寒论》第70条：发汗后，恶寒者，虚故也；不恶寒，但热者，实也，当和胃气，与调胃承气汤。

《伤寒论》第94条：太阳病未解，脉阴阳俱停，必先振栗，汗出而解；但阳脉微者，先汗出而解；但阴脉微者，下之而解。若欲下之，宜调胃承气汤。

《伤寒论》第105条：伤寒十三日，过经谵语者，以有热也，当以汤下之。若小便利者，大便当硬，而反下利，脉调和者，知医以丸药下之，非其治也。若自下利者，脉当微厥，今反和者，此为内实也，调胃承气汤主之。

《伤寒论》第123条：太阳病，过经十余日，心下温温欲吐而胸中痛，大便反溏，腹微满，郁郁微烦，先此时自极吐下者，与调胃承气汤；若不尔者，不可与；但欲呕、胸中痛、微溏者，此非柴胡汤证，以呕故知极吐下也。

《伤寒论》第207条：阳明病，不吐、不下、心烦者，可与调胃承气汤。

《伤寒论》第248条：太阳病三日，发汗不解，蒸蒸发热者，属胃也，调胃承气汤主之。

解析：调胃承气汤方证，是由于表证经治疗、或未经治疗传里、或原为阳明病而呈现腹胀满、神昏谵语者，方中大黄、芒硝攻实下热，甘草安中缓急，故治胃不和、发潮热而大便不通的阳明里实热证。本方为大承气汤去消胀行气的枳实、厚朴，而加安中缓急的甘草，既不足以消胀去满，又缓硝、黄的急下，故以调胃名之。

芒硝于阳明病调胃承气汤方证中，主软坚散结、清阳明里热。

2. **桃核承气汤方证**（参见第八讲：三十二、桃仁）

芒硝于太阳阳明合病桃核承气汤方证中，主软坚散结、清阳明里热，治热结于下。

3. **大陷胸汤方证**

大陷胸汤方 大黄（去皮）六两，芒硝一升，甘遂一钱匕。

上三味，以水六升，先煮大黄，取二升，去滓，内芒硝，煮一两沸，内甘遂末，温服一升，得快利，止后服。

《伤寒论》第134条：太阳病，脉浮而动数，浮则为风，数则为热，动则为痛，数则为虚。头痛、发热、微盗汗出而反恶寒者，表未解也。医反下之，动数变迟，膈内拒痛，胃中空虚，客气动膈，短气躁烦，心中懊憹，阳气内陷，心下因硬，则为结胸，大陷胸汤主之。若不结胸，但头汗出，余处无汗，剂颈而还，小便不利，身必发黄。

《伤寒论》第135条：伤寒六七日，结胸热实，脉沉而紧，心下痛，按之石硬者，大陷胸汤主之。

《伤寒论》第136条：伤寒十余日，热结在里，复往来寒热者，与大柴胡汤；但结胸，无大热者，此为水结在胸胁也。但头微汗出者，大陷胸汤主之。

《伤寒论》第137条：太阳病，重发汗而复下之，不大便五六日，舌上燥而渴，日晡所小有潮热，从心下至少腹硬满而痛不可近者，大陷胸汤主之。

《伤寒论》第149条：伤寒五六日，呕而发热者，柴胡汤证具，而以他药下之，柴胡汤证仍在者，复与柴胡汤，此虽已下之，不为逆，必蒸蒸而振，却发热汗出而解。若心下满而硬痛者，此为结胸也，大陷胸汤主之；但满而不痛者，此为痞，柴胡不中与之，宜半夏泻心汤。

解析：大陷胸汤方证，即外邪入里，热与水结于胸，呈阳明里实热证。甘遂苦寒，为下水峻药，使结于上的水和热从大小便而去。芒硝泄热软坚，大黄泄热破结，二味协甘遂泄热和消除心腹硬满痛。甘遂攻水峻猛，与硝、黄为伍则攻下更猛，但热实结胸者，又非此不治。

芒硝于阳明病大陷胸汤方证中，主清热散结，治胸胁硬满。

4. 大陷胸丸方证

大陷胸丸方 大黄半斤，芒硝半升，葶苈子（熬）半升，杏仁（去皮尖，熬黑）半升。

上四味，捣筛二味，内杏仁、芒硝合研如脂，和散，取如弹丸一枚，别捣甘遂末一钱匕，白蜜二合、水二升，煮取一升，温顿服之，一宿乃下。如不下，更服，取下为效。禁如药法。

《伤寒论》第131条：病发于阳，而反下之，热入因作结胸；病发于阴，而反下之，因作痞也。所以成结胸者，以下之太早故也。结胸者，项亦强，如柔痓状，下之则和，宜大陷胸丸。

解析：于大陷胸汤又加葶苈、杏仁，祛逐水饮当更有力。但服量较小，且合蜜煎，较之汤剂则攻下力缓矣。

芒硝于阳明病大陷胸丸方证中，主清热散结，治胸胁硬满。

5. 大承气汤方证

大承气汤方 大黄（酒洗）四两，厚朴（炙，去皮）半斤，枳实（炙）五枚，芒硝三合。

上四味，以水一斗，先煮二物，取五升，去滓，内大黄，更煮取二升，去滓，内芒硝，更上微火上一二沸，分温再服。得下，余勿服。

《伤寒论》第208条：阳明病，脉迟，虽汗出不恶寒者，其身必重，短气，腹满而喘，有潮热者，此外欲解，可攻里也。手足濈然汗出者，此大便已硬也，大承气汤主之；若汗多，微发热恶寒者，外未解也，其热不潮，未可与承气汤；若腹大满不通者，可与小承气汤，微和胃气，勿令至大泄下。

《伤寒论》第209条：阳明病，潮热，大便微硬者，可与大承气汤；不硬者，不可与之。若不大便六七日，恐有燥屎，欲知之法，少与小承气汤，汤入腹中，转矢气者，此有燥屎也，乃可攻之；若不转矢气者，此但初头硬，后必溏，不可攻之，攻之必胀满不能食也。欲饮水者，与水则哕，其后发热者，必大便复硬而少也，以小承气汤和之；不转矢气者，慎不可攻也。

《伤寒论》第212条：伤寒若吐、若下后不解，不大便五六日，上至十余日，日晡所发潮热，不恶寒，独语如见鬼状。若剧者，发则不识人，循衣摸床，惕而不安，微喘直视，脉弦者生，涩者死。微者，但发热谵语者，大承气汤主之。若一服利，则止后服。

《伤寒论》第215条：阳明病，谵语、有潮热、反不能食者，胃中必有燥屎五六枚也；若能食者，但硬耳，宜大承气汤下之。

《伤寒论》第217条：汗出谵语者，以有燥屎在胃中，此为风也。须下者，过经乃可下之；下之若早，语言必乱，以表虚里实故也。下之愈，宜大承气汤。

《伤寒论》第220条：二阳并病，太阳证罢。但发潮热、手足漐漐汗出、大便难而谵语者，下之则愈，宜大承气汤。

《伤寒论》第238条：阳明病，下之，心中懊憹而烦，胃中有燥屎者，可攻。腹微满，初头硬，后必溏，不可攻之。若有燥屎者，宜大承气汤。

《伤寒论》第239条：病人不大便五六日，绕脐痛、烦躁、发作有时者，此有燥屎，故使不大便也。

《伤寒论》第240条：病人烦热，汗出则解；又如疟状，日晡所发热者，属阳明也。脉实者，宜下之；脉浮虚者，宜发汗。下之与大承气汤，发汗宜桂枝汤。

《伤寒论》第241条：大下后，六七日不大便，烦不解，腹满痛者，此有燥屎也。所以然者，本有宿食故也，宜大承气汤。

《伤寒论》第242条：病人小便不利，大便乍难乍易，时有微热，喘冒不能卧者，有燥屎也，宜大承气汤。

《伤寒论》第251条：得病二三日，脉弱，无太阳、柴胡证，烦躁、心下硬；至四五日，虽能食，以小承气汤，少少与微和之，令小安。至六日，与承气汤一升。若不大便六七日，小便少者，虽不受食，但初头硬，后必溏，未定成硬，攻之必溏；须小便利，屎定硬，乃可攻之，宜大承气汤。

《伤寒论》第252条：伤寒六七日，目中不了了，睛不和，无表里证，大便难，身微热者，此为实也。急下之，宜大承气汤。

《伤寒论》第253条：阳明病，发热、汗多者，急下之，宜大承气汤。

《伤寒论》第254条：发汗不解，腹满痛者，急下之，宜大承气汤。

《伤寒论》第255条：腹满不减，减不足言，当下之，宜大承气汤。

《伤寒论》第256条：阳明少阳合病，必下利，其脉不负者，为顺也；负者，失也。互相克贼，名为负也。脉滑而数者，有宿食也，当下之，宜大承气汤。

《伤寒论》第320条：少阴病，得之二三日，口燥咽干者，急下之，宜大承气汤。

《伤寒论》第321条：少阴病，自利清水，色纯青，心下必痛，口干燥者，可下之，宜大承气汤。

《伤寒论》第322条：少阴病，六七日，腹胀、不大便者，急下之，宜大承气汤。

《金匮要略·痉湿暍病》第13条：痉为病，胸满口噤，卧不着席，脚挛急，必龂齿，可与大承气汤。

《金匮要略·腹满寒疝宿食病》第21条：问曰：人病有宿食，何以别之？师曰：寸口脉浮而大，按之反涩，尺中亦微而涩，故知有宿食，大承气汤主之。

《金匮要略·腹满寒疝宿食病》第22条：脉数而滑者，实也，此有宿食，下之愈，宜大承气汤。

《金匮要略·腹满寒疝宿食病》第23条：下利不欲食者，有宿食也，当下之，宜大承气汤。

《金匮要略·呕吐哕下利病》第37条：下利，三部脉皆平，按之心下坚者，急下之，宜大承气汤。

《金匮要略·呕吐哕下利病》第38条：下利，脉迟而滑者，实也，利未欲止，急下之，宜大承气汤。

《金匮要略·呕吐哕下利病》第39条：下利，脉反滑者，当有所去，下乃愈，宜大承气汤。

《金匮要略·呕吐哕下利病》第40条：下利已瘥，至其年月日时复发者，以病不尽故也，当下之，宜大承气汤。

《金匮要略·妇人产后病》第1条：问曰：新产妇人有三病，一者病痉，二者病郁冒，三者大便难，何谓也？师曰：新产血虚，多汗出，喜中风，故令病痉。亡血复汗，寒多，故令郁冒。亡津液胃燥，故令大便难。产妇郁冒，其脉微弱，呕不能食，大便反坚，但头汗出。所以然者，血虚而厥，厥而必冒。冒家欲解，必大汗出。以血虚下厥，孤阳上出，故头汗出。所以产妇喜汗出者，亡阴血虚，阳气独盛，故当汗出，阴阳乃复。大便坚，呕不能食，小柴胡汤主之。病解能食，七八日更发热者，此为胃实，大承气汤主之。

《金匮要略·妇人产后病》第6条：产后七八日，无太阳证，少腹坚痛，此恶露不尽；不大便，烦躁发热，切脉微实，再倍发热，日晡时烦躁者不食，食则谵语，至夜即愈，宜大承气汤主之。热在里，结在膀胱也。

解析：大承气汤方证，于仲景书所记载条文可称最多，以其在临床常见，尤其在急性重证、急性传染病，里实热结影响神志见烦躁、神昏谵语时，用其救生死于顷刻。方中大黄攻下，芒硝软坚，二药合用攻下颇峻，复佐以消胀破结的厚朴、枳实，则荡涤肠胃、通利水谷既迅且猛，任何大实、大热、大满，以至塞而不利或闭而不通者，均得攻而克之。

芒硝于阳明里实热大承气汤方证中，主软坚泻下，清阳明里实热。

6. **柴胡加芒硝汤方证**（参见第四讲：二十八、柴胡）

芒硝于少阳阳明病柴胡加芒硝汤方证中，主清阳明里热。

7. **木防己去石膏加茯苓芒硝汤方证**（参见第七讲：十六、防己）

芒硝于太阳太阴阳明合病木防己去石膏加茯苓芒硝汤方证中，主除坚满。

8. **大黄牡丹皮汤方证**（参见第三讲：九、大黄）

芒硝于阳明病大黄牡丹皮汤方证中，主软坚，清里热。

9. **硝石矾石散方证**

硝石矾石散方 硝石、矾石（烧）等份。

上二味，为散，以大麦粥汁，和服方寸匕，日三服，病随大小便去，小便正黄，大便正黑，是候也。

《金匮要略·黄疸病》第14条：黄家，日晡所发热，而反恶寒，此为女劳得之；膀胱急，少腹满，身尽黄，额上黑，足下热，因作黑疸；其腹胀如水状，大便必黑，时溏，此女劳之病，非水也，腹满者难治，用硝石矾石散主之。

解析：黄疸多系在太阴，故本方以硝石、矾石祛湿，而以大麦补中益气主治太阴里虚，实是本方的主药。硝石、矾石下热之力多，祛瘀之力少，故宜于黑疸热甚而瘀血轻者。若瘀血重者，当于抵当汤丸中求之，恐非此方所能治也。

芒硝于阳明太阴合病硝石矾石散方证中，主清里湿热，除少腹满。

10. **大黄硝石汤方证**（参见第三讲：九、大黄）

芒硝于阳明病大黄硝石汤方证中，主清里湿热，除满。

11. **鳖甲煎丸方证**（参见第八讲：三十、鳖甲）

芒硝于太阳少阳阳明合病鳖甲煎丸方证中，主软坚清热。

【解读药味特点】

芒硝，《神农本草经》记载："硝石：味苦，寒。主治五脏积热，胃胀闭，涤去蓄结饮食，推陈致新，除邪气。"后世认为其辛苦咸，寒，以苦寒清热为主，并有软坚散结的特点。初读仲景书，看不少注家皆谓承气汤通便泻下，芒硝主在泻下通便，日久再读仲景书，再看大陷胸汤方证可知，心下硬满，不是大便硬结，而是水结硬满。再看大黄牡丹汤方证、桃核承气汤方证、大黄硝石汤方证、鳖甲煎丸方证等，可知腹满为瘀血所致，治疗非仅用芒硝所能及，必据病情、病位配伍大黄、甘遂、防己、丹皮、干姜等合力才能达到软坚散结。由以上 11 余方证可知，经方用芒硝，多是用其清热除满、软坚散结，治热结于里，多用于急重症阳明里实热证或少阳阳明合并证。即可煎服，亦可丸服。后世还喜外用、外敷治疗皮肤疮疡病，或以煎汤外洗，或以液点眼、点舌、浸疮口等，皆体现芒硝苦寒清热软坚作用，体现了经方用芒硝继承了《神农本草经》和发展了其经验。

芒硝主治阳明里实热结。常与大黄配伍治疗里实热满；与甘遂、防己配伍治心下坚满；与丹皮、桃仁、大黄等配伍治腹满癥瘕。外用治疗皮肤疮疡、炎症效亦佳。

【药物功用述要】

芒硝，味苦，寒。清热软坚散结药。主治胸腹痞硬满、阳明里实热结、癥瘕积聚、疮疡。

用法及用量：入煎剂（冲服），每用 2～15 克。入丸散适量。外用：适量。

三、巴豆

【药物基本知识】

为大戟科植物巴豆的种子。《神农本草经》称巴豆，又称巴菽；《雷公炮炙论》称刚子；《瑞竹堂经验方》称江子；《纲目》称老阳子；《岭南采药录》称双眼龙；《中国药物志》称猛子仁；《中药形性经验鉴别法》称巴果；《药材资料汇编》称巴米；《南宁市药物志》称双眼虾、红子仁、豆贡；《中药志》称毒鱼子、銮豆、贡仔；《广西中药志》称八百力；广州部队《常用中草药手册》称大叶双眼龙、巴仁、芒子。

【解析所在方证】

1. 桔梗白散方证（参见第七讲：六、桔梗）

巴豆于太阴阳明合病桔梗白散方证中，主温下祛痰、祛饮。

2.《外台》走马汤方证

《外台》走马汤方 巴豆（去皮心，熬）二枚，杏仁二枚。

上二味，以绵缠捶令碎，热汤二合，捻取白汁饮之，当下。老小量之。通治飞尸鬼击病。

《金匮要略·腹满寒疝宿食病》附方（三）：《外台》走马汤治中恶，心痛，腹胀，大便不通。

解析： 巴豆为一温性峻下药，合以杏仁尤能开通闭塞而得快下，此为卒病暴疾胀满闭塞的急救方，而适用于里阴证。

巴豆于太阴病《外台》走马汤方证中，主温通解闭。

3. 三物备急丸方证

三物备急丸方 大黄一两，干姜一两，巴豆（去皮心，熬，外研如脂）一两。

上药各须精新，先捣大黄、干姜为末，研巴豆内中，合治一千杵，用为散，蜜合丸亦佳，密器中贮之，莫令泄气。

《金匮要略·杂疗方》第3条：三物备急丸方：主心腹诸卒暴百病、若中恶、客忤、心腹胀满、卒痛如锥刺、气急口噤、停尸卒死者。以暖水、若酒服大豆许三四丸，或不下，捧头起，灌令下咽，须臾当瘥；如未瘥，更与三丸，当腹中鸣，即吐下便瘥；若口噤，亦须折齿灌之。

解析：大黄、巴豆合用攻下至猛，伍以干姜更利祛寒，故治里实满无热而有寒者。

按：《千金》云：张仲景三物备急丸，司空裴秀为散用，治心腹诸卒暴百病方。即用散灌服亦可。

巴豆于太阴阳明合病三物备急丸方证中，主急下寒积。

4. **九痛丸方证**（参见第五讲：一、附子）

巴豆于太阴病九痛丸方证中，主温通止痛。

【解读药味特点】

巴豆是经方最早用于急救药物之一，也是少有的温性攻下药，《神农本草经》已有详实记载："巴豆：味辛，温。主治伤寒，温疟，寒热，破癥瘕，结坚积聚，留饮，淡澼，大腹水胀，荡涤五脏六腑，开通闭塞，利水谷道，去恶肉，除鬼蛊毒注邪物，杀虫鱼。"至汉代总结传承了虽仅见4个方证，但已说明广泛应用于临床，至近代亦是熟谙中医急救者不可少的药物。病至危重，死在顷刻，救治如反掌，要准确用巴豆急救，必先熟悉巴豆药的属性及作用，还必须辨方证于无误，仲景书已明示：阳明里实热的大陷胸汤证用芒硝、甘遂；而太阴阳明合病的寒实结胸桔梗白散证用巴豆；阳明里实热的大承气汤证用芒硝；太阴阳明合病的三物备急丸证、太阴里实寒的《外台》走马汤证用巴豆，明于此，则急救用巴豆，有的放矢当属无误。明乎此，亦可随证治疗哮喘、肠炎、痢疾、白喉等症。后世用巴豆外用防止白喉、治疮疡当亦属寒证者，值得参考。

【药物功用述要】

巴豆，味辛，温。泻寒结积聚，通关窍，逐痰，行水，杀虫。主治寒实结胸、中恶、客忤卒死、心腹胀满、大便不通、气急口噤、或急性胸腹胀满痛、血瘕、痰澼、泻痢等。

用法及用量：仲景书用巴豆，常先去皮心，熬，研如脂，并配以对应药物如桔梗、贝母、杏仁、大黄等，为丸或散服。近代则常取巴豆霜，入丸以散服。其用量约为0.3~3.0克（巴豆霜）。一般视病情而定，多从小剂量试服，渐加量。巴豆还有一个突出特点，即服热水、热粥促下，服冷水、冷粥则止，因此，可以此辅佐用量的大小。

四、甘遂

【药物基本知识】

为大戟科植物甘遂的根，又名猫儿眼。《神农本草经》称甘遂，又称主田；《吴普本草》称重泽、苦泽、甘泽、陵藁、甘藁、鬼丑；《广雅》称陵泽；《药材资料汇编》称肿手花根。

【解析所在方证】

1. **大陷胸汤方证**（参见第三讲：二、芒硝）

甘遂于阳明病大陷胸汤方证中，主利水清热。

2. **大陷胸丸方证**（参见第三讲：二、芒硝）

甘遂于阳明病大陷胸汤方证中，主利水清热。

3. **十枣汤方证**（参见第六讲：四、大枣）

甘遂于阳明病十枣汤方证中，主利水而清里热。

4. **甘遂半夏汤方证**

甘遂半夏汤方　甘遂大者三枚，半夏十二枚（以水一升，煮取半升，去滓），芍药五枚，甘草（炙）如指大一枚。

上四味，以水二升，煮取半升，去滓，以蜜半升和药汁煎，取八合，顿服之。

《金匮要略·痰饮咳嗽病》第18条：病者脉伏，其人欲自利，利反快，虽利，心下续坚满，此为留饮欲去故也，甘遂半夏汤主之。

解析：甘遂、半夏下水逐饮，芍药、甘草消胀缓急，合以蜜煎解药毒并亦安中，故此治水饮心腹胀满而腹挛急者。甘草缓急，甘遂与甘草同用，正是缓甘遂的峻猛，缓甘遂的毒性。

甘遂于阳明病甘遂半夏汤方证中，主利水除坚满。

5. **大黄甘遂汤方证**（参见第三讲：九、大黄）

甘遂于阳明病大黄甘遂汤方证中，主利水兼攻蓄血。

【解读药味特点】

《神农本草经》记载："甘遂：味苦，寒。主治大腹疝瘕，腹满，面目浮肿，留饮宿食，破癥坚积聚，利水谷道。"为苦寒、通利二便猛烈药。但从以上5方证看，主在利水，破癥坚积聚多配伍大黄，故血与水结者，用大黄甘遂汤；水结为主者，用十枣汤。由十枣汤方证（即太阳中风，下利，呕逆，表解者，乃可攻之。其人漐漐汗出，发作有时、头痛、心下痞硬满、引胁下痛、干呕、短气、汗出不恶寒者，此表解里未和也，十枣汤主之）可知，十枣汤方证为水饮内结的里实热证，甘遂苦寒，主治里实热，故为逐水祛饮之峻药，治疗胸腹积液，疗效最捷。后世有以甘遂外用（以甘遂末面糊调，敷脐中或脐下）以消肿散结，治肿毒、二便不通者，值得参考。

这里值得注意的是，甘遂半夏汤治心下续坚满，是经方用甘遂、甘草的典范，即甘遂主攻邪治坚满，甘草缓其毒且扶正，恰为相反相成，是治病绝好的组合，后世视为十八反，与经方之理相悖。

【药物功用述要】

甘遂，味苦，寒。峻通利二便，利水清热药。主用于阳明里实见胸腹胀满，水结或水与血互结者。因其性苦寒，利水峻猛，故临床不论煎服或散服，皆要配伍大枣、甘草、蜂蜜等缓其急，减其毒。

用法及用量：入煎剂，每用0.5～6.0克；散服：大枣煎汤送服，适量。外敷：适量。

五、大戟

【药物基本知识】

为大戟科植物大戟或茜草科植物红芽大戟的根。《神农本草经》称大戟，又称邛钜、邛巨；《尔雅》称荞；《中药大辞典》称龙虎草、九头狮子草、京大戟、将军草、臌胀草、天平一枝香、迫水龙、大猫儿眼、黄花大戟、黄芽大戟、千层塔、搜山虎、一盘棋。

【解析所在方证】

十枣汤方证（参见第六讲：四、大枣）

大戟于阳明病十枣汤方证中，主利水清热。

【解读药味特点】

经方用大戟仅见于十枣汤方证，据《神农本草经》记载："大戟：味苦，寒。主治蛊毒，十二水，腹满急痛，积聚，中风，皮肤疼痛，吐逆。"可知与甘遂相似亦为苦寒利水药，其适应证亦大致与甘遂相似，又同用于十枣汤方证中，故两者功能的不同亦就很难区别，后世有做探讨者，如《纲目》谓："控涎丹，乃治水之本……大戟能泄脏腑水湿，甘遂能行经隧之水湿。"脏腑与经隧怎样区别？实并未说明两者的差异。张寿颐却道出了小小区别："甘遂苦寒，攻水破血，力量颇与大戟相类，故《本经》、《别录》，主治腹满浮肿、下水、留饮、破癥坚积聚，亦与大戟主治大同小异，但兼能消食，通利谷道，稍与大戟不同，则攻坚之力，殆尤为过之。"由大陷胸汤证用甘遂而不用大戟，可能是"攻坚之力，殆尤为过之"的体现吧？在临床曾用十枣汤治癌性胸腹水及下肢浮肿里实热证者，疗效显著，故谓"主治蛊毒，十二水"，当是大戟所具有功能，不过十枣汤是甘遂、大戟、芫花三者同用，三者功能相似显而易见，而三者的不同还有待探讨。

大戟又称臌胀草，近代亦传说治肝硬化腹水，此须根据病情而定，当患者里实热明显时，据证一时用之可也，但证非实热者，则不可用之，肝硬化腹水时肝衰竭，已不能耐受大戟苦寒之毒，故不可轻试，更不可长期服用。而对于癌症胸腹水，亦当证属里实热时，可暂攻于一时，大戟有无抗癌作用，有待进一步探讨。

大戟为强有力利水药，功能大致与甘遂类同，主治里实热的胸腹水。水与血结者，合用大黄、甘遂同用。因其性苦寒，利水峻猛，故不论是煎汤或散服，皆配以大枣或甘草缓其急、减其毒。

【药物功用述要】

大戟，味苦，寒。强有力利水清热药。主治里实热的胸腹水、腹满急痛、癥瘕，积聚、皮肤疼痛。

用法及用量：入煎剂，每用0.5～6.0克；散服：大枣煎汤送服，适量。

六、芫花

【药物基本知识】

为瑞香科植物芫花的花蕾。《山海经》称芫；《神农本草经》称芫花，又称芫华、去水；《吴普本草》称败花、赤芫、儿草；《别录》称毒鱼、杜芫；《纲目》称头痛花；《东还纪程》称闷头花、老鼠花；《中国树木分类学》称闹鱼花；《江苏植药志》称棉花条、大米花；《山东中药》称芫条花、野丁香花；《湖南药物志》称九龙花、浮胀草、地棉花；《江西草药》称银腰带、小叶金腰带。

【解析所在方证】

十枣汤方证（参见第六讲：四、大枣）

芫花于阳明病十枣汤方证中，主利水除坚满。

【解读药味特点】

经方用芫花，只见于十枣汤方证，即治阳明里实的胸胁伏饮痰癖和胸中痰水，亦治悬饮、支饮，因能利饮，故能治因饮引发的咳逆上气、喉鸣喘、短气、蛊毒等。其利水逐饮之功，大致与甘遂、大戟相类似，因同用于十枣汤方证，故其作用差异亦就不明确了，后世有一些探讨可作参考。

后世的探讨，大多依据《神农本草经》："芫花：味辛，温。主治咳逆上气，喉鸣喘，咽肿，短气，蛊毒，鬼疟，疝瘕，痈肿，杀虫鱼。"《本草述》："芫花所治，在《本经》首言其主咳逆上气，喉鸣喘，咽肿短气，是其用在上焦以及中焦也……观《本经》于甘遂、大戟，俱云苦寒，而兹物独言辛温，惟其气温，故不独去水，并治寒毒寒痰。"《本草求真》："芫花主治颇与大戟、甘遂（同），皆能达水饮窠囊隐僻之处，然此味苦而辛，苦则内泄，辛则外搜，故凡水饮痰癖，皮肤胀满，喘急痛引胸胁，咳嗽，胀疟，里外水闭，危迫殆甚者，用此毒性至紧，无不立应。不似甘遂苦寒，止泄经隧水湿；大戟苦寒，止泄脏腑水湿；芫花与此气味虽属相同，而性较此多寒之有异耳。"简而述之，芫花、甘遂、大戟皆强力利水，甘遂、大戟苦寒，惟芫花辛温，可知三者同用，芫花减其苦寒，而共起利水作用。值得注意的是，三者同用而名曰十枣汤，有着重大意义，重在明示大枣缓其毒，绝不可缺；芫花治咳喘，亦用大量大枣更是明证。

后世有内服治疗咳嗽、精神病；外用治疗痈疽、乳腺炎、白秃疮等报道，临床应用是很广的。

【药物功用述要】

芫花，味辛，温。温性攻痰利水药。主治胸腹寒饮，及痰饮引起的咳喘、短气、蛊毒等症。芫花常与甘遂、大戟同用，故常用于阳明里实之痰饮。

用法及用量：入煎剂，每用0.5～3.0克；或与大枣同煎吃大枣法、或与鸡蛋同煮吃鸡蛋；散服：大枣煎汤送服，适量。外敷：适量。

七、商陆

【药物基本知识】

为商陆科植物商陆的根。《神农本草经》称商陆，又称荡根、夜呼；《本草经集注》称当陆；《开宝本草》称白昌；《本草图经》称章柳根；《分类草药性》称见肿消、山萝卜；《中国药植志》称水萝卜；《南京民间药草》称白母鸡、长不老；《贵州民间方药集》称湿萝卜；《药材资料汇编》称狗头三七；《四川中药志》称抓消肿、牛萝卜、春牛头；《湖南药物志》称下山虎、牛大黄；《中草药通讯》称野萝卜。

【解析所在方证】

牡蛎泽泻散方证（参见第六讲：二十、牡蛎）

商陆于阳明病牡蛎泽泻散方证中，主利水于下。

【解读药味特点】

《神农本草经》记载："商陆，味辛，平。主治水胀，疝瘕，痹，熨除痈肿，杀鬼精物。"这是古人对商陆单味药的认识总结。经方用商陆仅见于牡蛎泽泻散方证，治疗阳明里实的水肿、腰以下有水气者。可知对其应用和认识较少，有待进一步探讨。后世有一些临床应用经验和探讨，如《纲目》："商陆其性下行，专于行水，与大戟、甘遂盖异性而同功。胃气虚衰者不可用。方家治肿满小便不利者，以赤根捣烂，入麝香三分，贴于脐心，以帛束之，得小便利即肿消。"不但论述了其作用特点，亦介绍了外用利水经验。《本草疏证》："若商陆之功，不过与大戟、甘遂埒，则用大戟、甘遂已耳，又何取于商陆哉？夫大戟、甘遂味苦，商陆味辛，苦者取其降，辛者取其通，降者能行逆折横流之水，通者能行壅瘀停蓄之水，取义既殊，功用遂别，岂得以此况彼也。仲景书中十枣汤用大戟、甘遂，大陷胸汤、甘遂半夏汤、大黄甘草汤均用甘遂，不用大戟，则甘遂之与大戟，固自有异矣；独于大病瘥后，腰以下有水气者，牡蛎泽泻散中偏取商陆，谓非商陆有异于大戟、甘遂乎？……是故商陆之功，在决壅导塞，不在行水疏利，明乎此，则不与他行水之物同称混指矣。"意指治堵而通利水湿，《济生方》所载用其"治通身浮肿"，而定方名为"疏凿饮子"不无关系。亦显示了"主治水胀，疝瘕，痹"的作用。后世内服及外用都积累了不少经验，如内服治疗淋巴结核、胁下痃癖石硬等，外用治瘾瘕、疮痈坚如石不消等，内服或外用，消肿坚、瘾瘕而通利水湿。攻坚通利是其特点，外用、外敷作用皆优。

【药物功用述要】

商陆，味辛，平。利水消坚通塞药。主治水胀，疝瘕，痹，熨除痈肿。

用法及用量：入煎剂，每用5～10克；或入散剂。外用：捣敷适量。

八、麻子仁

【药物基本知识】

为桑科植物大麻的种仁。《神农本草经》称麻子；《伤寒论》称麻子仁；《日用本草》称火麻；《本草经集注》称大麻子；《药性论》称大麻仁；《千金·食治》称白麻仁；《食医心镜》称冬麻子；《本草新编》称火麻子。

【解析所在方证】

1. **麻子仁丸方证**

麻子仁丸方　麻子仁二升，芍药半斤，枳实（炙）半斤，大黄（去皮）一斤，厚朴（炙，去皮）一尺，杏仁（去皮尖，熬，别作脂）一升。

上六味，蜜和丸，如梧桐子大，饮服十丸，日三服，渐加，以知为度。

《伤寒论》第247条：趺阳脉浮而涩，浮则胃气强，涩则小便数；浮涩相搏，大便则硬，其脾为约，麻子仁丸主之。

《金匮要略·五脏风寒积聚》第15条：趺阳脉浮而涩，浮则胃气强，涩则小便数，浮涩相搏大便则坚，其脾为约，麻子仁丸主之。

解析：本方是小承气加润下的麻仁、杏仁、芍药，和蜜为丸，安中缓下，使正不伤。

麻子仁于阳明病麻子仁丸方证中，主润肠缓下。

2. **炙甘草汤方证**（参见第六讲：五、甘草）

麻子仁于太阳太阴阳明合病炙甘草汤方证中，主润燥补虚。

【解读药味特点】

经方用麻子仁仅见于麻子仁丸和炙甘草汤两方证中，一是用于阳明里实缓下，一是用于太阳太阴阳明的津血不足证而润燥补虚，可知其作用主要有二，即润燥和补津血虚。与《神农本草经》所载“麻子：味甘，平。主补中益气，久服肥健不老”主补虚是一脉相承。后世认识基本与之一致，如《本草经疏》：“麻子，性最滑利，甘能补中，中得补则气自益，甘能益血，血脉复则积血破，乳妇产后余疾皆除矣。”本药内服可治疗肠燥、血燥，外用，捣敷或榨油涂治疗多种皮肤病。

【药物功用述要】

麻子仁，味甘，平。润燥缓下药。主用于里津血虚的大便不通，皮肤疮痍。

用法及用量：入煎剂，每用10～15克；或入丸、散。外用：捣敷或榨油外涂。

九、大黄

【药物基本知识】

为蓼科植物掌叶大黄、唐古特大黄或药用大黄的根茎。《神农本草经》称大黄；《吴普本草》称黄良、火参、肤如；李当知《药录》称将军；《千金方》称锦文大黄；《中药材手册》称川军；藏医称峻。

【解析所在方证】

1. **调胃承气汤方证**（参见第三讲：二、芒硝）

大黄于阳明里实病调胃承气汤方证中，主攻实通下、清阳明里热。

2. **小承气汤方证**

小承气汤方　大黄（酒洗）四两，厚朴（炙，去皮）二两，枳实（炙，大者）三枚。

上三味，以水四升，煮取一升二合，去滓，分温二服。初服汤当更衣，不尔者尽饮之；若更衣者，勿服之。

《伤寒论》第 208 条：阳明病，脉迟，虽汗出不恶寒者，其身必重，短气，腹满而喘，有潮热者，此外欲解，可攻里也。手足濈然汗出者，此大便已硬也，大承气汤主之；若汗多，微发热恶寒者，外未解也，其热不潮，未可与承气汤；若腹大满不通者，可与小承气汤，微和胃气，勿令至大泻下。

《伤寒论》第 209 条：阳明病，潮热、大便微硬者，可与大承气汤；不硬者，不可与之。若不大便六七日，恐有燥屎，欲知之法，少与小承气汤，汤入腹中，转矢气者，此有燥屎也，乃可攻之；若不转矢气者，此但初头硬，后必溏，不可攻之，攻之必胀满不能食也。欲饮水者，与水则哕，其后发热者，必大便复硬而少也，以小承气汤和之；不转矢气者，慎不可攻也。

《伤寒论》213 条：阳明病，其人多汗，以津液外出，胃中燥，大便必硬，硬则谵语，小承气汤主之。若一服谵语止者，更莫复服。

《伤寒论》第 250 条：太阳病，若吐、若下、若发汗后，微烦、小便数、大便因硬者，与小承气汤，和之愈。

《伤寒论》第 251 条：得病二三日，脉弱，无太阳、柴胡证，烦躁、心下硬，至四五日，虽能食，以小承气汤，少少与微和之，令小安；至六日，与承气汤一升。若不大便六七日，小便少者，虽不受食，但初头硬，后必溏，未定成硬，攻之必溏，须小便利，屎定硬，乃可攻之，宜大承气汤。

《金匮要略·呕吐哕下利病》第 41 条：下利谵语者，有燥屎也，小承气汤主之。

《金匮要略·呕吐哕下利病》附方（一）：《千金翼》小承气汤：治大便不通，哕数谵语。

解析：小承气汤方证，为阳明里实热证较大承气汤轻者，故本方是大承气汤去芒硝，又减厚朴量组成。既去攻坚除热的芒硝，又减量消胀行气的厚朴，虽亦属里实的下剂，但较大承气汤则显有不及，故谓之小承气汤。

大黄于阳明里病小承气汤中，主攻下里实。

3. **大承气汤方证**（参见第三讲：二、芒硝）

大黄于阳明里病大承气汤方证中，主攻里泻下，清阳明里实热。

4. **厚朴三物汤方证**（参见第七讲：二、厚朴）

大黄于阳明病厚朴三物汤方证中，主攻下泻热。

5. **大黄甘草汤方证**

大黄甘草汤方　大黄四两，甘草一两。

上二味，以水三升，煮取一升，分温再服。

《金匮要略·呕吐哕下利病》第17条：食已即吐者，大黄甘草汤主之。

解析：本方即调胃承气汤去芒硝而成。胃热上冲，食已即吐，苟非大黄急下以除上逆之邪，则津液悉随痰涎上涌，变证百出，故丝毫不以苦寒伤犯中州为虑，而以大黄以下胃热，降逆气，甘草以和胃气致津液，使胃气和而吐止。

大黄于阳明病大黄甘草汤方证中，主下胃热、降逆气。

6. **麻子仁丸方证**（参见第三讲：八、麻子仁）

大黄于阳明病麻子仁丸方证中，主润肠缓下。

7. **下瘀血汤方证**

下瘀血汤方　大黄三两，桃仁二十枚，䗪虫（熬，去足）二十枚。

上三味，末之，炼蜜和为四丸，以酒一升煎一丸，取八合顿服之，新血下如豚肝。

《金匮要略·妇人产后病》第5条：产后腹痛，法当以枳实芍药散，假令不愈者，此为腹中有干血着脐下，宜下瘀血汤主之。亦主经水不利。

解析：下瘀血汤方证为下腹有顽固瘀血引起腹痛而大便不通者，故治用䗪虫强力的祛瘀，并合桃仁、大黄协力祛瘀而通便。

大黄于阳明病下瘀血汤方证中，主攻下祛瘀。

8. **桃核承气汤方证**（参见第八讲：三十二、桃仁）

大黄于太阳阳明合病桃核承气汤方证中，主攻里实兼祛瘀血。

9. **大黄牡丹汤方证**

大黄牡丹汤方　大黄四两，桃仁五十枚，牡丹皮一两，瓜子半升，芒硝三合。

上五味，以水六升，煮取一升，去滓，内芒硝，再煎沸，顿服之。有脓当下，如无脓当下血。

《金匮要略·疮痈肠痈浸淫病》第4条：肠痈者，少腹肿痞，按之即痛如淋，小便自调，时时发热，自汗出，复恶寒，其脉迟紧者，脓未成，可下之，当有血；脉洪数者，脓已成，不可下也。大黄牡丹皮汤主之。

解析：大黄、芒硝伍以祛瘀除癥的桃仁、丹皮，和治痈肿有特殊功效的冬瓜子，故治里实有瘀血或痈肿之病变者。本方适应证为右腹痛拒按、里实热者。

大黄于阳明病大黄牡丹汤方证中，主攻里实兼祛瘀。

10. **抵当汤方证**（参见第八讲：二十五、水蛭）

大黄于阳明病抵当汤方证中，主攻下祛瘀。

11. **抵当丸方证**（参见第八讲：二十五、水蛭）

大黄于阳明病抵当丸方证中，主攻下祛瘀。

12. **大黄䗪虫丸方证**

大黄䗪虫丸方 大黄（蒸）十分，黄芩二两，甘草三两，桃仁一升，杏仁一升，芍药四两，干地黄十两，干漆一两，虻虫一升，水蛭百枚，蛴螬一升，䗪虫半升。

上十二味，末之，炼蜜和丸，小豆大，酒饮服五丸，日三服。

《金匮要略·血痹虚劳病》第 18 条：五劳虚极羸瘦，腹满不能饮食，食伤、忧伤、饮伤、房室伤、饥伤、劳伤、经络营卫气伤，内有干血，肌肤甲错，两目黯黑，缓中补虚，大黄䗪虫丸主之。

解析：大黄䗪虫丸方证，为里有瘀血而津血虚者，故本方集四虫、干漆、桃仁等祛瘀群药，大黄蒸用且用量小，合芍药、黄芩、甘草、杏仁则不过濡干润燥而已，尤其重用生地滋液、补虚，炼蜜为丸缓中养正，实治干血劳的良法。

大黄于阳明病大黄䗪虫丸方证中，主祛瘀生新。

13. **大陷胸汤方证**（参见第三讲：二、芒硝）

大黄于阳明病大陷胸汤方证中，主攻下清热。

14. **大黄甘遂汤方证**

大黄甘遂汤方 大黄四两，甘遂二两，阿胶二两。

上三味，以水三升，煮取一升，顿服之，其血当下。

《金匮要略·妇人杂病》第 13 条：妇人少腹满如敦状，小便微难而不渴，生后者，此水与血并结在血室也，大黄甘遂汤主之。

解析：大黄主攻蓄血，甘遂主攻蓄水，两药相伍则攻逐血与水。妇女产后血虚，故加入阿胶补血养正，亦利下血，故此治水与血结于血室而少腹硬满者。

大黄于阳明病大黄甘遂汤方证中，主清里热而攻蓄血。

15. **己椒苈黄丸方证**（参见第七讲：十六、防己）

大黄于阳明病己椒苈黄丸方证中，主通下清里热。

16. **泻心汤方证**

泻心汤方 大黄二两，黄连、黄芩各一两。

上三味，以水三升，煮取一升，顿服之。

《金匮要略·惊悸吐衄下血胸满瘀血病》第17条：心气不足，吐血衄血，泻心汤主之。

解析：大黄伍以除热解烦的黄连、黄芩，功能泻火清阳明里热。古人认为心主火，故名以泻心汤。

大黄于阳明病泻心汤方证中，主清阳明里热。

17. **大黄黄连泻心汤方证**

大黄黄连泻心汤方 大黄二两，黄连一两。

上二味，以麻沸汤二升，渍之须臾，绞去滓，分温再服。

《伤寒论》第154条：心下痞，按之濡，其脉关上浮者，大黄黄连泻心汤主之。

《伤寒论》第164条：伤寒大下后复发汗，心下痞、恶寒者，表未解也。不可攻痞，当先解表，表解乃可攻痞。解表宜桂枝汤，攻痞宜大黄黄连泻心汤。

解析：此于泻心汤去黄芩，固亦泻心，但以沸水渍之不煎，气味俱薄，故泻下之力不剧，只能泻热而解心下痞。

"心下痞，按之濡"，这里是说本方证虽是阳明里实热证，但里实热未至硬满成阳明腑实证，即与大承气汤方证、大陷胸汤方证鉴别，故不但用药不同，其煎服法亦特殊。吉益东洞却据此而认为人参治"心下痞硬"为实证，"不补虚，而治心下疾也"，是其类证时认证不全面，未明了六经实质，未能"始终理会"，要知《伤寒论》第158条："伤寒中风，医反下之……心下痞硬满，干呕心烦不得安。医见心下痞，谓病不尽，复下之，其痞益甚。此非结热，但以胃中虚，客气上逆，故使硬也，甘草泻心汤主之。"人参补中、补胃、生津止渴，《伤寒论》有详细论述，吉益东洞错误认识人参，亦影响了他对白虎加人参汤的认识。

大黄于阳明里实大黄黄连泻心汤方证中，主清里热，治心下痞满。

18. **附子泻心汤方证**（参见第五讲：一、附子）

大黄于阳明太阴合病附子泻心汤方证中，主清上热，治心下痞。

19. **大黄硝石汤方证**

大黄硝石汤方 大黄、黄柏、硝石各四两，栀子十五枚。

上四味，以水六升，煮取二升，去滓，内硝，更煮，取一升顿服。

《金匮要略·黄疸病》第19条：黄疸，腹满、小便不利而赤、自汗出，此为表和里实，当下之，宜大黄硝石汤。

解析：大黄、硝石攻实下热，栀子、黄柏苦寒除热祛黄，故治黄疸证、里实有热、二便不利者。

大黄于阳明病大黄硝石汤方证中，主清里热，治黄疸，小便不利。

20. **茵陈蒿汤方证**（参见第七讲：十三、茵陈）

大黄于阳明病茵陈蒿汤方证中，主治瘀热在里、黄疸。

21. **栀子大黄汤方证**（参见第四讲：五、栀子）

大黄于阳明病栀子大黄汤方证中，主治清里热，治宿食。

22. **柴胡加龙骨牡蛎汤方证**（参见第四讲：二十八、柴胡）

大黄于三阳合病柴胡加龙骨牡蛎汤方证中，主清里热。

23. **大柴胡汤方证**（参见第四讲：二十八、柴胡）

大黄于少阳阳明合病大柴胡汤方证中，攻里实。

24. **桂枝加大黄汤方证**（参见第二讲：一、桂枝）

大黄于太阳阳明合病桂枝加大黄方证中，攻里实热。

25. **厚朴七物汤方证**（参见第七讲：二、厚朴）

大黄于太阳阳明合病厚朴七物汤方证中，主清里热，除腹满。

26. **风引汤方证**（参见第二讲：一、桂枝）

大黄于太阳阳明太阴合病风引汤方证中，主清里实热。

27. **大黄附子汤方证**

大黄附子汤方　大黄三两，附子（炮）三枚，细辛二两。

上三味，以水五升，煮取二升，分温三服。若强人煮二升半，分温三服，服后如人行四五里，进一服。

《金匮要略·腹满寒疝宿食病》第15条：胁下偏痛，发热，其脉紧弦，此寒也，以温药下之，宜大黄附子汤。

解析：大黄伍以附子、细辛等热药，且附子用量大，此即所谓温下法而治寒于里而宜下者。

大黄于太阴阳明合病大黄附子汤方证中，主攻下祛瘀，治胁下偏痛。

28. **三物备急丸方证**（参见第三讲：三、巴豆）

大黄于太阴阳明合病三物备急丸方证中，主急下里实。

29. **苓甘五味姜辛夏仁黄汤方证**（参见第七讲：八、茯苓）

大黄于太阴阳明合病苓甘五味姜辛夏仁黄汤方证中，主通便而清里之上热。

30. **鳖甲煎丸方证**（参见第八讲：三十、鳖甲）。

大黄于太阳少阳阳明合病鳖甲煎丸方证中，主祛瘀治癥瘕。

31. **大陷胸丸方证**（参见第三讲：二、芒硝）

大黄于阳明病大陷胸丸方证中，主攻下里热。

【解读药味特点】

由以上31方证可知，大黄是经方应用很早、很广的药，在神农时代对其认识就很深刻，如《神农本草经》记载："大黄：味苦，寒。主下瘀血，血闭，寒热，破癥瘕，积聚，留饮，宿食，荡涤肠胃，推陈致新，通利水谷道，调中化食，安和五脏"。明确指出，大黄苦寒清里热为主，并有下瘀血、攻积聚等作用，汉代不但继承了这一认识，更主要是发展了六经指导下应用大黄，即组成承气汤诸方，不但救阳明病诸危难，而且亦攻克积久众沉疴，后世把大黄又称"将军"，是因其特点为苦寒沉降，攻下力猛，荡涤肠胃积滞，清泻血中实热作用很大。又常与有关方药合用，治疗有关六经方证，如太阳阳明合病的桂枝加大黄汤方证；太阴阳明合病的三物备急丸方证；少阳阳明合病的大柴胡汤方证；阳明太阴合病的大黄附子汤方证、太阳阳明太阴合病苓甘五味姜辛夏仁黄汤方证等。

吉益东洞认为经方用大黄无单用者，很有见地："张仲景氏用大黄者，特以利毒而已，故各陪其主药，而不单用焉。合厚朴、枳实，则治胸腹满；合黄连，则治心下痞；合甘遂、阿胶，则治水与血；合水蛭、虻虫、桃仁，则治瘀血……"实际是简括了《伤寒论》、《金匮要略》用大黄规律。这里说明了，大黄是攻下里实热的主将，作用非凡，但必配伍相关药物才能方证对应而起效，如里实热腹胀满，必配用枳实、厚朴理气；而里实热胃气上逆者，配甘草和胃；而里实热结者，必配芒硝软坚；如里实兼瘀血积结者，必配伍桃仁、䗪虫、丹皮和血等；另一方面，大黄为攻积、泻火、逐瘀要药，惟性峻烈，能迅速祛邪，亦易伤正气，故经方不单独应用，而多复方应用。

值得注意的是，经方用大黄䗪虫丸有"五劳虚极羸瘦……缓中补虚"的适应证，有的人认为，熟大黄作用和缓，可以长期配伍服用、或单味药长期服用、或做预防保健用药，这是非常不妥的，不能忘记，经方用药，强调有是证，用是药，没有里实瘀血证，是不能用大黄的。由以上诸多方证亦可知，大黄伤正气，误下伤津液是最常见者，长期服用大黄，最易导致大便困难而呈习惯性便秘，这一后果，由大黄含泻下的大黄苷元和收涩的鞣酸可得到佐证。

【药物功用述要】

大黄，味苦，寒。攻下阳明里实热，破积滞，行瘀血，荡涤肠胃，推除致新。主治阳明里实热谵语发狂、痢疾便秘、癥瘕积聚、时行热疫、食积痞满、痈肿疡毒、吐衄、瘀停经闭、阳黄、热淋、烫火伤等。

用法及用量：入煎剂，每用3～15克；或入丸、散。外用：研末，水或醋调。

第四讲

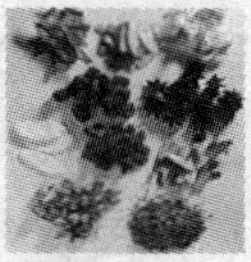

清热药

一、石膏

【药物基本知识】

为硫酸盐类矿物石膏的矿石。《本经》称石膏；《别录》称细石、细理石；《本草衍义补遗》称软石膏；《纲目》称寒水石；《药品化义》称白虎。煎剂多用生石膏，外用则用煅石膏。

【解析所在方证】

1. **大青龙汤方证**（参见第二讲：二、麻黄）

生石膏于太阳阳明合病大青龙汤方证中，主清热除烦。

2. **麻杏石甘汤方证**（参见第二讲：二、麻黄）

生石膏于太阳阳明合病麻杏石甘汤方证中，主清热除烦、降逆。

3. **越婢汤方证**（参见第二讲：二、麻黄）

生石膏于太阳阳明合病越婢汤方证中，主清热除烦。

4. **越婢加术汤方证**（参见第二讲：二、麻黄）

生石膏于太阳阳明太阴合病越婢加术汤方证中，主清热。

5. **越婢加半夏汤方证**（参见第二讲：二、麻黄）

生石膏于太阳阳明太阴合病越婢加半夏汤方证中，主清里热。

6. **桂枝二越婢一汤方证**（参见第二讲：二、麻黄）

生石膏于太阳阳明合病桂枝二越婢一汤方证中，主清里热。

7. **文蛤汤方证**（参见第四讲：二十一、文蛤）

生石膏于太阳阳明合病文蛤汤方证中，主清里热。

8. **小青龙加石膏汤方证**（参见第二讲：二、麻黄）

生石膏于太阳太阴阳明合病小青龙加石膏汤方证中，主清热除烦。

9. **白虎汤方证**

白虎汤方　知母六两，石膏（碎）一斤，甘草（炙）二两，粳米六合。

上四味，以水一斗，煮米熟，汤成去滓，温服一升，日三服。

《伤寒论》第176条：伤寒脉浮滑，此以表有热，里有寒，白虎汤主之。

《伤寒论》第219条：三阳合病，腹满、身重、难以转侧、口不仁、面垢、谵语、遗尿，发汗则谵语；下之则额上生汗、手足逆冷。若自汗出者，白虎汤主之。

《伤寒论》第350条：伤寒脉滑而厥者，里有热，白虎汤主之。

解析：石膏、知母除热止烦，甘草、粳米安中养正。本方是治热用寒，而不为寒伤的良法。凡是阳明病，症见口干、烦躁、自汗出、脉滑数有力等实热证均可以白虎汤加减应用。

生石膏于阳明病白虎汤方证中，主清热除烦。

10. 白虎加人参汤方证

白虎加人参汤方 知母六两，石膏（碎，绵裹）一斤，甘草（炙）二两，粳米六合，人参三两。

上五味，以水一斗，煮米熟汤成，去滓，温服一升，日三服。

《伤寒论》第26条：服桂枝汤，大汗出后，大烦渴不解，脉洪大者，白虎加人参汤主之。

《伤寒论》第168条：伤寒，若吐、若下后，七八日不解，热结在里，表里俱热，时时恶风、大渴、舌上干燥而烦、欲饮水数升者，白虎加人参汤主之。

《伤寒论》第169条：伤寒无大热、口燥渴、心烦、背微恶寒者，白虎加人参汤主之。

《伤寒论》第170条：伤寒脉浮、发热、无汗，其表不解，不可与白虎汤。渴欲饮水，无表证者，白虎加人参汤主之。

《伤寒论》第222条：阳明病，脉浮而紧、咽燥、口苦、腹满而喘、发热汗出、不恶寒反恶热、身重。若发汗则躁、心愦愦反谵语；若加温针，必怵惕烦躁不得眠；若下之，则胃中空虚，客气动膈，心中懊侬。舌上苔者，栀子豉汤主之；若渴欲饮水，口干舌燥者，白虎加人参汤主之；若脉浮、发热、渴欲饮水、小便不利者，猪苓汤主之。

《金匮要略·痉湿暍病》第26条：太阳中热者，暍是也，汗出恶寒，身热而渴，白虎加人参汤主之。

解析：本方为白虎汤证热盛津液耗损较甚，以至渴欲饮水，因加人参安中养胃以滋液。本方适应证为白虎汤证见口渴明显者。

生石膏于阳明太阴合病白虎加人参汤方证中，主清热除烦。

11. 白虎加桂枝汤方证

白虎加桂枝汤方 知母六两，甘草（炙）二两，石膏一斤，粳米二合，桂枝（去皮）三两。

上剉，每五钱，水一盏半，煎至八分，去滓，温服，汗出愈。

《金匮要略·疟病》第4条：温疟者，其脉如平，身无寒但热，骨节疼烦，时呕，白虎加桂枝汤主之。

解析：白虎加桂枝汤为阳明里热兼有骨节疼烦等表证，为太阳阳明合病。

生石膏于阳明太阳合病白虎加桂枝汤方证中，主清热除烦。

12. **竹叶石膏汤方证**（参见第四讲：六、竹叶）

生石膏于阳明太阴合病竹叶石膏汤方证中，主清热解烦。

13. **竹皮大丸方证**（参见第七讲：二十三、竹茹）

生石膏于太阳阳明合病竹皮大丸方证中，主清热解烦、降逆。

14. **木防己汤方证**（参见第七讲：十六、防己）

生石膏于太阳太阴阳明合病木防己汤方证中，主清热除烦、降逆。

15. **厚朴麻黄汤方证**（参见第七讲：二、厚朴）

生石膏于太阳太阴阳明合病厚朴麻黄汤方证中，主清热除烦、降逆。

16. **风引汤方证**（参见第二讲：一、桂枝）

生石膏于太阳阳明合病风引汤方证中，主清热。

17. **麻黄升麻汤方证**（参见第二讲：二、麻黄）

生石膏于厥阴病麻黄升麻汤方证中，主清热除烦。

【解读药味特点】

经方用石膏见于以上17方证，其用本于《神农本草经》："味辛，微寒。主治中风寒热，心下逆气，惊，喘，口干舌焦，不能息，腹中坚痛，除邪鬼、产乳、金疮。"主清热除烦、降逆，白虎汤中石膏配知母、甘草等治阳明里热；竹叶石膏汤中石膏配竹叶、人参、麦冬、半夏等治里热津伤；麻杏石甘汤中石膏配麻黄、杏仁、甘草等治太阳阳明合病的外邪里热；越婢汤类方中用石膏，治外邪内热太阳阳明合病的风水证；竹皮大丸中石膏配生竹茹、桂枝、甘草、白薇，治外邪里热的妇人乳中虚（产乳）、烦乱、呕逆。生石膏主治阳明，为清热泻火之首药，外感有里热、阳明里热者，放胆用之，直胜金丹。

石膏煎服多生用，外敷多煅用，张锡纯谓："医者多误认为大寒而煅用之，则宣散之性变为收敛，以治外感有实热者，竟将其痰火敛住，凝结不散，用至一两即足伤人，是变金丹为鸩毒也。……《本经》谓石膏治金疮，是外用以止其血也。愚尝用煅石膏细末，敷金疮出血者甚效。"

后世不少人认为石膏治渴，这种看法不妥，不符合《伤寒论》的本意。胡希恕先生通过方证分析指出："试观白虎汤各条，只见口不仁，无一渴证，而白虎加人参各条，无一不渴者，可见治渴不在石膏而在人参。"胃为水谷之海、营卫之源，人参补中益气，为治津枯而渴的要药。至于石膏，功在除热，口舌、干燥即其应用的主要症状。胡希恕先生通过临床以小柴胡加生石膏治淋巴肿大、腮腺肿大、甲状腺肿大等悟出：生石膏有"解凝"作用，经验珍贵，值得探讨。

生石膏的清热作用由以上方证可以确认，亦由历代治热性病，急性传染病如流感、流行性脑膜炎、大脑炎等所证实，西医药理至今未明，但经方的六经辨证、辨方证是关键，经方用生石膏有其独特的科学体系。

【药物功用述要】

石膏，味辛，微寒。为寒性解热、解凝药。善清里热，镇潜上逆。主除热烦躁，谵妄，齿痛咽痛，里热呕逆，胃实腹坚之疼痛及口舌干燥。石膏主治阳明，但配于适用的方剂，可用于太阳阳明合病、少阳阳明合病、阳明太阴合病等。

用法及用量：入煎剂，每用30～100克，宜先煎；煅石膏外敷敛疮。

二、寒水石

【药物基本知识】

为硫酸盐类矿物芒硝的晶体。《本草》所载的寒水石，据考证应为芒硝的天然晶体，但近代寒水石药材的商品，有红石膏与方解石二种，前者多用于北方，后者多用于南方。《神农本草经》称凝水石、白水石；《名医别录》称寒凌水石；《丹房鉴源》称盐精；《石药尔雅》称水石、冰石；《本草纲目》称盐精石、泥精、盐枕、盐根；《本事方》称鹊石、寒水石。

【解析所在方证】

风引汤方证（参见第二讲：一、桂枝）

风引汤方　大黄、干姜、龙骨各四两，桂枝三两，甘草、牡蛎各二两，寒水石、滑石、赤石脂、白石脂、紫石英、石膏各六两。

上十二味，杵，粗筛，以韦囊盛之，取三指撮，井花水三升，煮三沸，温服一升。治大人风引，少小惊痫瘛疭，日数十发，医所不疗，除热方。巢源云："脚气宜风引汤。"

《金匮要略·中风历节病》附方：风引汤：除热癫痫。

解析：本方为桂枝甘草龙骨牡蛎变方，桂枝甘草龙骨牡蛎汤，原治津液伤表虚饮逆致躁烦惊悸，加入寒水石、滑石、石膏、大黄清里热，又加赤白石脂、紫石英、干姜温下固涩，因治津液更虚呈阳明太阳合病的惊痫瘛疭。

寒水石于阳明太阳太阴合病风引汤方证中，主清里热。

【解读药味特点】

对寒水石的应用仲景书中仅见于风引汤方中，谓除热以治惊痫。对于此方颇有争议，《中国汤液经方》第8页解读："此亦林亿等所附。方用桂枝甘草龙骨牡蛎汤加下热清里之品，除热以治惊痫可信，但与中风病无关。"又本方非常类似长沙汉墓出土的《五十病方》的第一方（见《中国汤液经方》第8页），用于破伤风或其他热性病引起热性惊痫瘛疭可能有效，因此名为风引汤。

有关寒水石的作用，《神农本草经》云："味辛，寒。主治身热，腹中积聚，邪气，皮中如火烧，烦满，水饮之。久服不饥。"寒水石又称凝水石，生于卤地，凛积阴之气而成，味辛气寒，长于清热泻火，故可主身热邪气皮中如火烧，烦满。所谓小热之气，凉以和之；大热之气，寒以取之。热淫于内治以咸寒，凝水石大寒微咸之性。故主身热诸症。至于腹中积聚，亦取其辛咸走散之性也。后世《本事方》记载："治伤寒发狂、或弃衣奔走、逾墙上屋：寒水石、黄连各等份，上细末，每服二钱，浓煎甘草汤，放冷调服。"《方脉正宗》记载："治五脏六腑积热、天行时气疫热，以致烦满消渴：寒水石、石膏、滑石各五钱，甘草二钱，研末，每服一钱，白汤调服"。其清里热作用可作参考。

【药物功用述要】

寒水石，味辛，寒。后世本草认为其咸寒。主清热泻火，其作用与石膏相近，内服多与石膏等配伍，治热在气分壮热烦渴。外用消肿止痛，治丹毒、烫伤。

用法及用量：入煎剂，每用 10～20g，外用适量。

三、知母

【药物基本知识】

知母为百合科植物知母的根茎。《神农本草经》称蚳母、连母、野蓼、地参、水参、水浚、货母、蝭母；《名医别录》称女雷、女理、儿草、鹿列、韭逢、儿踵草、东根、水须、苦心；《广雅》称芪母；《范子计然》称提母；《玉篇》称莐母；《唐本草》称昌支；《山东中药》称穿地龙。

【解析所在方证】

1. **桂枝芍药知母汤方证**（参见第二讲：一、桂枝）

知母于少阴太阴阳明合病桂枝芍药知母汤方证中，主消肢体肿痛、清热止烦。

2. **白虎汤方证**（参见第四讲：一、石膏）

知母于阳明病白虎汤方证中，主清热除烦。

3. **白虎加桂枝汤方证**（参见第四讲：一、石膏）

知母于阳明太阳合病白虎加桂枝汤方证中，主清热除烦。

4. **白虎加人参汤方证**（参见第四讲：一、石膏）

知母于阳明太阴合病白虎加人参汤方证中，主清热除烦。

5. **百合知母汤方证**（参见第四讲：二十、百合）

知母于阳明病百合知母汤方证中，主清热除烦。

6. **酸枣仁汤方证**（参见第八讲：七、酸枣仁）

知母于阳明太阴合病酸枣仁汤方证中，主解烦安悸。

7. **麻黄升麻汤方证**（参见第二讲：二、麻黄）

知母于厥阴病麻黄升麻汤方证中，主清热解烦。

【解读药味特点】

经方用知母见于以上 7 方证，主用其清热解烦、消肢体肿。《神农本草经》云：

"知母，味苦、寒。主治消渴，热中，除邪气，肢体浮肿，下水，补不足，益气。"可见经方用知母主要依据《本经》。知母性味苦寒质润，多配伍石膏解阳明里热，又常配伍相适应药而治少阴阳明太阴合病、阳明太阴合病、厥阴病等证。如配伍桂枝、芍药、麻黄、白术、附子等，以解少阴之表，消肢体肿、补不足，治疗身体尪羸、风湿关节痛、肢体肿而气冲呕逆者；配百合用于阳明里热证，共奏润燥除热烦之功；配酸枣仁、茯苓等用于太阴里虚血亏的虚烦不得眠、心悸。

【药物功用述要】

知母，味辛，苦，寒。清热解烦、消肢体肿药。主治烦热消渴、骨蒸劳热、肢体肿胀痹痛、大便秘结等。

用法及用量：入煎剂，每用6~12克。

四、苇茎

【药物基本知识】

为禾本科植物芦苇的根茎。《诗经》称苇、葭；《金匮要略》称苇茎；《别录》称芦；《本草经集注》称芦根；《会约医镜》称芦茅根；《温病条辨》称苇根；《天宝本草》称顺江龙；《岭南采药录》称水蓢蔃；《南京民间药草》称芦柴根；《江苏植物志》称芦通；《河北药材》称苇子根；《山东中药》称芦芽根；《四川中药志》称甜梗子；《药对》称芦竹；《圣济总录》称蒲苇；《救荒本草》称苇子草。

【解析所在方证】

《千金》苇茎汤方证

《千金》苇茎汤方　苇茎二升，薏苡仁半升，桃仁五十枚，瓜瓣半升。

上四味，以水一斗，先煮苇茎得五升，去滓，内诸药，煮取二升，服一升，再服，当吐如脓。

《金匮要略·肺痿肺痈咳嗽上气病》附方（六）：《千金》苇茎汤：治咳有微热，烦满，胸中甲错，是为肺痈。

解析：苇茎甘寒，解热除烦渴，并有排脓作用，薏苡仁亦甘寒，清热利湿排脓，两者主排脓清上热，而又以桃仁活血祛瘀，并以冬瓜仁甘温建中祛湿以助排脓，四物协力消痈肿而排脓，故治肺痈之有脓者。本方适应证为：咳吐黄脓痰、微热烦满者。

苇茎于太阴阳明合病《千金》苇茎汤方证中，主清热排脓，除烦。

【解读药味特点】

经方用苇茎仅见于《金匮要略》《千金》苇茎汤，配冬瓜子、薏苡仁、桃仁以清肺排脓，其主治在阳明。《本经》未记载苇茎，《别录》谓："芦根，味甘，寒。主消渴、客热。"由《千金》苇茎汤方证可知能清热排脓，又能清胃热而生津止呕，以治肺痈。还可用于治疗急性肺化脓症，如肺脓疡、急性支气管扩张感染等；亦用于慢性支气管炎长期咯脓性痰而呈上热下寒证者。热多增苇茎，脓多增苡仁，常随证与桔梗汤合用。

后世多用苇茎治疗热性病，如感冒、太阴温病（温病条辨）、食鱼中毒、牙衄出血等。

【药物功用述要】

苇茎，味甘，寒。清热排脓、养胃生津、除烦药。临床上常与薏苡仁、桃仁、冬瓜仁、桔梗等配伍，治各种化脓、炎症。

用法及用量：入煎剂，每用15~30克，鲜品用量加倍。

五、栀子

【药物基本知识】

为茜草科常绿灌木栀子的果实。《本经》称卮子、木丹；《上林赋》称鲜支；《广雅》称桷桃；孟康注《汉书》称卮子；《别录》称越桃；《本草经集注》称支子；《药性论》称山栀子；《唐本草》称枝子；《本草原始》称小卮子；《广西中药志》称黄鸡子；《闽东本草》称黄荑子；《江苏药材志》称黄栀子。

【解析所在方证】

1. **大黄硝石汤方证**（参见第三讲：九、大黄）

栀子于阳明病大黄硝石汤方证中，主清里热、利湿祛黄。

2. **茵陈蒿汤方证**（参见第七讲：十三、茵陈蒿）

栀子于阳明病茵陈蒿汤方证中，主清利湿热、祛黄除烦。

3. **栀子豉汤方证**

栀子豉汤方　栀子（擘）十四个，香豉（绵裹）四合。

上二味，以水四升，先煮栀子，得二升半，内豉，煮取一升半，去滓，分为二服。

《伤寒论》第76条：发汗、吐下后，虚烦不得眠，若剧者，必反复颠倒，心中懊侬，栀子豉汤主之；若少气者，栀子甘草豉汤主之；若呕者，栀子生姜豉汤主之。

《伤寒论》第77条：发汗，若下之，而烦热胸中窒者，栀子豉汤主之。

《伤寒论》第78条：伤寒五六日，大下之后，身热不去，心中结痛者，未欲解也，栀子豉汤主之。

《伤寒论》第81条：凡用栀子汤，病人旧微溏者，不可与服之。

《伤寒论》第221条：阳明病，脉浮而紧、咽燥、口苦、腹满而喘、发热汗出、不恶寒反恶热、身重。若发汗则躁，心愦愦反谵语；若加温针，必怵惕烦躁不得眠；若下之，则胃中空虚，客气动膈，心中懊侬，舌上苔者，栀子豉汤主之。

《伤寒论》第228条：阳明病，下之，其外有热，手足温，不结胸，心中懊侬，饥不能食，但头汗出者，栀子豉汤主之。

《伤寒论》第375条：下利后更烦，按之心下濡者，为虚烦也，宜栀子豉汤。

解析：二物均属苦寒除热药，并均有解烦的作用，合以为方故治烦热而心中懊侬者。本方证的辨证要点：胸中窒塞而烦闷者。

栀子于阳明病栀子豉汤方证中，主清心除烦。

4. 栀子甘草豉汤方

栀子甘草豉汤方　栀子（擘）十四个，甘草（炙）二两，香豉（绵裹）四合。

上三味，以水四升，先煮栀子、甘草，取二升半，内豉，煮取一升半，去滓，分二服。温进一服，得吐者，止后服。

《伤寒论》第76条：发汗、吐下后，虚烦不得眠。若剧者，必反复颠倒，心中懊侬，栀子豉汤主之；若少气者，栀子甘草豉汤主之；若呕者，栀子生姜豉汤主之。

解析：此于栀子豉汤加安中益气的甘草，故治栀子豉汤证而虚怯少气者。与栀子豉汤皆用于胃胸里热，而本方证较虚祛少气。

栀子于阳明病栀子甘草豉汤方证中，主清心除烦。

5. 栀子生姜豉汤方证

栀子生姜豉汤方　栀子（擘）十四个，生姜（切）五两，香豉（绵裹）四合。

上三味，以水四升，先煮栀子、生姜，取二升半，内豉，煮取一升半，去滓，分二服。温进一服，得吐者，止后服。

《伤寒论》第76条：发汗、吐下后，虚烦不得眠，若剧者，必反复颠倒，心中懊侬，栀子豉汤主之；若少气者，栀子甘草豉汤主之；若呕者，栀子生姜豉汤主之。

解析：于栀子豉汤加治呕逆的生姜，故治栀子豉汤证而呕逆者。本方证常见于胃、食道病变。

栀子于阳明病栀子生姜豉汤方证中，主清心除烦。

6. 枳实栀子豉汤方证（参见第七讲：四、枳实）

栀子于阳明病枳实栀子豉汤方证中，主清心除烦。

7. 栀子大黄汤方证

栀子大黄汤方　栀子（擘）十四枚，大黄一两，枳实（炙）五枚，香豉（绵裹）一升。

上四味，以水六升，煮取四升，分温三服。

《伤寒论》第393条：大病瘥后，劳复者，枳实栀子豉汤主之。若有宿食者，内大黄如博棋子五六枚，服之愈。

《金匮要略·黄疸病》第15条：酒黄疸，心中懊侬，或热痛，栀子大黄汤主之。

解析：此于栀子豉汤加枳实、大黄，当治栀子豉汤方证而腹胀满、大便难或发黄疸者。

栀子于阳明病栀子大黄汤方证中，主清心除烦。

8. 栀子厚朴汤方证

栀子厚朴汤方 栀子（擘）十四个，厚朴（炙，去皮）四两，枳实（水浸，炙令黄）四枚。

上三味，以水三升半，煮取一升半，去滓，分二服。温进一服，得吐者，止后服。

《伤寒论》第79条：伤寒下后心烦、腹满、卧起不安者，栀子厚朴汤主之。

解析：栀子解烦热，厚朴、枳实消胀满，三药协力，治里热心烦而腹胀满者。

栀子于阳明病栀子厚朴汤方证中，主解烦热。

9. 栀子柏皮汤方证

栀子柏皮汤方 肥栀子（擘）十五个，甘草（炙）一两，黄柏二两。

上三味，以水四升，煮取一升半，去滓，分温再服。

《伤寒论》第261条：伤寒身黄发热，栀子柏皮汤主之。

解析：栀子、黄柏解热止烦，并有祛黄功能。甘草缓急迫，故治黄疸症见烦热而急迫者。

栀子于阳明病栀子柏皮汤方证中，主清热除烦，祛黄。

10. 栀子干姜汤方证

栀子干姜汤方 栀子（擘）十四个，干姜二两。

上二味，以水三升半，煮取一升半，去滓，分二服。温进一服，得吐者，止后服。

《伤寒论》第80条：伤寒，医以丸药大下之，身热不去，微烦者，栀子干姜汤主之。

解析：栀子豉汤不用豆豉，而伍以温中的干姜，故治栀子豉汤证烦热较轻而有呕逆或下利者。

栀子于阳明太阴合病栀子干姜汤方证中，主清热除烦。

【解读药味特点】

经方用栀子见于以上10余方证，主用于阳明里热证，如配黄柏清热利湿；配茵陈蒿、大黄利湿退黄、除烦，治湿热黄疸；配豆豉清心除烦。相关栀子各方证无不彰显栀子清心除烦之功及利湿退黄之力，阳明里有郁热见心中懊侬、虚烦不得眠、身黄发热、小便不利者均可配伍使用。然栀子清热泻火，而不宜于虚寒证，病人久有大便溏泻症，乃中虚多寒，故不可与栀子为主的配剂。

《神农本草经》谓："栀子，味苦，寒。主治五内邪气，胃中热气，面赤，酒皰皶鼻，白癞，赤癞，疮疡。”洁古云：“栀子，性寒味苦，气薄味厚，轻清上行，气浮而味降，阳中阴也。其用有四：去心经客热，除烦躁，去上焦虚热，疗风热，是为四也。其气寒禀冬寒之水气，除胃中之燥热，又苦味之涌泄以清心，心肺之热即清，则阳中有阴而胃热自除矣。”

胡希恕先生认为：“栀子苦寒，消炎药，消炎解热，通利二便。主充血或炎症而见剧性心烦、发黄、懊侬不得眠者，亦主吐、衄、下血、胃肠热证。栀子解热，类芩、连、柏，但与三者有别。三黄均有收敛作用，而栀子不敛且利二便，治烦相当有力，消炎作用也突出。”

【药物功用述要】

栀子，味苦，寒。降泄，善清三焦之火，尤善清心，为治热病烦闷之要药。其性清利导湿热之邪从小便而出，又为湿热黄疸所常用。既入气分而泻火解毒，又入血分能凉血止血，以治热毒疮疡、血热出血。此外，外用消肿止痛，可治跌打损伤之肿痛。

用法及用量：入煎剂，每用6~9克。

六、竹叶

【药物基本知识】

竹叶为禾本科多年生常绿灌木或乔木淡竹叶的叶。《神农本草经》称竹叶；《别录》称竹叶，又称淡竹叶；《说文》、《纲目》称竹；《新修》、《医心方》称竹芸木芹、竹芸木……（见《神农本草经校注121页》）

【解析所在方证】

竹叶石膏汤方证

竹叶石膏汤方 竹叶二把，石膏一斤，半夏（洗）半升，麦门冬（去心）一升，人参二两，甘草（炙）二两，粳米半升。

上七味，以水一斗，煮取六升，去滓，内粳米，煮米熟汤成，去米，温服一升，日三服。

《伤寒论》第397条：伤寒解后，虚羸少气，气逆欲吐，竹叶石膏汤主之。

解析：此于麦门冬汤去大枣，加竹叶、石膏，竹叶、半夏下气止逆，人参、甘草、粳米健胃，麦门冬甘寒益胃生津，故治大病瘥后而复发热之证。

竹叶于阳明太阴合病竹叶石膏汤方证中，主清热而生津，并有降逆作用。

【解读药味特点】

《金匮要略·妇人产后病脉证并治》尚记载有竹叶汤方证，胡希恕先生认为“方证不相属，其中必有错简”，我们认同此说，故不再分析其方证，这样经方用竹叶仅见竹叶石膏汤方证。竹叶石膏汤，为治阳明太阴合病之方，《神农本草经》谓：“竹叶：味苦，平。主治咳逆上气，溢筋急，恶疡，杀小虫。”可知，竹叶苦以清热而生津，并有下气作用。后世认为竹叶性味甘淡，寒，又有竹叶和淡竹叶之分，而强调了其利尿作用，不过主要是清热，认识是一致的。

竹叶，《别录》谓："味辛，平，大寒。主胸中痰热，咳逆上气。"有"内息肝胆之风，外清温暑之热"（《重庆堂随笔》）的作用。仲景用竹叶石膏汤取其清热降逆作用，竹叶配人参、麦冬，益气生津止渴；配石膏增强其清热除烦之力，能解阳明热之烦渴；热病伤阴、虚热气逆均可配伍使用。《本草经疏》认为："阳明客热，则胸中生痰，痰热壅滞，则咳逆上气。竹叶辛寒能解阳明之热结，则痰自消，气自下，而咳逆止矣。仲景治伤寒发热大渴，有竹叶石膏汤，无非假其辛寒散阳明之邪热也。"《药品化义》则言："竹叶清香透心，微苦凉热，气味俱清。《经》曰：治温以清，专清心气，味淡利窍，使心经热血分解。主治暑热消渴，胸中热痰，伤寒虚烦，咳逆喘促，皆用为良剂也。又取气清入肺，是以清气分之热，非竹叶不能，凉血分之热，除柏叶不效。"后世对其清心热、利小便的功用亦有认识，如导赤散中竹叶与生地、木通、甘草配伍，使心热下行，从小便而出，以治心热移于小肠之尿赤涩痛。

【药物功用述要】

竹叶，味苦，平。淡竹叶，甘淡微寒，为清凉性解热药。主治阳明里热。善疗胸中痰热，咳逆上气；清内热，去烦渴，利水。主身热口渴、五心烦热、小便不利。

用法及用量：入煎剂，每用6~15克，鲜品15~30克。

七、黄芩

【药物基本知识】

为唇形科多年生草本黄芩的根。《本经》，称黄芩，又称腐肠；《别录》称空肠；《吴普本草》称黄文、虹胜、经芩、印头、内虚；《广雅》称妒蒀；《东北药物志》称元芩、土金茶；《记事》称苦督邮；《纲目》称条芩；《唐本草》称豚尾芩；弘景曰：圆者名子芩，破者名宿草，其腹中皆烂，故名腐肠。

【解析所在方证】

1. **《千金》三黄汤方证**（参见第二讲：二、麻黄）

黄芩于太阳阳明合病《千金》三黄汤方证中，主除烦热。

2. **葛根黄芩黄连汤方证**（参见第二讲：三、葛根）

黄芩于太阳阳明合病葛根黄芩黄连汤方证中，主除烦热、止下利。

3. **大柴胡汤方证**（参见第四讲：二十八、柴胡）

黄芩于少阳阳明合病大柴胡汤方证中，主清上热除烦。

4. **柴胡加芒硝汤方证**（参见第四讲：二十八、柴胡）

黄芩于少阳阳明合病柴胡加芒硝汤方证中，主清热除烦。

5. **柴胡加龙骨牡蛎汤方证**（参见第四讲：二十八、柴胡）

黄芩于太阳少阳阳明合病柴胡加龙骨牡蛎汤方证中，主清热除烦。

6. **大黄䗪虫丸方证**（参见第三讲：九、大黄）

黄芩于阳明病大黄䗪虫丸方证中，主清热除烦。

7. **泻心汤方证**（参见第三讲：九、大黄）

黄芩于阳明病泻心汤方证中，主除热解烦。

8. **附子泻心汤方证**（参见第五讲：一、附子）

黄芩于阳明太阴合病附子泻心汤方证中，主清阳明里热。

9. **黄连阿胶汤方证**（参见第四讲：八、黄连）

黄芩于阳明病黄连阿胶汤方证中，主清热除烦。

10. **《千金》三物黄芩汤方证**

《千金》三物黄芩汤方　黄芩一两，苦参二两，干地黄四两。

上三味，以水八升，煮取二升，温服一升，多吐下虫。

《金匮要略·妇人产后病》附方（一）：《千金》三物黄芩汤：治妇人草蓐自发露得风，四肢苦烦热、头痛者，与小柴胡汤；头不痛但烦者，此汤主之。

解析：三物均有解热除烦的作用，由于生地的用量独多，故尤宜于有发热心烦之血证。此治外邪已解，血虚有热，四肢烦热剧甚者有良验。苦参杀虫，故方后云多吐下虫。本方适应证为里热血热见心烦、手足心热者。本方全是苦寒清热凉血药，如胃虚者不宜服用。

黄芩于阳明病《千金》三物黄芩汤方证中，主清热除烦。

11. **小柴胡汤方证**（参见第四讲：二十八、柴胡）

黄芩于少阳病小柴胡汤方证中，主除热止烦、解半表半里之热。

12. **柴胡去半夏加瓜蒌汤方证**（参见第四讲：二十八、柴胡）

黄芩于少阳阳明合病小柴胡去半夏加瓜蒌汤方证中，主除热止烦、合柴胡止疟。

13. **柴胡桂枝汤方**（参见第四讲：二十八、柴胡）

黄芩于太阳少阳合病柴胡桂枝汤方证中，主清热除烦。

14. **泽漆汤方证**（参见第七讲：十八、泽漆）

黄芩于太阳少阳阳明合病泽漆汤方证中，主解上热、半表半里之热。

15. **黄芩汤方证**

黄芩汤方　黄芩三两，甘草（炙）二两，芍药二两，大枣（擘）十二枚。

上四味，以水一斗，煮取三升，去滓，温服一升，日再夜一服。

《伤寒论》第172条：太阳与少阳合病，自下利者，与黄芩汤；若呕者，黄芩加半夏生姜汤主之。

解析：太阳与少阳合病，是说兼表和半表半里证，但以药测证，当知表证不明显，且见自下利，为原本有里热下利，故宜黄芩汤主之。本方为桂枝汤去桂枝、生姜而加黄芩，黄芩主肠澼下利、清半表半里热，伍芍药清里热止下利。甘草、芍药、大枣治腹挛痛且缓急迫。故本方为治半表半里和里热下利、腹挛痛而急迫者。本方适应证为发热、腹泻、腹痛者。

黄芩于少阳阳明合病黄芩汤方证中，主清半表半里和里热、止下利。

16. **黄芩加半夏生姜汤方证**

黄芩加半夏生姜汤方 黄芩三两，甘草（炙）二两，芍药二两，大枣（擘）十二枚，半夏（洗）半升，生姜（切）一两半（一方三两）。

上六味，以水一斗，煮取三升，去滓，温服一升，日再夜一服。

《伤寒论》第172条：太阳与少阳合病，自下利者，与黄芩汤；若呕者，黄芩加半夏生姜汤主之。

《金匮要略·呕吐哕下利病》第11条：干呕而利者，黄芩加半夏生姜汤主之。

解析：黄芩治少阳阳明合病下利，今见呕故加半夏、生姜止呕。故本方为治半表半里和里热下利、腹挛痛而急迫又见呕吐者。

黄芩于少阳阳明合病黄芩加半夏生姜汤方证中，主清里热止下利。

17. **当归散方证**（参见第八讲：一、当归）

黄芩于少阳病的当归散方证中，主清上热除烦。

18. **奔豚汤方证**（参见第四讲：二十六、甘李根白皮）

黄芩于少阳病奔豚汤方证中，主解半表半里之热。

19. **柴胡桂枝干姜汤方证**（参见第四讲：二十八、柴胡）

黄芩于厥阴病柴胡桂枝干姜汤方证中，主清上热除烦、解半表半里之热。

20. **干姜黄芩黄连人参汤方证**（参见第五讲：四、干姜）

黄芩于厥阴病干姜黄芩黄连人参汤方证中，主解上热除烦。

21. **半夏泻心汤方证**（参见第七讲：一、半夏）

黄芩于厥阴病半夏泻心汤方证中，主解上热、止利。

22. **甘草泻心汤方证**（参见第六讲：五、甘草）

黄芩于厥阴病甘草泻心汤方证中，主解上热除烦、止利。

23. **生姜泻心汤方证**（参见第二讲：四、生姜）

黄芩于厥阴病生姜泻心汤方证中，主解上热而止利。

24. **六物黄芩汤方证**

六物黄芩汤方 黄芩三两，人参三两，干姜三两，桂枝一两，大枣十二枚，半夏半升。

上六味，以水七升，煮取三升，温分三服。

《金匮要略·呕吐哕下利病》附方（二）：《外台》黄芩汤：治干呕下利。

解析：本方与黄连汤近似，主为干呕，故桂枝量小，其气上冲轻也。黄芩清上热，干姜温下寒止利，人参、半夏、大枣健胃养正，桂枝配黄芩引邪出外。

黄芩于厥阴病六物黄芩汤方证中，主解上热而止利。

25. **麻黄升麻汤方证**（参见第二讲：二、麻黄）

黄芩于厥阴病麻黄升麻汤方证中，主清半表半里热。

26. **鳖甲煎丸方证**（参见第八讲：三十、鳖甲）

黄芩于太阳少阳阳明合病鳖甲煎丸方证中，主除上热止烦、止疟。

27. **侯氏黑散方证**（参见第二讲：九、菊花）

黄芩于厥阴病侯氏黑散方证中，主清上热除烦。

28. **黄土汤方证**（参见第八讲：十六、灶心土）

黄芩于厥阴病黄土汤方证中，主除上热、止远血。

29. **王不留行散方证**（参见第八讲：十、王不留行）

黄芩于厥阴病王不留行散方证中，主清上热、血热。

【解读药味特点】

经方用黄芩见于29余方证，可知药用之广，为经方常用药之一。对黄芩的应用，《本经疏证》曾做概括论述："仲景用黄芩有三耦焉，气分热结者，与柴胡为耦（小柴胡汤、大柴胡汤、柴胡桂枝干姜汤、柴胡桂枝汤）；血分热结者，与芍药为耦（桂枝柴胡汤、黄芩汤、大柴胡汤、黄连阿胶汤、鳖甲煎丸、大黄䗪虫丸、奔豚汤、王不留行散、当归散）；湿热阻中者，与黄连为耦（半夏泻心汤、甘草泻心汤、生姜泻心汤、葛根黄芩黄连汤、于姜黄芩黄连人参汤）……故黄芩协柴胡，能清气分之热，协芍药，能泄迫血之热，协黄连，能解热生之湿也。"认识到黄芩配伍不同药物而治疗不同证候，而《伤寒论》的方证用药更显示其药物特点。

从上述方证看，经方用黄芩以苦清热为主，是继承和弘扬了《神农本草经》的学术思想，继承者，是沿用《神农本草经》所述："黄芩，味苦，平。主诸热，黄疸，肠澼泄利，逐水，下血闭，恶疮，疽蚀，火疡。"即用八纲理论也；弘扬者，是经方用黄芩已发展为六经理论，即由配伍相对应药物，而治疗相适应六经证，亦凸显了其治疗特点。

（1）解热除烦：烦因热起，但见于六经证不同，治亦不同，多须配伍相应药物以对六经而解热，如太阳阳明太阴合病的《千金》三黄汤方证；黄芩配麻黄等解太阳表而清阳明里热以除"烦热、心乱"；阳明里热的泻心汤方证，配黄连、大黄泻火清阳明里热以治"心气不足"；阳明病的黄连阿胶汤方证，伍黄连、芍药、阿胶、鸡子黄清阳明里热而治"心中烦、不得卧"；阳明里热的《千金》三物黄芩汤方证，配伍苦参、生地清阳明里热，养血清热而除四肢烦热；厥阴病的干姜黄芩黄连人参汤方证、半夏泻心汤方证、甘草泻心汤方证、生姜泻心汤方证、柴胡桂枝干姜汤方证等，配黄连解上亢之烦热，配干姜、人参治下寒下利而心下痞硬。

（2）和解清热：神农时代，经方理用八纲，治用八法，但发展到汉代《伤寒论》，出现了和法。《神农本草经》时代，因只用八纲辨证，故黄芩只用于清里热，当我们的祖辈认识到病不但有表证和里证，还有半表半里证，这须用治半表半里热之法药。由以上方证可知，黄芩所在方证，有里证和表证（表里合病）、和半表半里证。里热，但用苦寒黄芩、黄连等即治，但邪热在半表半里时，只用苦寒治之无效，必用和法。胡希恕先生指出：表证可汗、里证可吐、可清、可下而解，“半表半里邪无出路，只能借道而祛邪外出”，这即对和法的精辟注释，其代表方证即小柴胡汤方证及其加减方证。

由胡希恕先生指导，我们体悟和法：首看小柴胡汤方证，其证是血弱、气尽、腠理开，邪气因入半表半里，汗、下、吐皆不能治，故用人参、甘草、大枣、半夏补中生津液，以壮营卫，防邪不再入里，同时加强祛邪外出之力。柴胡、黄芩共清半表半里热邪，再加生姜发散于外，三方合力，祛邪于外，此借道太阳祛邪之例；再看黄芩汤，黄芩汤其证为太阳阳明合病，其方实是桂枝汤去桂枝、生姜加黄芩，其治是以黄芩清阳明里热和半表半里热，同时用甘草、大枣健中以壮营卫，防外邪和助祛里邪，此借道阳明祛邪之例。其他方证还很多，可仔细体悟。

八纲增加了半表半里，八法增加了和法，这样由八纲辨证而产生了六经辨证，这样黄芩配伍柴胡、人参、甘草等而治疗半表半里阳证即少阳病，如小柴胡汤方证；如配以干姜、附子等而治半表半里阴证，即厥阴病，如柴胡桂枝干姜汤方证、半夏泻心汤方证、甘草泻心汤方证、干姜黄芩黄连人参汤方证等。

（3）止肠澼下利：黄芩味苦清热，长于止利。如是太阳阳明合病下利，常配伍葛根，如葛根黄芩黄连汤；如是少阳阳明合病则配伍芍药、大枣、甘草等缓急迫之品，如黄芩汤；如是三阳合病则伍以鳖甲、大黄、桂枝等主治疟母，如鳖甲煎丸；如是厥阴病下利，则伍以干姜、人参等，如六物黄芩汤。

（4）止血：黄芩治因热出血者，而多见于阳明病，如泻心汤中黄芩配伍大黄、黄连，治“吐血、衄血”。亦见于厥阴病，如黄土汤中黄芩配伍附子、黄土等治远血。

（5）退黄：阳黄证热在里或半表半里者，可适当用黄芩，如《金匮要略·黄疸病》第21条言：“诸黄，腹痛而呕者，宜柴胡汤。”或适当伍以茵陈五苓散等。

（6）清血热以敛金疮疽蚀：疮疡热证，皆可适当用黄芩，值得注意的是，经方用其治疮疡多属上热下寒的厥阴病，如甘草泻心汤方证、王不留行散方证等。

【药物功用述要】

黄芩，味苦，平。清热除烦为主，古谓“主诸热”，是以清内外之热。至汉代经方出现了六经辨证，明确了能治半表半里之热，则诸热有了新的含义，即伍以柴胡、人参等，治少阳病之热，如小柴胡汤方证、黄芩汤方证；伍以干姜、附子等，治厥阴病之上热，如柴胡桂枝干姜汤方证、半夏泻心汤方证等；伍麻黄、桂枝等治太阳阳明之热，如六物黄芩汤方证、葛根芩连汤方证、柴胡桂枝汤方证；伍黄连、大黄等，治阳明里热，如泻心汤方证；同时亦治疗以上方证伴随的烦躁、出血、痞满、下利、呕逆等。

用法及用量：入煎剂，每用3～10克。

八、黄连

【药物基本知识】

为毛茛科多年生草本黄连（习称“味连”）、三角叶黄连（习称“雅连”）、峨嵋野连或云南黄连（习称“云连”）的根茎。《本经》称黄连，又称王连；《药性论》称灾连。

【解析所在方证】

1. **葛根黄芩黄连汤方证**（参见第二讲：三、葛根）

黄连于太阳阳明合病葛根黄芩黄连汤方证中，主清阳明里热、止利。

2. **小陷胸汤方证**

小陷胸汤方 黄连一两，半夏（洗）半升，瓜蒌实大者一枚。

上三味，以水六升，先煮瓜蒌，取三升，去滓，内诸药，煮取二升，去滓，分温三服。

《伤寒论》第138条：小结胸病，正在心下，按之则痛，脉浮滑者，小陷胸汤主之。

解析：瓜蒌、半夏开胸逐水。黄连除热解烦，故此治阳明里热属饮与热结、胸胁胀满、心下按之痛或痰咳烦热者。本方适应证为胸膈满闷、心烦、按之心下痛者。

黄连于阳明病小陷胸汤方证中，主除热解烦。

3. **泻心汤方证**（参见第三讲：九、大黄）

黄连于阳明病泻心汤方证中，主清里热、止衄、除烦。

4. **大黄黄连泻心汤方证**（参见第三讲：九、大黄）

黄连于阳明病大黄黄连泻心汤方证中，主除热痞、解烦。

5. **附子泻心汤方证**（参见第五讲：一、附子）

黄连于阳明太阴合病附子泻心汤方证中，主清里热。

6. **黄连阿胶汤方证**

黄连阿胶汤方 黄连四两，黄芩二两，芍药二两，鸡子黄二枚，阿胶三两、一云三挺。

上五味，以水六升，先煮三物，取二升，去滓，内胶烊尽，小冷，内鸡子黄，搅令相得，温服七合，日三服。

《伤寒论》第303条：少阴病，得之二三日以上，心中烦、不得卧，黄连阿胶汤主之。

解析：本方在《汤液经法》称朱鸟汤，陶弘景注谓：“朱鸟者，清滋之方。”黄连、黄芩除热止烦，芍药、阿胶、鸡子黄养阴补虚，故治虚热而心中烦悸不得眠，或失血，或便脓血者。本方适应证为虚烦心悸不得眠、手足心热或下利便脓血者。以虚热心烦为主症，可活用于诸失血和久痢便脓血者。

黄连于阳明病黄连阿胶汤方证中，主清里热。

7. **白头翁汤方证**（参见第四讲：十五、白头翁）

黄连于阳明病白头翁汤方证中，主除热烦、止下利。

8. **白头翁加甘草阿胶汤方证**（参见第四讲：十五、白头翁）

黄连于阳明病白头翁加甘草阿胶汤方证中，主除热烦、止下利。

9. **乌梅丸方证**（参见第九讲：一、乌梅）

黄连于厥阴病乌梅丸方证中，主清上热除烦、止下利。

10. **黄连汤方证**

黄连汤方　黄连三两，甘草（炙）三两，干姜三两，桂枝三两，人参二两，半夏（洗）半升，大枣（擘）十二枚。

上七味，以水一斗，煮取六升，去滓，温服，昼三夜二，疑非仲景方。

《伤寒论》第173条：伤寒，胸中有热，胃中有邪气，腹中痛，欲呕吐者，黄连汤主之。

解析：本方为半夏泻心汤方证又见胸中有热而心烦悸者，故用黄连清上热。胸中有热、欲呕吐等，为气上冲表现，方中加桂枝主治气上冲，并引邪出外。干姜、大枣、人参、半夏温中下而祛饮。

黄连于厥阴病黄连汤方证方证中，主清上热，治心烦腹痛。

11. **干姜黄芩黄连人参汤方证**（参见第五讲：四、干姜）

黄连于厥阴病干姜黄芩黄连人参汤方证中，主清上热除烦、止吐利。

12. **半夏泻心汤方证**（参见第七讲：一、半夏）

黄连于厥阴病半夏泻心汤方证中，主清上热。

13. **甘草泻心汤方证**（参见第六讲：五、甘草）

黄连于厥阴病甘草泻心汤方证中，主清上热、止下利。

14. **生姜泻心汤方证**（参见第二讲：四、生姜）

黄连于厥阴病生姜泻心汤方证中，主清上热、止下利。

【解读药味特点】

由以上14方证看，黄连与黄芩性味相近，主为清热除烦、治吐下，但黄连寒性明显，故更突出清里热，且厚肠胃而止下利。《神农本草经》谓：“黄连，味苦，寒。主治热气，目痛，眦伤泣出，明目，肠澼，腹痛下利，妇人阴中肿痛。久服令人不忘。”是以八纲述证，标明了黄连的作用特点。而经方至汉代发展为六经辨证，使黄连的作用有了不同的含义。黄连的应用特点是：

（1）清热除烦：黄连与黄芩常同用主治烦热；多为阳明里热，如用于泻心汤方证、黄连阿胶汤方证；当寒热错杂时，主清上热。如黄连汤方证、半夏泻心汤方证、甘草泻心汤方证、生姜泻心汤方证、干姜黄芩黄连人参汤方证、乌梅丸方证等。

（2）止肠澼、腹痛下利：黄连以苦寒厚肠胃、止下利最为突出，刘完素云：“古方以黄连为治痢之最，盖治痢惟宜辛苦寒药，辛能发散，开通郁结，苦能燥湿，寒能胜热，使气宣平而已。诸苦寒药多泄，惟黄连、黄柏性冷而燥，能降火祛湿，而止泄痢，故治痢以之为君。”临床应用，因六经证的不同，而所配伍药而不同，如太阳阳明合病的下利，配伍黄芩、葛根，如葛根黄芩黄连汤；如为阳明里实热者，则配伍白头翁、黄柏、秦皮，如白头翁汤；如为厥阴病下利者，则配伍干姜、附子、桂枝等，如半夏泻心汤、甘草泻心汤、生姜泻心汤、乌梅丸等。

（3）治吐衄血：血因热出者，可配用黄连，如阳明里热下利出血，用白头翁汤、白头翁加甘草阿胶汤等。如里热致衄者，用泻心汤。

（4）治疮疡：经方用黄连治疮疡，仅见于甘草泻心汤治口咽、下阴疮疡，证属上热下寒的半表半里阴证，故伍以干姜、人参、甘草等治之。近代有不少报道以黄连合大枣煎服治疗眼赤肿（《僧深集方》）；或以粉、水溶液外涂、外敷治皮肤疮疡者（《简易方论》），很值得参用。

黄连是中药名贵药，古今皆注目，研究者众，《本草经疏》谓：“黄连为病酒之仙药，滞下之神草，六经所至，各有殊功。”是说临床应用很广。近代更受西医青睐，多方研究，认为其有消炎、抗结核、抗真菌等作用，而有治疗痢疾、伤寒、肺结核、流行性脑脊膜炎、猩红热、白喉、布氏杆菌病、湿疹、眼炎、眼病等报道，亦说明临床应用之广。经方用黄连，主据其苦寒清热之性，又据证之六经所属，配以相应的方药治之。近代不少人，用黄连水溶液治疗眼炎、以黄连粉外敷治疗皮肤疮疡，法简效佳，值得效法。

【药物功用述要】

黄连，味苦，寒。以清热除烦、止利、治吐衄、皮肤肿疡为特能。其清热主为清里热及清上热，即主用于阳明里热证，但配伍相应的药物，亦可用于太阳阳明合病、少阳阳明合病、厥阴病等。

用法及用量：入煎剂，每用2～10克；外用：适量，研末调敷；或煎水洗；或熬膏涂；或浸汁用。

九、黄柏

【药物基本知识】

为芸香科落叶乔木黄檗、或黄皮树的树皮、根皮。《神农本草经》称黄檗，又称檀桓、檗木；《伤寒论》称檗皮；《本草经集注》称黄檗。

【解析所在方证】

1. **大黄硝石汤方证**（参见第三讲：九、大黄）

黄柏于阳明病大黄硝石汤方证中，主除热祛黄。

2. **栀子柏皮汤方证**（参见第四讲：五、栀子）

黄柏于阳明病栀子柏皮汤方证中，解热止烦、祛黄。

3. **白头翁汤方证**（参见第四讲：十五、白头翁）

黄柏于阳明病白头翁汤方证中，主热利下重、心烦腹痛、便脓血。

4. **白头翁加甘草阿胶汤方证**（参见第四讲：十五、白头翁）

黄柏于阳明病白头翁加甘草阿胶汤方证中，主热利下重、心烦腹痛、便脓血。

5. **乌梅丸方证**（参见第九讲：一、乌梅）

黄柏于厥阴病乌梅丸方证中，主清上热、治泄利。

【解读药味特点】

经方应用黄柏可见于以上5方证，其用宗于《神农本草经》："黄檗，味苦，寒。主治五脏肠胃中结气热，黄疸，肠痔，止泄利、女子漏下赤白，阴阳蚀疮。"黄柏味苦，其气寒，与黄连最相近，主治在阳明，故可清热而除烦、止利。但黄柏有退黄疸的作用。

（1）除热烦：因黄柏苦寒，故以清里热而除烦，多是清阳明里热，如大黄硝石汤、栀子柏皮汤、白头翁汤、白头翁加甘草阿胶汤。但亦用于治厥阴病的上热，如乌梅丸。

（2）止下利：以黄柏清里热而止利，常配伍黄连、白头翁、秦皮治阳明里热下利，如白头翁汤。若配伍干姜、附子等，则治厥阴病上热下寒如乌梅丸、半夏泻心汤、甘草泻心汤等。

（3）祛黄：黄疸属于实热者，用黄柏清热祛黄，如大黄硝石汤、栀子柏皮汤等。

【药物功用述要】

黄柏，味苦，寒。清热除烦、止利、祛黄药。主治清里热、清上热，常配伍黄连、黄芩、大黄等，用于阳明里热证，显示其清热除烦、止利、祛黄等作用；配伍干姜、附子等用于厥阴半表半里证，显示其清上热、止利。

用法及用量：入煎剂，每用3～10克；或入丸、散。外用：适量，研末调敷，或煎水浸洗。

十、苦参

【药物基本知识】

为豆科植物苦参的根。《本经》称苦参，又称苦、水槐；《纲目》称苦骨、野槐；《别录》称地槐、菟槐、骄槐、白茎、岑茎、禄白、陵郎、虎麻；《贵州居民间方药集》称川参；《广西兽医药植》称凤凰爪；《湖南药物志》称牛参。

【解析所在方证】

1. **《千金》三物黄芩汤方证**（参见第四讲：七、黄芩）

苦参于阳明病《千金》三物黄芩汤方证中，主解热除烦、杀虫。

2. **苦参汤方证**

苦参汤方　苦参一升。

以水一斗，煎取七升，去滓，熏洗，日三服。

《金匮要略·百合狐惑阴阳毒病》第11条：蚀于下部则咽干，苦参汤洗之。

解析：咽干，为里有热，蚀疮在下部呈阳明里热，宜用苦参汤熏洗。苦参苦寒，燥湿，除痈肿，熏洗患处，除湿、解毒、消肿以愈疮疡。本方适应证为里热证的阴部湿疮、溃疡或阴部瘙痒者。

苦参于阳明病苦参汤方证中，主清热燥湿，解毒消肿。

3. **当归贝母苦参丸方证**（参见第八讲：一、当归）

苦参于阳明病当归贝母苦参丸方证中，主清热通淋利尿。

【解读药味特点】

《神农本草经》云："苦参，味苦，寒。主治心腹结气，癥瘕积聚，黄疸，溺有余沥，逐水，除痈肿，补中，明目、止泪。"由以上3方证可知，苦参清热燥湿、消肿止痛、杀虫、利尿，主治在阳明。可治狐惑阴蚀、阴痒；伍贝母，主治小便难，如当归贝母苦参丸；伍黄芩、生地，主治血虚血热，四肢烦热。

近代报道，苦参外用、内服治疗滴虫、霉菌皆有良效，临床屡试不爽。

【药物功用述要】

苦参，味苦，寒。清热、燥湿、解毒药，主治痈肿、黄疸、狐惑、阴蚀、皮肤疮疡等。

用法及用量：入煎剂，每用3~10克；外用：适量，煎水熏洗，或研末外敷；或浸酒搽。

十一、秦皮

【药物基本知识】

为木犀科落叶乔木苦枥白蜡树、小叶白蜡树或秦岭白蜡树的树皮。《本经》称秦皮；《淮南万毕术》称岑皮；《别录》称梣皮；陶弘景称樊槻皮；《药性论》称秦白皮；《中药志》称蜡树皮；《全展选锦·皮肤病》称苦榴皮。

1. **白头翁汤方证**（参见第四讲：十五、白头翁）

秦皮于阳明病白头翁汤方证中，主除热烦、止下利。

2. **白头翁加甘草阿胶汤方证**（参见第四讲：十五、白头翁）

秦皮于阳明病白头翁加甘草阿胶汤方证中，主除热烦、止下利。

【解读药味特点】

经方用秦皮仅见于以上2方证，皆主用于阳明病，用其清热除烦、收涩止下利，治热利下重、心烦腹痛或便脓血者，配伍白头翁、黄连、黄柏为用。其临床应用乃宗《神农本草经》："秦皮，味苦，微寒。主风寒湿痹，洗洗寒气，除热、目中青翳白膜。久服头不白，轻身。"后世本草记载了其治目疾颇佳，如《淮南子》云："梣皮色青，治目之要药也。"《别录》亦曰："肝热目暗，翳目赤肿，风泪不止等疾……以此澄寒清碧下降之物，使浊气分清，散气收敛，故治眼科退翳膜。"李时珍亦曰："秦皮色青气寒，味苦性涩……故治目病。"由此可见，秦皮不仅长于收涩止下利，而且为治目疾之良品。临床用其治肝胆目疾亦多验。

【药物功用述要】

秦皮，味苦，微寒。清热消炎、收敛止利药。收敛津液，止下利崩带，治目疾。适用于肠炎下利或目疾赤肿炎症。本药收涩力强，消炎力弱，常与白头翁相辅，治津损之热利。

用法及用量：入煎剂，每用 3 ~ 10 克。外用适量。

十二、败酱草

【药物基本知识】

为败酱科多年生草本黄花败酱、白花败酱的带根全草。《本经》称败酱，又称鹿肠；《别录》称泽败、鹿首、马草；《药性论》称鹿酱；《日华子本草》称酸益；《纲目》称苦菜、苦职；《植物名实图考》称野苦菜；《江西中药》称苦猪菜；《四川中药志》称苦斋公；《重庆草药》称豆豉草、豆渣草；《闽东本草》称白苦参、苦苴。

【解析所在方证】

薏苡附子败酱散方证（参见第七讲：十二、薏苡仁）

败酱草于阳明太阴合病薏苡附子败酱散方证中，主清热、排脓、消肿。

【解读药味特点】

经方用败酱草仅见于薏苡附子败酱散方证，主用于清里热，是宗《神农本草经》："败酱，味苦，平。主治暴热火创赤气，疥搔疽痔，马鞍热气。"即用其清热、排脓、消肿。败酱草善清热解毒，排脓破瘀，集解毒、排脓、生肌于一身，初可解而中可排，末可化瘀而生肌，为解毒疗疮之要药。临床常与附子为伍，以药测证，则知薏苡附子败酱散为治阳明太阴合病者，故后世医家亦用其治疗疮痈肿毒及妇人产后腹痛、恶露。胡老亦活用于治疗皮炎、痂癞、肿痒流黄水等亦验。

《本草正义》曰：败酱草"能清热泄结，利水消肿，破瘀排脓。惟宜于实热之体。《本经》、《别录》、《药性论》、《日华子》诸书所载，无一非实热瘀滞之症。惟产后诸痛，当以瘀露作痛者为宜。而濒湖所引《别录》，竟作产后疾痛；《大明本草》又以产后诸病浑言之，则流弊甚多，不可不知所辨别者也"。这里暗示临床用败酱草破瘀排脓必赖正气推动，故常宜应伍用附子。

【药物功用述要】

败酱草，味苦，平。清热解毒、祛瘀排脓生肌药。伍于薏苡仁祛湿排脓，再合与附子（如薏苡附子败酱散）有助排脓、祛湿功能，主治肠痈、痈脓、湿疹等。

用法及用量：入煎剂，每用 10 ~ 30 克。外用适量。

十三、射干

【药物基本知识】

为鸢尾科植物射干的根茎。《本经》称乌扇、乌蒲；《吴普》称黄远；《本草经集注》称夜干；《别录》称乌翣、乌吹、草姜；《补缺肘后方》称鬼扇；《拾遗》称凤翼；《土宿本草》称仙人掌、紫金牛；《纲目》称扁竹、野萱花；《镇江府志》称地篇竹；《生草药性备要》称较剪草、黄花扁蓄；《分类草药性》称开喉箭、黄知母；《广州药物志》称拉箭兰、剪刀梏；《南京民间药草》称冷水丹、冷水花；《中药形性经验鉴别法》称扁竹兰；《浙江中药手册》称金蝴蝶、金绞剪；《江苏植药志》称紫良姜、铁扁担；《广西中兽医药植》称六甲花、扇把草、鱼翅草；《东北药植志》称山蒲扇；《中药志》称剪刀草；《湖南药物志》称老君扇、高搜山、风尾草。

【解析所在方证】

1. **射干麻黄汤方证**

射干麻黄汤方　射干三两，麻黄四两，生姜四两，细辛四两，紫菀三两，款冬花三两，五味子半升，大枣七枚，半夏（洗）半升。

上九味，以水一斗二升，先煮麻黄两沸，去上沫，内诸药，煮取三升，分温三服。

《金匮要略·肺痿肺痈咳嗽上气病》第6条：咳而上气，喉中水鸡声，射干麻黄汤主之。

解析：麻黄、生姜发汗解太阳之表，半夏、细辛、大枣降逆逐饮，故与小青龙汤相类亦是外邪内饮的治剂。射干、紫菀、款冬花、五味子均主咳逆上气，而射干尤长于清痰泄火，以利咽喉。故与小青龙汤所主大致同，而侧重于上气痰鸣者。本方适应证为小青龙汤证喉中痰鸣明显者。本方证常用于气管炎、哮喘咳逆痰多，咽中不利者，多有良效。

射干于太阳太阴阳明合病射干麻黄汤方证中，主咳逆上气，清痰泄火。

2. **鳖甲煎丸方证**（参见第八讲：三十、鳖甲）

射干于太阳少阳阳明合病鳖甲煎丸方证中，主化痰散结清热。

【解读药味特点】

经方用射干仅见于以上2方证，是宗《神农本草经》："射干，味苦、平。主治咳逆上气，喉痹，咽痛不得消息，散结气，腹中邪逆，食饮大热。"功在清热降火、散结消痰，其主于阳明里热，如射干麻黄汤方证、鳖甲煎方证。

射干因主治"喉痹，咽痛不得消息"，后世称其为"治喉痹咽痛之要药"，甚则谓是咽痛不离射干。针对射干疗咽痛有医家如是说："观今人之用，治咽痛则射干必至。散结气则远而弃之。不知其所以疗咽痛，正是取其散结气之效用也。只知其寒可清热解毒，不知解毒之药甚众，而独用射干乎？盖喉痹之为病，或外邪入侵，或邪自内生，其最终必导致咽喉气血经脉瘀结痹阻不通而喉痹乃成。故散结为治喉痹之要法。此理既明，则不致限本品于专疗咽痛也。"

【药物功用述要】

射干，味苦、平。后世谓味苦，寒。为祛热清咽化痰药，善利咽解毒，散结消痰，降火止痛，为疗咽痛之要药，散结气之良品。主治太阳阳明合病的咳逆上气、咽痛喉痹等证，亦辅助治疗癥瘕、疟母等证。

用法及用量：入煎剂，每用3~10克。

十四、升麻

【药物基本知识】

为毛茛科植物升麻、兴安升麻和大三叶升麻的根状茎。《本经》称升麻、周升麻；《别录》称周麻；陶弘景称鸡骨升麻；《纲目》称鬼脸升麻；《医学广笔记》称绿升麻。

【解析所在方证】

1. 升麻鳖甲汤方证

升麻鳖甲汤方　升麻二两，当归一两，蜀椒（炒，去汗）一两，甘草二两，鳖甲（炙）手指大一片，雄黄（研）半两。

上六味，以水四升，煮取一升，顿服之，老小再服取汗。

《金匮要略·百合狐惑阴阳毒病》第14条：阳毒之为病，面赤斑斑如锦纹，咽喉痛，唾脓血，五日可治，七日不可治，升麻鳖甲汤主之。

解析：胡希恕先生讲解本条时谓："本病类似急性传染病，病情较重……阳毒以咽痛、吐脓血为主要症状，阳气怫郁在外，而面赤生红斑，故称其为阳毒……升麻解毒杀菌，为方中主药。蜀椒辛温发汗，可使在表之邪毒外透。"明确指出，蜀椒有发汗作用，一是根据升麻鳖甲汤方证，二是依据《神农本草经》、《别录》而论述的，《神农本草经》谓："蜀椒：味辛，温。主治邪气咳逆，温中，逐骨节皮肤死肌，寒湿痹痛。"《别录》谓："疗喉痹……大风、汗不出。"三是方后煎服法中有"老少再服取汗"，可知善治咽喉而有发汗作用。又据阳毒用蜀椒，阴毒（证在里）不用蜀椒，更明确蜀椒有解表作用。本方用大量升麻、甘草，旨在清热解毒（清阳明热）、排脓、利咽。升麻伍以蜀椒解肌致汗，复用鳖甲、当归和血祛瘀。雄黄苦平寒，主寒热，杀百虫毒，这里用其攻肿毒痈脓。故本方合力治瘟疫，呈太阳阳明合病的咽喉痛而有痈脓或瘀血之变者。

升麻于太阳阳明合病升麻鳖甲汤方证中，主清热解毒、利咽。

2. 升麻鳖甲汤去雄黄蜀椒汤方证

升麻鳖甲汤去雄黄蜀椒汤方　即升麻鳖甲汤方去雄黄、蜀椒。

用法同升麻鳖甲汤方。

《金匮要略·百合狐惑阴阳毒病》第15条：阴毒之为病，面目青，身痛如被杖，咽喉痛，五日可治，七日不可治，升麻鳖甲汤去雄黄蜀椒主之。

解析：本方因是前方去蜀椒，则无解表作用。蜀椒辛温，有"散风邪……开腠理"（《别录》）作用，与升麻合用有致汗功能。雄黄主治痈毒脓血，因无吐脓血，故亦去之。故本方主治咽喉肿痛、身痛明显而无表证的阳明病，所谓阳毒此之谓也。

升麻于阳明病升麻鳖甲去雄黄蜀椒汤方证中，主清热解毒、利咽。

3. **麻黄升麻汤方证**（参见第二讲：二、麻黄）

升麻于厥阴病麻黄升麻汤方证中，主清热、解毒利咽。

【解读药味特点】

《神农本草经》云："升麻，味甘辛，解百毒，杀百老物殃鬼，辟瘟疾，障邪，毒蛊，久服不夭。"仲景用其亦旨在解毒，解阳明之毒热，辟瘟疫，疗咽痛。如在升麻鳖甲汤去雄黄蜀椒汤中，治疗阴毒，即清热解毒，清阳明热、排脓、利咽；在升麻鳖甲汤中可用于治疗阳毒、太阳阳明合病的咽喉痛而有痈脓或瘀血之变，即用于瘟疫、时疫、急性传染病。在麻黄升麻汤中治厥阴病的咽喉不利、唾脓血。可知升麻有利咽喉的作用，临床常遇有小柴胡汤方证又见咽喉不利者加用之，疗效满意。

胡老认为：升麻是一个杀菌祛毒的药物，在经方中的运用不是李东垣所说的用升麻是往上升的作用。

《药性赋》记载"升麻消风热肿毒，发散疮痍"，主清热解毒，但后世认为升麻气味清轻，升散力强，善引清阳之气上升，用于治疗气虚下陷、久泻脱肛、内脏下垂，常与柴胡、黄芪等同用，共奏补中益气、升阳举陷之效；或配伍葛根以宣毒透疹，治疗麻疹透发不畅；或配白芷、黄芩等以治阳明风热头痛。这一方面反映了对升麻的认识、运用已在《本经》、《伤寒》"解百毒、辟瘟疾、障邪"基础上有所发展；另一方面亦反映出世人对其辟瘟疫、瘴邪之功，用之甚少。

【药物功用述要】

升麻，味甘，辛。解毒解热药。主解百毒、辟瘟疫、瘴邪、风肿诸毒、头痛寒热。为治咽喉要药，临床可适用于阳明病、少阳病、太阳阳明合病、厥阴病的咽喉不利。

用法及用量：入煎剂，每用 3 ~ 15 克。外用：适量，研末调敷，煎汤含漱或淋洗。

十五、白头翁

【药物基本知识】

为毛茛科植物白头翁的根。《本经》称白头翁又名野丈人、胡王使者；《本草经集注》称白头公。

【解析所在方证】

1. **白头翁汤方证**

白头翁汤方　白头翁二两，黄柏三两，黄连三两，秦皮三两。

上四味，以水七升，煮取二升，去滓，温服一升，不愈，更服一升。

《伤寒论》第 371 条：热利下重者，白头翁汤主之。

《伤寒论》373 条：下利欲饮水者，以有热故也，白头翁汤主之。

解析：四物均属苦寒收敛药而有除热烦、止下利等作用，白头翁更能逐血止痛，合以为方，故治热利下重、心烦腹痛而便脓血者。

白头翁于阳明病白头翁汤方证中，主热利下重、心烦腹痛而便脓血者。

2. 白头翁加甘草阿胶汤方证

白头翁加甘草阿胶汤方 白头翁、甘草、阿胶各二两，秦皮、黄连、柏皮各三两。

上六味，以水七升，煮取二升半，内胶令消尽，分温三服。

《金匮要略·妇人产后病》第10条：产后下利虚极，白头翁加甘草阿胶汤主之。

解析：于白头翁汤加益气的甘草、止血的阿胶，故治白头翁汤证虚乏少气而有血虚证或血便或黏血便者。

白头翁于阳明病白头翁加甘草阿胶汤方证中，主逐血止痛、除烦热、止下利。

【解读药味特点】

经方用白头翁仅见于白头翁汤方证和白头翁加甘草阿胶汤方证，主要用于阳明病的热痢、血痢，长于清热凉血、活血、解毒。是本于《神农本草经》的记载："白头翁，味苦，温。无毒。主治温疟，狂易，寒热，癥瘕积聚，瘿气，逐血止痛，疗金疮。"

白头翁，《本经》谓苦温，而后人多认为本品苦，寒。因其味苦能泻，寒能清热，解毒，故常用于热毒血痢、温疟寒热之证。因本品能清泄，故对于血热瘀结之证用之，可散热凉血行瘀，瘀血祛则新血生，疼痛止，血循常道而行，故尚能治疗癥瘕、积聚、瘿气、瘰疬等多种痰凝血结之证。

【药物功用述要】

白头翁，味苦，温。清热凉血行血药。主治热利腹痛、鼻衄、便脓血。于热毒凝滞于大肠而见下重、腹痛、便脓血时用之，亦可捣根取汁涂肿痛、秃疮。

用法及用量：入煎剂，每用6～15克；外用：适量，煎水洗或捣敷。

十六、狼牙草

【药物基本知识】

狼牙，是一种草类植物，其叶、根可入药。陶弘景曰："其牙似兽之齿牙，故有诸名。"今考为仙鹤草根芽，即为蔷薇科植物龙牙草带有一定芽的根茎。《本经》称狼牙，又称牙子；《别录》称狼齿、狼子；《御览》、《纲目》、《吴普》称狼牙；李当之又称"支兰"。

对狼牙草药物的认识存疑，有人认为狼牙草近世所无，陈修园等提出用狼毒代之，妥否，待考证。

【解析所在方证】

1. 狼牙汤方证

狼牙汤方 狼牙三两。

上一味，以水四升，煮取半升，以绵缠筋如茧，浸汤沥阴中，日四遍。

《金匮要略·妇人杂病》第21条：少阴脉滑而数者，阴中即生疮、阴中蚀疮烂者，狼牙汤洗之。

解析：狼牙即狼牙草，《神农本草经》谓："狼牙味苦寒，主治邪气、热气、疥瘙恶疡、疮痔，去白虫。"可见为收敛消炎药而有治疮疡及杀虫等作用。本方适应证为外阴、阴道溃烂者。

狼牙草于阳明病狼牙汤方证中，主疮疡、杀虫。

2. **九痛丸方证**（参见第五讲：一、附子）

狼牙于太阴病九痛丸方证中，佐吴茱萸祛寒、燥湿。

【解读药味特点】

经方用狼牙草仅见于狼牙汤方证及九痛丸方证，用于治疗阴部溃烂、生疮。据《神农本草经》记载："牙子，味苦，寒。主邪气热气，疥瘙、恶疡、创痔，去白虫。"可知狼牙，味苦，性寒。苦能燥湿，寒能泻热凉血，解毒，对热毒，疥瘙，恶疡、痔患及其他血证均可用之。善清利前阴湿热毒邪，为治妇人阴虫湿热疮毒的良药。亦尤能驱除绦虫。对于用于九痛丸中的生狼牙是否是一物，有待考证。

仲景用其单味煎汤治疗妇人阴中生疮、阴中蚀疮烂者，外阴及阴道生疮凡属热实证者，可用本方坐浴。或合用苦参外洗。

【药物功用述要】

狼牙草，味苦，寒。为收敛消炎药。善治疮疡及杀虫，适用于外阴、阴道溃烂者。

十七、猪胆汁

【药物基本知识】

为猪科动物猪的胆汁。首见于《别录》和《伤寒论》。

【解析所在方证】

1. **大猪胆汁方证**

大猪胆汁方 大猪胆一枚。

上一物，泻汁，和少许法醋，以灌谷道内，如一食顷，当大便出宿食恶物，甚效。

《伤寒论》第233条：阳明病，自汗出，若发汗，小便自利者，此为津液内竭，虽硬不可攻之，当须自欲大便，宜蜜煎导而通之。若土瓜根及大猪胆汁，皆可为导。

解析：猪胆汁，苦寒，清热解毒。法醋亦酸苦，《本草拾遗》谓："破血运，除癥块坚积，消食，杀恶毒，破结气。"两者合之灌肠，不仅通便，尚能清热解毒，实为外治良方。本方证适用于里热大便不通而不宜攻下者。

猪胆汁于阳明病大猪胆汁方证中，主清热、导便。

2. 通脉四逆加猪胆汁汤方证

通脉四逆加猪胆汁汤方　甘草（炙）二两，干姜三两（强人可四两），附子（生用，去皮，破八片）大者一枚，猪胆汁半合。

上四味，以水三升，煮取一升二合，去滓，内猪胆汁，分温再服，其脉即来。无猪胆以羊胆代之。

《伤寒论》第390条：吐已下断，汗出而厥，四肢拘急不解，脉微欲绝者，通脉四逆加猪胆汁汤主之。

《伤寒论》第315条；少阴病，下利，脉微者，与白通汤；利不止，厥逆无脉、干呕烦者，白通加猪胆汁汤主之。服汤脉暴出者死，微续者生。

解析： 猪胆汁为一味作用较强的苦味亢奋药，苦寒清热，而有强心作用。当病重里虚寒甚，心衰脉微欲绝，而有虚热上浮呈太阴阳明合病时，治以附子强心通脉为主，同时用猪胆汁清上热辅以强心、止呕除烦，共救病于危急。

猪胆汁于太阴阳明合病通脉四逆加猪胆汁汤方证中，主亢奋以振心衰。

【解读药味特点】

《本经》无猪胆汁记载，至《别录》、《伤寒论》始有记载。《伤寒论》有3方证用猪胆汁，但胡希恕先生在后期认识到，白通加猪胆汁方证为错简，这样仅剩以上2方证。二方一是内服，一是外用，皆是用其苦寒清热、止呕除烦，并有强心及通便作用特点。因其苦寒，故主用于清阳明里热。其强心作用，惟出现太阴阳明合病时，必配以附子共起强心振衰作用。

后世对猪胆汁有一定认识，如《本草求原》："方家用猪胆，取其寒能胜热，滑能润燥，苦能入心，又能去肝胆之火也。""清心通脉，补肝胆以和阴，滑润直达下焦，令肝血和而风静，治里寒外热，厥逆无脉，干呕而烦，或泻或止，久而不愈，伤寒斑出；通小便，导大便，止痢，止渴；治喉风闭，胆皮最祛目翳，治天蛇毒。"可供参考。

胡老认为：猪胆汁为苦味亢奋药，有强心、止呕除烦作用。又强调其强心作用，亦必加于通脉四逆汤中，方可治原方证虚脱急剧呕而烦躁者。

猪胆汁的清热解毒作用比较显著，现在临床常用于治里实热上炎、目赤目翳、咽喉肿痛，疮痈肿痛、热结便秘以及肺热咳嗽、小儿百日咳等症。此外，据报导对黄疸、传染性肝炎也有一定疗效。

【药物功用述要】

猪胆汁，味苦，寒。清热解毒，强心，明目。主治咽喉肿痛、疮痈肿痛、目赤目翳、小儿五疳等。阳明热结，大便不通者可用本药；临证用其急救强心，必加于有大剂附子如通脉四逆汤中方起救逆回阳作用。用猪胆一枚和醋少许灌谷道中少顷即大便出。敷恶疮，入汤沐发，去腻光辉。

用法及用量：冲服，每用3~6克；炖服6~10克；外用：适量，涂敷、点眼或灌肠。

十八、白蔹

【药物基本知识】

为葡萄科攀援藤本白蔹的根。《本经》称白蔹，又称兔核、白草；《别录》称白根、昆仑；《纲目》称猫儿卵；《植物名实图考》称鹅抱蛋；《南京民间药草》称见肿消；《浙江中药手册》称穿山老鼠；《东北药物志》称白水罐、山地瓜；《广西中药志》称铁老鼠、母鸡带仔、老鼠瓜薯；《辽宁经济植物志》称山栗子、八卦牛、白浆罐、狗天天；江西《草药手册》称癞痢茶。

【解析所在方证】

薯蓣丸方证（参见第六讲：四、薯蓣）

白蔹于厥阴病薯蓣丸方证中，主清上热。

【解读药味特点】

白蔹之用，仅见于《金匮要略》薯蓣丸方证，据《神农本草经》记载："白蔹，味苦，平。微寒。主治痈肿疽疮，散结气，止痛除热，目中赤，小儿惊痫，温疟，女子阴中肿痛。"可知其主为清热，在薯蓣丸中主在清上热。

后世临床经验，认为白蔹长于清热敛疮，散结止痛，疏通邪滞，单用或配伍金银花、蒲公英、野菊花等用于治疗疮痈疽疖、肠风痔瘘、泻利脓血、妇人阴中肿痛等，认为白蔹为治疮痈之要药，疮痈初期者用之可消散，脓成未溃者促使溃脓，溃后不敛者敛疮生肌，此继承和弘扬了经方治"风气百疾"的学术思想。

【药物功用述要】

白蔹，味苦，平。善清热解毒敛疮，消痈散结止痛药。多用于疮痈肿痛、瘰疬或溃久不敛或水火烫伤，如痈疽发背初起或疮疡痈肿，以本药配赤小豆，共研细末，用鲜鸡蛋白调和外涂；水火烫伤，亦可用白蔹末外敷或与地榆共研末外敷。

用法及用量：入煎剂，每用3～10克；外用适量。

十九、滑石

【药物基本知识】

滑石为硅酸盐类矿物滑石的块状体。主含含水硅酸镁，还含氧化铝、氧化镍等，尚含Fe、Ti、Zr、Mn、Ba、Mg、Zn等微量元素。《本经》称滑石；《名医别录》称液石、共石、脱石、番石；《药性论》称夕冷；《石药尔雅》称脆石、留石；《本草衍义》称画石；《中药志》称活石；《南越志》称莤石。

【解析所在方证】

1. **风引汤方证**（参见第二讲：一、桂枝）

滑石于太阳阳明太阴合病风引汤方证中，主清里热。

2. **猪苓汤方证**（参见第七讲：九、猪苓）

滑石于阳明病猪苓汤方证中，主清热利尿。

3. **百合滑石散方证**（参见第四讲：二十、百合）

滑石于阳明病百合滑石散方证中，主清里热利尿。

4. **滑石代赭汤方证**

滑石代赭汤方　百合（擘）七枚，滑石（碎，绵裹）三两，代赭石（碎，绵裹）如弹丸大一枚。

上先以水洗百合，渍一宿，当白沫出，去其水，更以泉水二升，煎取一升，去滓，别以泉二升，煎滑石、代赭，取一升，去滓后，合和重煎取一升五合，分温服。

《金匮要略·百合狐惑阴阳毒病》第3条：百合病，下之后者，滑石代赭汤主之。

解析：主用百合治虚热而缓急迫，又用滑石利尿清里热，代赭石收摄以治下后便溏。本方适应证为百合病有虚热而便溏者。

滑石于阳明病滑石代赭汤方证中，主利尿清里热。

5. **蒲灰散方证**（参见第八讲：十五、蒲黄）

滑石于阳明病蒲灰散方证中，主清湿热利尿。

6. **滑石白鱼散方证**

滑石白鱼散方　滑石二分，乱发（烧）二分，白鱼二分。

上三味，杵为散，饮服方寸匕，日三服。

《金匮要略·消渴小便利淋病》第12条：小便不利，蒲灰散主之，滑石白鱼散、茯苓戎盐汤并主之。

解析：白鱼即书纸中蠹虫，亦居衣帛中，故亦称衣鱼，《本草纲目》收此方于衣鱼条下可知。发乃血之余，乱发烧之即血余炭，能消瘀通小便，《神农本草经》记载："主治五癃，关格不得小便，利水道。"白鱼去水气，理血脉。滑石清热利湿，故共起利尿清热止血作用。

滑石于阳明病滑石白鱼散方证中，主清热利尿。

【解读药味特点】

经方用滑石见于以上6方证，皆遵《神农本草经》所述："滑石，味甘，寒。主身热，泄澼，女子乳难，癃闭，利小便，荡胃中积聚寒热，益精气，久服轻身，耐饥，长年。"即均用其清利湿热通小便，用治热淋、石淋、血淋、小便艰涩不利，主用于阳明病，如猪苓汤；伍百合则清百合病之虚热利二便，如百合滑石散；伍百合、代赭石则主治百合病之虚热便溏者，如滑石代赭汤；伍蒲灰或白鱼、血余炭则利尿清热，主治消渴小便艰涩有热或有血者，如蒲灰散、滑石白鱼散。如配伍桂枝、甘草，治太阳阳明太阴合病，如风引汤。

后世临床用滑石有丰富经验，认为滑石为黏滑通利性利尿药，因其黏滑性，故小便不利常用本药。且其性寒有消炎作用，故膀胱、尿道、肠管各部发炎而有小便不利时用之有效。故其主治小便不利而有热，见小便艰涩不爽、量少、灼痛、尿深黄或赤者。后世常用配伍：滑石、甘草（六一散）治身热、吐痢、泄泻、下痢赤白、癃闭石淋及烦热、中暑、疫疠等；张锡纯用滑石、生山药治寒温外感诸证，上焦燥热，下焦滑泻无度以致小便不利黄短者；滑石、青黛（碧玉散）治心烦出血者；滑石、干姜（温六散）治大便如水、舌苔白者。

【药物功用述要】

滑石，味甘，寒。缓和性清热利尿药。通六腑九窍津液，利涩结，下垢腻，逐湿热。主治小便黄赤，膀胱、尿道炎，暑热，烦渴。

用法及用量：入煎剂，包煎，每用10~15克；外用适量。

二十、百合

【药物基本知识】

为百合科植物百合或细叶百合、麝香百合及其同属多种植物鳞茎的鳞叶。《本经》称百合；《玉篇》称百合蒜；《别录》称强瞿、摩罗、重箱、中逢花；《吴普本草》称重迈、中庭；《日华子本草》称白百合；（陶弘景）称强仇；《本草崇原》称夜合花；《纲目》称蒜脑薯、山丹、倒仙；《救生苦海》称白花百合。

【解析所在方证】

1. 百合地黄汤方证

百合地黄汤方 百合（擘）七枚，生地黄汁一升。

上以水洗百合，渍一宿，当白沫出，去其水，更以泉水二升，煎取一升，去滓，内生地黄汁，煎取一升五合，分温再服。中病勿更服。大便当如漆。

《金匮要略·百合狐惑阴阳毒病》第5条：百合病，不经吐下发汗，病形如初者，百合地黄汤主之。

解析：生地黄，甘寒有补虚凉血、逐血痹、解烦热等作用，与百合为伍，尤能治血虚血热者。本方适应证为百合病口苦、小便赤、脉微数者。

百合于阳明病百合地黄汤方证中，主清热、补中生津益气。

2. 百合鸡子汤方证

百合鸡子汤方 百合（擘）七枚，鸡子黄一枚。

上先以水洗百合，渍一宿，当白沫出，去其水，更以泉水二升，煎取一升，去滓，内鸡子黄，搅匀，煎五分，温服。

《金匮要略·百合狐惑阴阳毒病》第4条：百合病，吐之后者，用后方主之。

解析：百合主虚热而缓急迫，用鸡子黄治吐后中气虚。本方证适用于百合病有里虚热而胃虚弱者。

百合于阳明病百合鸡子黄汤方证中，主清虚热、补中缓急迫。

3. 百合知母汤方证

百合知母汤方 百合（擘）七枚，知母（切）三两。

上先以水洗百合，渍一宿，当白沫出，去其水，更以泉水二升，煎取一升，去滓。别以泉水二升，煎知母，取一升，去滓后，合和煎取一升五合，分温再服。

《金匮要略·百合狐惑阴阳毒病》第2条：百合病，发汗后者，百合知母汤主之。

解析：百合补虚润燥而治虚热，尤其味甘亦能缓急，实百合病的要药。用知母者，是用来解除汗后热烦。本方适应证为里虚热兼心烦者。

百合于阳明病百合知母汤方证中，主补虚润燥、缓急迫、除烦热。

4. 百合洗方方证

百合洗方 百合一升。

上以百合一升，水一斗，渍之一宿，以洗身，洗已，食煮饼，勿以盐豉也。

《金匮要略·百合狐惑阴阳毒病》第6条：百合病，一月不解，变成渴者，百合洗方主之。

解析：百合，《本经》谓："味甘，平。主治邪气腹胀、心痛。利大小便，补中益气。"是治疗百合病的主药。外用洗法，亦显示其特点。本方适应证为百合病出现轻度口渴者。

百合于阳明病百合洗方方证中，主清虚热、止烦渴。

5. 百合滑石散方证

百合滑石散方 百合（炙）一两，滑石三两。

上为散，饮服方寸匕，日三服。当微利者，止服，热则除。

《金匮要略·百合狐惑阴阳毒病》第8条：百合病，变发热者，百合滑石散主之。

解析：滑石，甘寒利小便，伍百合微利二便，使热从下解。本方证适用于百合病有明显里热者。

百合于阳明病百合滑石散方证中，主清热、补中。

6. 滑石代赭汤方证（参见第四讲：十九、滑石）

百合于阳明病滑石代赭汤方证中，主清虚热、缓急迫。

【解读药味特点】

由以上6方证可知，经方用百合主治阳明里热的百合病，《神农本草经》谓："百合，味甘，平。主治邪气，腹胀，心痛，利大小便，补中益气。"可知为一甘平的补药，以其补中益气而能生津液而除热解烦，并有利大小便功能而缓急迫，故其主治百合病之虚热。与生地黄为伍，补中益气、养血祛瘀，主治血证而虚热者，如百合地黄汤方证；伍知母清虚热、止渴除烦，如百合知母汤方证；伍滑石清热利湿，微利二便，如百合滑石散、滑石代赭汤方证；合鸡子黄养血、和胃，如百合鸡子黄汤方证。

百合善补虚生津而治虚热，其味甘亦能缓急迫，实百合病之要药，内服外洗，均显示其特点。

胡老认为："百合病用现在的话说，就是一种精神方面的里热血虚证，如精神分裂症、神经官能症之类，百合病主用百合而得名，百合甘寒补虚清虚热，味甘能缓急迫，大量吃能通利二便，小便赤涩者尤宜。"

【药物功用述要】

百合，味甘，平。润燥清虚热，微利二便，主治属阳明里证的百合病，亦用于急慢性血虚内热者。近代因其具有润燥清热作用，多用于干咳、吐血，虚烦惊悸，不寐等证。

用法及用量：入煎剂，每用10～30克。外洗适量。

二十一、文蛤

【药物基本知识】

为帘蛤科动物文蛤的贝壳。《本经》称海蛤，又称文蛤、魁蛤；《说文》称岔；《梦溪笔谈》称花蛤；《本草纲目》称花蛤；《现代实用中药》称黄蛤；《药材资料汇编》称圆蛤；《中药志》称白利壳。

【解析所在方证】

1. 文蛤汤方证

文蛤汤方 文蛤五两，麻黄、甘草、生姜各三两，石膏五两，杏仁五十枚，大枣十二枚。

上七味，以水六升，煮取二升，温服一升，汗出即愈。

《金匮要略·呕吐哕下利病》第19条：吐后渴欲得水，而贪饮者，文蛤汤主之。兼主微风、脉紧、头痛。

《伤寒论》第141条：病在阳，应以汗解之，反以冷水潠之、若灌之，其热被劫不得去，弥更益烦，肉上粟起，意欲饮水，反不渴者，服文蛤散（文蛤汤）；若不瘥者，与五苓散。

解析：文蛤汤为麻杏石甘汤证与越婢汤合方，症见口渴不欲饮而烦热明显者。

文蛤于太阳阳明合病文蛤汤方证中，主收敛止渴、止烦。

2. 文蛤散方证

文蛤散方 文蛤五两。

上一味，杵为散，以沸汤五合，和服方寸匕。

《金匮要略·消渴小便利淋病》第7条：渴欲饮水不止者，文蛤散主之。

解析：文蛤，《神农本草经》谓"主恶疮蚀、五痔"。其为一寒性收敛药甚明。寒能解燥，敛能养液，当治津液枯燥而渴欲饮水不止者。本方适应证为渴欲饮水者。

文蛤于阳明病文蛤散方证中，主止渴、解烦。

【解读药味特点】

经方用文蛤，仅见以上2方证，主收敛止渴除烦。《神农本草经》谓"海蛤，味苦，平。主治咳逆上气，喘息烦满，胸痛，寒热……治恶疮，蚀，五痔"。经方取其清热润燥、生津除烦渴之功，其主治在阳明，单用或伍石膏清热，除烦，止渴，也用于太阳阳明合病。

《本经》中文蛤有"主治咳逆上气，喘息烦满"的记载，故后世认为文蛤又善软坚化痰，如朱丹溪亦多用之治痰。《本草汇言》云："文蛤粉，止咳逆，消胸痹，化痰软坚之药也。……昔仲景用之，为阴寒郁热，假此分利表间水气故耳。则知此为清热消饮之轻剂。且必于欲饮水反不渴者用之，则知能泄偶郁之热，而不能胜实结之热矣。"

因《开元本草》载"五倍子形似文蛤"且异名"文蛤"，陈无择等认为文蛤即五倍子，后世以"文蛤指五倍子"。然五倍子虽解渴作用较强，且可用于贴肚脐止大汗，但绝不适用于《金匮》文蛤散方证。

【药物功用述要】

文蛤，味苦，平。清热、化痰、收敛药。主用于阳明里热咳逆、烦满胸痹，亦适用于恶疮、五痔，女子崩漏等。

用法及用量：入煎剂，每用10~15克。外用敛疮：煅，适量。

二十二、连翘

【药物基本知识】

为木犀科落叶灌木连翘的果实。《本经》称连翘，又称异翘、兰华、折根、轵（轺）、三廉；《尔雅》称连、异翘；《伤寒论》称连轺；郭璞注《尔雅》称连草；《药性论》称旱连子；《唐本草》称大翘子；《中药志》称空壳。

连翘根为连翘的根，《本经》称翘根；《本草逢原》称连翘根；

连轺，《本经》不见所注，《伤寒论》于麻黄连轺赤小豆汤的连轺后注为（连翘根是）。《神农本草经》载有"连翘……一名轺"，有认为连轺即连翘之古籍中的别名。然本草记载不详，未便断为一物，待考。

【解析所在方证】

麻黄连轺赤小豆汤方证（参见第二讲：二、麻黄）

连轺于太阳阳明合病麻黄连轺赤小豆汤方证中，主清热祛湿退黄。

【解读药味特点】

经方用连轺仅见麻黄连轺赤小豆汤一方证，用其清热祛湿退黄。对于连轺与连翘是否为一物至今未明确，《本经》有翘根记载，亦有连翘记载，而《伤寒论》于麻黄连轺赤小豆汤中，写为"连轺（连翘根是）"。两药的性味特点，《神农本草经》谓："翘根味甘，寒，平。主下热气，益阴精，令人面悦好，明目。久服轻身，耐老。"连翘："味苦，平。主治寒热、鼠瘘、瘰疬、痈肿、恶疮、瘿瘤、结热、蛊毒。"两药性味近似，皆能清热祛湿退黄。至于连翘与连翘根的作用是否相同，亦待考。不过《本草逢原》谓："连翘根寒降，专下热气，治湿热发黄，仲景治瘀热在里发黄，麻黄连轺赤小豆汤主之，如无根以实代之。"已说明两者作用相同，我们在临床当用麻黄连轺赤小豆汤时，多用连翘。

【药物功用述要】

连翘：味苦，平。清热祛湿退黄药。主治寒热、消疮痈肿毒、除烦躁、祛湿、黄疸。

用法及用量：入煎剂，每用6~15克。

二十三、生梓白皮

【药物基本知识】

为落叶乔木梓树的内白皮。《本经》称梓白皮；《说文》："梓，楸也"；《纲目》称梓白皮。

【解析所在方证】

麻黄连轺赤小豆汤方证（参见第二讲：二、麻黄）

生梓白皮于太阳阳明病麻黄连轺赤小豆汤方证中，主清热。

【解读药味特点】

经方用生梓白皮仅见于麻黄连轺赤小豆汤方证，《神农本草经》谓："梓白皮，味苦，寒。主治热，去三虫。"经方用其苦寒清热之性，合连轺、赤小豆清热祛黄，治伤寒、瘀热在里的发黄。

后世认为，生梓白皮具有清热除湿而不伤阴的特点。其苦以燥湿，寒以清热，湿除热清以绝虫生之源；味苦入心，气寒清热泻火，心经火热之毒得清，则疮痒自愈，"诸痛痒疮皆属于心"之谓也，故为疗疮痒之佳品，《日华子本草》用本药"煎汤洗小儿壮热，一切疮疥，皮肤瘙痒"。然本药生者尤难得，现不常用，多以桑白皮代之。《医宗金鉴》曰："茵陈可代本药，但不如桑白皮有泻肺、利水、消肿之效也。"

【药物功用述要】

生梓白皮，味苦，寒。善清热除湿、解毒止痒药。主祛虫、热毒、目疾、吐逆、一切疮疥、皮肤瘙痒；若见时病发热、湿热黄疸亦可引用。

用法及用量：入煎剂，每用5~30克。

二十四、土瓜根

【药物基本知识】

为葫芦科植物王瓜的根。《别录》称王瓜根；《金匮要略》称土瓜根；《贵阳民间药草》称堵拉、耗子枕头；《闽东本草》称土花粉；《全览选锦肿瘤》称山苦瓜。

《本经》有王瓜的记载，又称土瓜。王瓜《尔雅》称钩、藈菇；《圣惠方》称雹瓜；《本草图经》称老鸦瓜；《丹溪纂要》称野甜瓜、马雹儿；《医学入门》称马剥儿；《纲目》称马爮瓜、公公须；《福建民间草药》称杜瓜、鸽蛋瓜；《浙江中药手册》称吊瓜；《闽东本草》称山冬瓜、水瓜；《江西民间草药验方》称苦瓜莲、小苦兜。

【解析所在方证】

土瓜根散方证（阴㿗肿亦主之）

土瓜根散方　土瓜根、芍药、桂枝、䗪虫各三两。

上四味，杵为散，酒服方寸匕，日三服。

《金匮要略·妇人杂病》第10条：带下，经水不利，少腹满痛，经一月再见者，土瓜根散主之。

解析：土瓜根合䗪虫清热利湿、祛瘀消肿。土瓜根为一寒性祛瘀利尿药，而有治痈肿作用。与䗪虫合用祛瘀消肿，复以桂枝、芍药调荣卫解外，并治腹满痛，故本方治里热挟瘀而腹满痛者。原方后注："阴㿗亦主之"，阴隤即阴囊肿大，妇人阴肿痛亦属之。本方适应证为腹满痛、痛有定处而有热者。妇人经血不调，多热者提前，多寒者延后，本方适宜多热者。

土瓜根于太阳阳明合病土瓜根散方证中，主清热、祛瘀消肿。

【解读药味特点】

经方用土瓜根仅见于土瓜根散方证，主治妇女带下、经血不利、少腹满痛，亦治男性阴囊肿大。《神农本草经》谓："味苦，寒。主治消渴，内痹，瘀血，月闭，寒热，酸疼，益气，愈聋。"可知其为苦寒祛瘀利尿药，而有治痈肿作用，主治阳明湿热瘀血肿痛。但配伍合桂枝、芍药则治太阳阳明合病的湿热瘀血肿痛，如土瓜根散。

《本经疏证》曰："土瓜根之治，大率皆似通而实不通之候。故《别录》所载，既云妇人带下，紧接以不通四肢骨节间有水，小便仍利，与《金匮》所谓经水不利，月事一月再行者，若合符节，即阳明津液内竭，大便不通之不容下者，以此导之，则亦可知其旨趣之所在矣。"

【药物功用述要】

土瓜根，苦，寒。祛瘀清热、散结消痈，主治消渴、内痹、瘀血、妇人带下、月闭、男性阴囊肿大。

用法及用量：入煎剂，每用6～12克。

二十五、蛇床子

【药物基本知识】

为伞形科植物蛇床的果实。《本经》称蛇床子，又称蛇米、蛇粟；《吴普本草》称蛇珠；《广雅》称蛇粟；《药性论》称蛇床仁；《千金方》称蛇床实；《分类草药性》称气果、双肾子；《浙江中药手册》称癞头花子；江西《草药手册》称野茴香。

【解析所在方证】

蛇床子散方证

蛇床子散方 蛇床子仁。

上一味，末之，以白粉（即铅粉）少许，和令相得，如枣大，绵裹内之，自然温。

《金匮要略·妇人杂病》第20条：妇人阴寒，温阴中坐药，蛇床子散主之。

解析：蛇床子苦平，有温子脏、逐寒湿、疗阴中肿痛等作用。铅粉杀虫、杀菌，合为坐药，当治阴中寒湿下白物或阴中痒，今所知滴虫、真菌等引起的阴道炎有验。

本方适应证为妇人阴部寒湿肿痛或瘙痒下白浊者。阴道滴虫、真菌性阴道炎本方有效。改用蛇床子煎汤坐浴效也佳。

按：仲景对外用药亦注意辨证，苦参汤属阳明，本方属太阴。

蛇床子于太阴病蛇床子散方证中，主阴中寒湿、阴中痒。

【解读药味特点】

经方用蛇床子仅见于蛇床子散方证，亦仅是外用，是治阴中寒湿、阴痒，是秉承于《神农本草经》："蛇床子，味苦，平。主治妇人阴中肿痛，男子阴痿湿痒，除痹气，利关节，癫痫，恶疮。"

胡老认为："蛇床子为温性收敛药，祛湿止痒，有杀虫、止痒、祛恶疮等作用，是温阴中坐药，妇人自己觉得子宫里有寒，但也许是疮，也许是痒，用蛇床子散这种坐药很好。临床常单用或配伍苦参、枯矾等外洗、浸泡，治疗真菌感染效佳。"

因蛇床子味苦，外用可燥湿止痒，疗恶疮、湿痒；其性平而偏温，常伍苍术、附子、山萸肉、菟丝子、五味子等内服，以治阳痿、宫冷等证，以及除痹气，利关节。

【药物功用述要】

蛇床子，味苦，平。燥湿杀虫，有温子脏、逐寒湿、疗阴中肿痛等作用。历代多用于治疗阳虚阳痿以及皮肤或阴中湿痒。

用法及用量：入煎剂，每用3~10克；外用：煎汤外洗，15~30克。

二十六、甘李根白皮

【药物基本知识】

为蔷薇科植物李树根皮的韧皮部。李，《本经》称郁李、鼠李。后世本草认为鼠李、郁李为同一植物。

【解析所在方证】

奔豚汤方证

奔豚汤方 甘草、川芎、当归各二两，半夏四两，黄芩二两，生葛五两，芍药二两，生姜四两，甘李根白皮一升。

上九味，以水二斗，煮取五升，温服一升，日三夜一服。

《金匮要略·奔豚气病》第3条：奔豚，气上冲胸，腹痛，往来寒热，奔豚汤主之。

解析：甘李根白皮，大寒，止心烦逆、奔豚气，是本方主药，佐以葛根、黄芩以解半表半里邪热，半夏、生姜下气逐饮，当归、芍药、川芎、甘草补血并治腹痛。本方治半表半里有水饮而血虚热盛，也即呈半表半里阳证者。

甘李根白皮于少阳病奔豚汤方证中，主解热止烦，降逆。

【解读药味特点】

经方用甘李根白皮仅见奔豚汤方证，注家皆认为其苦寒，以适应往来寒热证。《本经》对甘李根白皮的性味缺乏记载，只有“根：主治齿龂肿，龋齿，坚齿”，“鼠李治寒热，瘰疬疮”。后世认为苦，酸，凉，结合奔豚汤方证认识，可知其主于清热而长于治奔豚气。胡希恕先生认为：“甘李根白皮这个药，解热作用跟柴胡差不多，但它有下气治奔豚的特征。”可以加深对该药的理解。

又桂枝加桂汤、苓桂枣甘汤等治奔豚证在太阳太阴。分析奔豚汤方证可知，甘李根白皮苦寒，止心烦逆、奔豚气，为奔豚汤之主药，佐以葛根、黄芩以解半表半里邪热，证在少阳。故胡希恕先生提出甘李根白皮“解热作用与柴胡差不多”，而又有治热性奔豚的作用。

【药物功用述要】

甘李根白皮，味苦，寒。清半表半里之热，善治奔豚气上冲。

用法及用量：入煎剂，每用6～10克。

二十七、淡豆豉

【药物基本知识】

为豆科植物大豆的种子加工品。《本草汇言》称淡豆豉；《伤寒论》称香豉；《纲目》称淡豉。

【解析所在方证】

1. **瓜蒂散方证**（参见第三讲：一、瓜蒂）

淡豆豉于阳明病瓜蒂散方证中，主清里热、助涌吐兼和胃气。

2. **栀子豉汤方证**（参见第四讲：五、栀子）

淡豆豉于阳明病栀子豉汤方证中，主清里热兼和胃气。

3. **栀子甘草豉汤方**（参见第四讲：五、栀子）

淡豆豉于阳明病栀子甘草豉汤方证中，主清里热兼和胃气。

4. **栀子生姜豉汤方证**（参见第四讲：五、栀子）

淡豆豉于阳明病栀子生姜豉汤方证中，主清里热兼和胃气。

5. **枳实栀子豉汤方证**（参见第七讲：四、枳实）

淡豆豉于阳明病枳实栀子豉汤方证中，主清里热兼和胃气。

6. **栀子大黄汤方证**（参见第四讲：五、栀子）

淡豆豉于阳明病栀子大黄汤方证中，主清里热兼和胃气。

【解读药味特点】

淡豆豉在《本经》无记载，至《伤寒论》始有记载，可知汉代应用较多，根据以上6方证可知，其主要作用是清里热，主治在阳明，故《别录》谓："味苦，寒，无毒。"《千金·食治》谓"味苦甘，寒，涩，无毒"，其性味苦寒无疑，其作用主清里热，故《药征》曰："香豉，主治心中懊侬也，旁治心中结痛及心中满而烦也。"

值得注意的是，后世对豆豉的认识和应用出现二点不同，第一，认为淡豆豉有催吐作用，其原因亦有二，即一者与瓜蒂同用，辅助催吐；二者栀子豉汤煎服法有错简，即有"温进一服，得吐者，止后服"10字，而认为豆豉有催吐作用，但多数临床家临床应用无催吐作用，故胡希恕先生指出："豆豉，主治心中懊侬，并不致吐。俗谓豆豉为催吐药，误也。"第二，认为淡豆豉有解表作用，已知淡豆豉性味苦寒，则当然主清里热，考后世用豆豉有多种，多以川椒、生姜等制，故认为其有解表作用，不过亦只是表里双解，淡豆豉原苦寒，单用则无解表作用。

因此可以明确，淡豆豉性味苦寒，主清里热，与瓜蒂、赤小豆相伍，辅助涌吐兼和胃气，如瓜蒂散；与栀子相伍，清里热和胃，除烦闷、心中懊侬、烦躁，如栀子豉汤类方。

【药物功用述要】

淡豆豉，味苦，寒。解热、去烦满、护胃和中药。主食毒郁结、烦满懊侬。

用法及用量：入煎剂，后下，每用10~15克。豆豉不耐熬煮，过火则成粥失效，故当后下。

二十八、柴胡

【药物基本知识】

为伞形科植物北柴胡和狭叶柴胡等的根。《本经》称柴胡，又称胡、地熏；《别录》称芸蒿；《吴普本草》称山菜、茹草；《品汇精要》称柴草。

【解析所在方证】

1. **小柴胡汤方证**

小柴胡汤方　柴胡半斤，黄芩三两，人参三两，甘草（炙）、生姜（切）各三两，大枣（擘）十二枚，半夏（洗）半升。

上七味，以水一斗二升，煮取六升，去滓，再煎取三升，温服一升，日三服。

《伤寒论》第37条：太阳病，十日已去，脉浮细而嗜卧者，外已解也。设胸满胁痛者，与小柴胡汤；脉但浮者，与麻黄汤。

《伤寒论》第96条：伤寒五六日中风，往来寒热、胸胁苦满、嘿嘿不欲饮食、心烦喜呕，或胸中烦而不呕，或渴，或腹中痛，或胁下痞硬，或心下悸、小便不利，或不渴、身有微热，或咳者，小柴胡汤主之。

《伤寒论》第97条：血弱、气尽、腠理开，邪气因入，与正气相搏，结于胁下。正邪分争，往来寒热，休作有时，嘿嘿不欲饮食，脏腑相连，其痛必下，邪高痛下，故使呕也，小柴胡汤主之。服柴胡汤已，渴者属阳明，以法治之。

《伤寒论》第99条：伤寒四五日，身热、恶风、颈项强、胁下满、手足温而渴者，小柴胡汤主之。

《伤寒论》第100条：伤寒，阳脉涩，阴脉弦，法当腹中急痛，先与小建中汤；不瘥者，小柴胡汤主之。

《伤寒论》第101条：伤寒中风，有柴胡证，但见一证便是，不必悉具。凡柴胡汤证而下之，若柴胡证不罢者，复与柴胡汤，必蒸蒸而振，却复发热汗出而解。

《伤寒论》第103条：太阳病，过经十余日，反二三下之，后四五日，柴胡证仍在者，先与小柴胡汤。呕不止、心下急、郁郁微烦者，为未解也，与大柴胡汤下之则愈。

《伤寒论》第104条：伤寒十三日不解，胸胁满而呕，日晡所发潮热，已而微利。此本柴胡证，下之以不得利，今反利者，知医以丸药下之，此非其治也。潮热者，实也。先宜服小柴胡汤以解外，后以柴胡加芒硝汤主之。

《伤寒论》第144条：妇人中风，七八日续得寒热发作有时，经水适断者，此为热入血室，其血必结，故使如疟状发作有时，小柴胡汤主之。

《伤寒论》第149条：伤寒五六日，呕而发热者，柴胡汤证具，而以他药下之，柴胡证仍在者，复与柴胡汤，此虽已下之，不为逆，必蒸蒸而振，却发热汗出而解。若心下满而硬痛者，此为结胸也，大陷胸汤主之。但满而不痛者，此为痞，柴胡不中与之，宜半夏泻心汤。

《伤寒论》第229条：阳明病，发潮热、大便溏、小便自可、胸胁满不去者，与小柴胡汤。

《伤寒论》第230条：阳明病，胁下硬满，不大便而呕，舌上白苔者，可与小柴胡汤。上焦得通，津液得下，胃气因和，身濈然汗出而解。

《伤寒论》第231条：阳明中风，脉弦浮大而短气，腹部满，胁下及心痛，久按之气不通，鼻干，不得汗，嗜卧，一身及目悉黄，小便难，有潮热，时时哕，耳前后肿，刺之小瘥。外不解，病过十日，脉续浮者，与小柴胡汤。

第232条：脉但浮，无余证者，与麻黄汤。若不尿，腹满加哕者，不治。

《伤寒论》第266条：本太阳病不解，转入少阳者，胁下硬满，干呕不能食，往来寒热，尚未吐下，脉沉紧者，与小柴胡汤。

第267条：若已吐、下、发汗、温针，谵语，柴胡汤证罢，此为坏病，知犯何逆，以法治之。

《伤寒论》第379条：呕而发热者，小柴胡汤主之。

《伤寒论》第394条：伤寒瘥以后更发热，小柴胡汤主之；脉浮者，以汗解之；脉沉实者，以下解之。

《金匮要略·黄疸病》第21条：诸黄，腹痛而呕者，宜柴胡汤。

《金匮要略·妇人产后病》第1条：问曰：新产妇人有三病，一者病痉，二者病郁冒，三者大便难，何谓也？师曰：新产血虚，多汗出，喜中风，故令病痉。亡血复汗，寒多，故令郁冒。亡津液胃燥，故令大便难。产妇郁冒，其脉微弱，呕不能食，大便反坚，但头汗出。所以然者，血虚而厥，厥而必冒，冒家欲解，必大汗出。以血虚下厥，孤阳上出，故头汗出。所以产妇喜汗出者，亡阴血虚，阳气独盛，故当汗出，阴阳乃复，大便坚，呕不能食，小柴胡汤主之。病解能食，七八日更发热者，此为胃实，大承气汤主之。

《金匮要略·妇人产后病》附方（一）：《千金》三物黄芩汤：治妇人草蓐自发露得风，四肢若烦热，头痛者，与小柴胡汤；头不痛但烦者，此汤主之。

解析：柴胡苦平，《神农本草经》谓："治心腹去肠胃中结气、饮食积聚、寒热邪气、推陈致新。"可见是一疏气行滞的解热药，而有治胸胁苦满的特能，方中用为主药。佐以黄芩除热止烦，半夏、生姜逐饮止呕，复以人参、大枣、甘草补胃以滋津液。病之所以传入少阳，主要是胃气失振，气血外却。用人参补中滋液，实是此时祛邪的要着。徐灵胎谓"小柴胡汤之妙在人参"，确是见道之语。黄芩味苦，平。《本经》称"主诸热"，即是说能清各种热，其在小柴胡汤中主清半表半里热，为和解清热，有人如曹颖甫认为小柴胡汤为发汗剂，可能是因小柴胡汤主之后有"上焦得通，津液得下，胃气因和，身濈然汗出而解"，而以为发汗剂。而确切地说，其为和解清热剂。对此，成无己论述精详："《内经》曰：热淫于内，以苦发之，柴胡、黄芩之苦，以发传邪之热。里不足者，以甘缓之，人参、甘草之甘以缓中和之气。邪半入里则里气逆，辛以散之，半夏以除烦呕；邪半在表，则荣卫争之，辛甘解之，姜、枣以和荣卫。"不但详释了小柴胡汤的作用，更揭示了和解清热的内涵。实际和解清热，不只是指以柴胡疏气行滞解热，而有治胸胁苦满的特能，还因病之所以传入少阳，主要是胃气失振，气血外却，故用人参等补中滋液，实是此时祛邪的要着。故以黄芩伍柴胡、生姜驱邪外出，借人参、大枣、甘草补胃以滋津液，使卫气强助祛邪外出，使半表半里热解，这即是和解的主要含义。

综合成无己解小柴胡汤，联系黄芩汤、半夏泻心汤、柴胡桂枝汤等方证，可知黄芩多为清半表半里之热邪。

柴胡于少阳病小柴胡汤方证中，主解半表半里寒热邪气。

2. 柴胡去半夏加栝楼汤方证

柴胡去半夏加栝楼汤方　柴胡八两，人参、黄芩、甘草各三两，栝楼根四两，生姜二两，大枣十二枚。

上七味，以水一斗二升，煮取六升，去滓，再煎取三升，温服一升，日二服。

《金匮要略·疟病》附方（二）：柴胡去半夏加栝楼汤治疟病发渴者，亦治劳疟。

解析：此方原出《外台秘要方》引张仲景《伤寒论》：“疟发渴者，与小柴胡去半夏加栝楼汤。”即于小柴胡汤去逐饮止呕的半夏，而加润燥解渴的栝楼根，故治小柴胡汤证不呕而渴明显者。

柴胡于少阳阳明病柴胡去半夏加栝楼汤方证中，主和解少阳，合黄芩清热截疟。

3. 柴胡桂枝汤方证

柴胡桂枝汤方　柴胡四两，半夏（洗）二合半，黄芩一两半，人参一两半，桂枝一两半，芍药一两半，生姜（切）一两半，大枣（擘）六枚，甘草（炙）一两。

上九味，以水七升，煮取三升，去滓，温服一升。

《伤寒论》第146条：伤寒六七日，发热、微恶寒、支节烦疼、微呕、心下支结、外证未去者，柴胡桂枝汤主之。

《金匮要略·腹满寒疝宿食病》附方（二）：《外台》柴胡桂枝汤方：治心腹卒中痛者。

解析：此即柴胡桂枝各半汤，故治二方证的合并者。太阳病转属少阳柴胡汤证，外证未去则与柴胡桂枝汤。

柴胡于少阳太阳合病柴胡桂枝汤方证中，主解半表半里寒热邪气。

4. 大柴胡汤方证

大柴胡汤方　柴胡半斤，黄芩三两，芍药三两，半夏（洗）半升，生姜五两，枳实（炙）四枚，大枣（擘）十二枚，大黄二两。

上七味，以水一斗二升，煮取六升去滓，再煎，温服一升，日三服。

《伤寒论》第103条：太阳病，过经十余日，反二三下之，后四五日，柴胡证仍在者，先与小柴胡汤；呕不止、心下急、郁郁微烦者，为未解也，与大柴胡汤下之则愈。

《伤寒论》第165条：伤寒发热、汗出不解，心中痞硬、呕吐而下利者，大柴胡汤主之。

《伤寒论》第136条：伤寒十余日，热结在里，复往来寒热者，与大柴胡汤；但结胸，无大热者，此为水结在胸胁也；但头微汗出者，大陷胸汤主之。

《金匮要略·腹满寒疝宿食病》第12条：按之心下满痛者，此为实也，当下之，宜大柴胡汤。

解析：病初传少阳，势须人参补中益气，既防邪侵及里，又助正以祛邪于外。

但已并于阳明，则须大黄兼攻里，人参之补，甘草之缓，反非所宜，故去之，加枳实以治心下坚，加芍药以治腹满痛，故此治少阳阳明并病而见里实心下坚、腹满痛者。本方适应证为胸胁苦满、口苦咽干、心下急，里实者。心下痞硬、满痛，皆心下急的一类，为应用本方的要证。

柴胡于少阳阳明合病大柴胡汤方证中，主解半表半里寒热邪气。

5. 柴胡加芒硝汤方证

柴胡加芒硝汤方　柴胡二两十六铢，黄芩一两，人参一两，甘草（炙）一两，生姜（切）一两，半夏（本云五枚，洗）二十铢，大枣（擘）四枚，芒硝二两。

上八味，以水四升，煮取二升，去滓，内芒硝，更煮微沸，分温再服，不解更作。

《伤寒论》第104条：伤寒十三日不解，胸胁满而呕，日晡所发潮热，已而微利。此本柴胡证，下之以不得利，今反利者，知医以丸药下之，此非其治也。潮热者，实也。先宜服小柴胡汤以解外，后以柴胡加芒硝汤主之。

解析：于小柴胡汤加除热通便的芒硝，故治少阳阳明并病的小柴胡汤证里有热而大便难者。

柴胡于少阳阳明合病柴胡加芒硝汤方证中，主解半表半里寒热邪气。

6. 柴胡加龙骨牡蛎汤方证

柴胡加龙骨牡蛎汤方　柴胡四两，龙骨、黄芩、生姜、铅丹、人参、桂枝、茯苓各一两半，半夏（洗）二合半，大黄二两，牡蛎（熬）一两半，大枣（擘）六枚。

上十二味，以水八升，煮取四升，内大黄，切如棋子，更煮一两沸，去滓，温服一升。本云：柴胡汤，今加龙骨等。

《伤寒论》第107条：伤寒八九日，下之，胸满、烦惊、小便不利、谵语、一身尽重、不可转侧者，柴胡加龙骨牡蛎汤主之。

解析：本方是小柴胡汤去甘草，加治气冲的桂枝，利尿的茯苓，泻下的大黄，镇静安神的龙骨、牡蛎、铅丹，故治三阳合病见气冲心悸、二便不利而烦惊不安者。当知桂枝、生姜有解表作用，气上冲亦示表未解。

柴胡于太阳少阳阳明合病柴胡加龙骨牡蛎汤方证中，主解半表半里寒热邪气。

7. 薯蓣丸方证（参见第六讲：二、薯蓣）

柴胡于厥阴病薯蓣丸方证中，主解半表半里邪气。

8. 四逆散方证

四逆散　甘草（炙）、枳实（破，水渍，炙干）、柴胡、芍药。

上四味，各十分，捣筛，白饮和服方寸匕，日三服。

《伤寒论》第318条：少阴病，四逆，其人或咳、或悸、或小便不利、或腹中痛、或泄利下重者，四逆散主之。

解析：本方实际是大柴胡汤去黄芩、大黄、生姜、大枣、半夏加甘草而成。柴胡、枳实、芍药均属行气解热药，但柴胡主胸胁苦满，枳实主心下坚满，芍药主腹挛痛。另以甘草和诸药而缓急迫，故此治热壅气郁、胸胁苦满、心下痞塞、腹挛痛而急迫者。本方适应证为胸胁苦满、或腹痛、大便溏泻者。本方的应用，不必限于以上所述的四逆，凡形似大柴胡汤证、不呕且不可下者，大都宜本方。

柴胡于少阳病四逆散方证中，主热壅气郁、胸胁苦满。

9. 柴胡桂枝干姜汤方证

柴胡桂枝干姜汤方 柴胡半斤，桂枝（去皮）三两，干姜二两，栝楼根四两，黄芩三两，牡蛎（熬）二两，甘草（炙）二两。

上七味，以水一斗二升，煮取六升，去滓，再煎取三升，温服一升，日三服，初服微烦，复服汗出便愈。

《伤寒论》第147条：伤寒五六日，已发汗而复下之，胸胁满微结、小便不利、渴而不呕、但头汗出、往来寒热、心烦者，此为未解也，柴胡桂枝干姜汤主之。

《金匮要略·疟病》附方（三）：柴胡桂姜汤方：治疟寒多，微有热，或但寒不热，服一剂如神效。

解析：本方是小柴胡去半夏加瓜蒌汤的变剂。黄芩苦寒，伍干姜之辛温以理微结。栝楼根之润得牡蛎之收，更能止渴。桂枝甘草治气冲并兼和外。人参补中、大枣壅满均非微结所宜，故去之。故此治柴胡去半夏加瓜蒌汤证，气上冲有微结或外不和者。本方适应证为半表半里虚寒证而见四肢厥冷、口干或苦，心下微结者。

柴胡于厥阴病柴胡桂枝干姜汤方证中，主解半表半里上热。

10. 鳖甲煎丸方证（参见第八讲：三十、鳖甲）

柴胡于太阳少阳阳明合病鳖甲煎丸方证中，主和解少阳，清热截疟。

【解读药味特点】

经方用柴胡见于以上10方证，多主清半表半里之热、除胸胁苦满。《神农本草经》记载："柴胡，味苦，平。主治心腹去肠胃中结气，饮食积聚，寒热邪气，推陈致新。久服轻身，明目，益精。"可知汉前已认识到柴胡有清热疏气、推陈致新作用，发展至汉代明显的不同是，认识到其有清半表半里的作用。

柴胡功善清热祛邪，主治半表半里，其用药规律是，与黄芩相伍，善清半表半里阳热而除烦，如小柴胡汤、柴胡桂枝汤方证；与黄芩、干姜相伍，则清半表半里阴证上热，如柴胡桂干姜汤方证；与大黄或芒硝、芍药、枳实相伍，则治少阳阳明合病，清解少阳阳明邪热，如大柴胡汤、柴胡加芒硝汤、四逆散方证；与黄芩、鳖甲等相伍则清热截疟，如柴胡桂干姜汤、柴胡去半夏加瓜蒌汤、鳖甲煎丸方证。

后世亦常配伍升麻、黄芪等补气升举，治疗久泻脱肛、子宫脱垂等。但胡老认为："柴胡是有疏气行滞的一个解热药，主胸胁苦满、心腹肠胃间（即半表半里的部位）结气、寒热邪气，推陈致新，有些人认为柴胡又是升提了，又是发散了，欠妥。"

【药物功用述要】

柴胡，味苦，平。清热疏气、推陈致新药。主治半表半里的寒热结气，胸胁苦满，寒热往来。多用于凡心腹肠胃中结气或积食，或脑、心、肺、胆、肝及生殖器、血管等部因水、热、食、血之毒而发炎或凝聚等证。

用法及用量：入煎剂，每用3~24克。

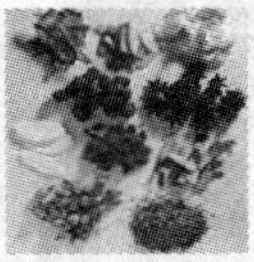

第五讲

温阳强壮药

一、附子

【药物基本知识】

为毛茛科植物乌头旁生的块根（子根）。《本经》称附子。时珍曰：“初种为乌头，象乌之头也。附乌头而生者为附子，如子附母也。乌头如芋魁，附子如芋子，盖一物也。别有草乌头、白附子，故俗呼此为黑附子、川乌头以别之。”

【解析所在方证】

1. **麻黄附子甘草汤方证**（参见第二讲；二、麻黄）

附子于少阴病麻黄附子甘草汤方证中，伍麻黄主温阳强壮解表。

2. **麻黄附子汤方证**（参见第二讲；二、麻黄）

附子于少阴病麻黄附子汤方证中，伍麻黄主温阳强壮、解表除湿。

3. **白通汤方证**（参见第二讲：五、葱白）

附子于少阴太阴合病白通汤方证中，伍葱白主温阳强壮、解表、止利。

4. **麻黄附子细辛汤方证**（参见第二讲；二、麻黄）

附子于少阴太阴合病麻黄附子细辛汤方证中，伍麻黄主温阳强壮、解表、祛寒饮。

5. **桂枝去芍药加麻黄附子细辛汤方证**（参见第二讲：一、桂枝）

附子于少阴太阴合病桂枝去芍药加麻黄附子细辛汤方证中，伍麻黄主温阳解表、祛寒饮。

6. **桂枝芍药知母汤方证**（参见第二讲：一、桂枝）

附子于少阴太阴阳明合病桂枝芍药知母汤方证中，主温阳强壮解表、祛寒除湿痹。

7. **桂枝加附子汤方证**（参见第二讲：一、桂枝）

附子于少阴病桂枝加附子汤方证中，伍桂枝主温阳解表、祛寒解痹。

8. **桂枝去芍药加附子汤方证**（参见第二讲：一、桂枝）

附子于少阴病桂枝去芍药加附子汤方证中，伍桂枝主温阳解表祛寒。

10. **桂枝附子汤方证**（参见第二讲：一、桂枝）

附子于少阴病桂枝附子汤方证中，伍桂枝主温阳解表、祛寒除湿痹。

11. **桂枝附子去桂加白术汤方证**（参见第二讲：一、桂枝）

附子于少阴太阴合病桂枝附子去桂加白术汤方证中，伍桂枝主温阳解表、祛寒除湿痹。

12. **甘草附子汤方证**（参见第六讲：五、甘草）

附子于少阴太阴病甘草附子汤方证中，伍桂枝主温阳解表、除湿痹。

13. **真武汤方证**（参见第二讲：四、生姜）

附子于少阴太阴病真武汤方证中，伍生姜主温阳解表、利水逐湿。

14. **附子泻心汤方证**

附子泻心汤方 大黄二两，黄连一两，黄芩一两，附子（炮，去皮，破）一枚，别煮取汁。

上四味，切三味，以麻沸汤二升渍之，须臾，绞去滓，内附子汁，分温再服。

《伤寒论》第155条：心下痞，而复恶寒汗出者，附子泻心汤主之。

解析：泻心汤减其用量，并渍之而不煎，亦同上方专以解痞，但加附子，故治心下痞陷于阴证而呈寒热错杂者。

附子于阳明太阴合病附子泻心汤方证中，主温中祛寒。

15. **薏苡附子败酱散方证**（参见第七讲：十二、薏苡仁）

附子于阳明太阴合病薏苡附子败酱散方证中，主振郁滞之气（亢奋代谢功能）。

16. **四逆汤方证**

四逆汤方 甘草（炙）二两，干姜一两半，附子（生用，去皮，破八片）一枚。

上三味，以水三升，煮取一升二合，去滓，分温再服。强人可大附子一枚，干姜三两。

《伤寒论》第29条：伤寒脉浮，自汗出，小便数，心烦，微恶寒，脚挛急，反与桂枝欲攻其表，此误也。得之便厥、咽中干、烦躁吐逆者，作甘草干姜汤与之，以复其阳。若厥愈足温者，更作芍药甘草汤与之，其脚即伸；若胃气不和谵语者，少与调胃承气汤；若重发汗、复加烧针者，四逆汤主之。

《伤寒论》第92条：病发热，头痛，脉反沉，若不瘥，身体疼痛，当救其里，四逆汤方。

《伤寒论》第225条：脉浮而迟，表热里寒，下利清谷者，四逆汤主之。

《伤寒论》第323条：少阴病，脉沉者，急温之，宜四逆汤。

《伤寒论》第324条：少阴病，饮食入口则吐，心中温温欲吐，复不能吐，始得之，手足寒、脉弦迟者，此胸中实，不可下也，当吐之；若膈上有寒饮，干呕者，不可吐也，当温之，宜四逆汤。

《伤寒论》第353条：大汗出，热不去，内拘急，四肢疼，又下利厥逆而恶寒者，四逆汤主之。

《伤寒论》第354条：大汗，若大下利而厥冷者，四逆汤主之。

《伤寒论》第372条：下利腹胀满，身体疼痛者，先温其里，乃攻其表。温里宜四逆汤，攻表宜桂枝汤。

《伤寒论》第377条：呕而脉弱，小便复利，身有微热，见厥者，难治，四逆汤主之。

《伤寒论》第388条：吐利、汗出、发热恶寒、四肢拘急、手足厥冷者，四逆汤主之。

《伤寒论》第389条：既吐且利，小便复利而大汗出，下利清谷，内寒外热，脉微欲绝者，四逆汤主之。

解析：本方主用生附子温中回阳救逆，振兴沉衰、通脉强心。复用甘草缓急养液，佐以干姜温中更助附子温阳，并逐寒饮。故治疗里寒甚见四逆、脉微弱者。此即甘草干姜与干姜附子汤的合方，故治二方的合并证。本方适应证为四逆、脉微欲绝、里虚寒甚者。

生附子于太阴病四逆汤方证中，主温中回阳救逆、通脉强心。

17. 通脉四逆汤方证

通脉四逆汤方　甘草（炙）二两，附子（生用，去皮，破八片）大者一枚，干姜三两（强人可四两）。

上三味，以水三升，煮取一升二合，去滓，分温再服，其脉即出者，愈。

《伤寒论》第317条：少阴病，下利清谷，里寒外热，手足厥逆，脉微欲绝，身反不恶寒，其人面色赤，或腹痛，或干呕，或咽痛，或利止脉不出者，通脉四逆汤主之。

《伤寒论》第370条：下利清谷，里寒外热，汗出而厥者，通脉四逆汤主之。

解析：本方是四逆汤增加姜、附的用量，故治四逆汤证虚寒更剧者，以知回阳救逆、通脉强心主用干姜、附子。

生附子于太阴病通脉四逆汤方证中，主温中回阳救逆、通脉强心。

18. 通脉四逆加猪胆汁汤方证（参见第四讲：十七、猪胆汁）

生附子于太阴阳明合病通脉四逆加猪胆汁汤方证中，主温中回阳救逆、通脉强心。

19. 四逆加人参汤方证

四逆加人参汤方　甘草（炙）二两，附子（生用，去皮，破八片）一枚，干姜一两半，人参一两。

上四味，以水三升，煮取一升二合，去滓，分温再服。

《伤寒论》第385条：恶寒、脉微而复利，利止，亡血也，四逆加人参汤主之。

解析：人参补中益津血，加于四逆汤而治四逆汤证胃气虚衰而津血不足者。本方适应证为吐利后，胃气虚衰，脉微弱者。

生附子于太阴病四逆加人参汤方证中，主温中回阳、强心救逆。

20. **茯苓四逆汤方证**（参见第七讲：八、茯苓）

生附子于太阴病茯苓四逆汤方证中，主温中回阳、强心救逆。

21. **干姜附子汤方证**（参见第五讲：四、干姜）

附子于太阴病干姜附子汤方证中，主温中祛寒、回阳救逆。

22. **附子汤方证**

附子汤方　附子（炮，去皮，破八片）二枚，茯苓三两，人参二两，白术四两，芍药三两。

上五味，以水八升，煮取三升，去滓，温服一升，日三服。

《伤寒论》第304条：少阴病，得之一二日，口中和，其背恶寒者，当灸之，附子汤主之。

《伤寒论》第305条：少阴病，身体痛，手足寒，骨节痛，脉沉者，附子汤主之。

解析：主用附子温中祛寒，佐以人参健胃补虚，苓、术利小便以逐留饮，伍以附子并解痹痛。芍药缓挛急之痛，故此治胃虚有寒饮、小便不利、身疼、骨节痛或腹挛痛者。本方适应证为里虚寒饮、骨节疼痛、下肢拘急痛而脉沉者。

附子于太阴病附子汤方证中，主温中祛寒、解痹痛。

23. **附子粳米汤方证**

附子粳米汤方　附子（炮）一枚，半夏半升，甘草一两，大枣十枚，粳米半升。

上五味，以水八升，煮米熟汤成，去滓，温服一升，日三服。

《金匮要略·腹满寒疝宿食病》第10条：腹中寒气，雷鸣切痛，胸胁逆满，呕吐，附子粳米汤主之。

解析：附子温中祛寒，半夏逐饮止呕，粳米、大枣、甘草安中止痛，故此治里有寒饮、呕吐、胸胁逆满而腹中痛甚者。本方适应证为腹痛肠鸣、恶心、里虚寒者。本方用于里虚寒明显的腹痛。

附子于太阴病附子粳米汤方证中，主温中祛寒逐饮，治里虚寒腹痛。

24. **乌头赤石脂丸方证**（参见第五讲：三、乌头）

附子于少阴太阴合病乌头赤石脂丸方证中，主温中祛寒止痛。

25. **薏苡附子散方证**（参见第七讲：十二、薏苡仁）

附子于阳明太阴合病薏苡附子散方证中，主祛寒湿。

26. 瓜蒌瞿麦丸方证（参见第六讲：十五、天花粉）

附子于阳明太阴合病瓜蒌瞿麦丸方证中，主温阳逐湿、振兴沉衰。

27. 头风摩散方证

头风摩散方 大附子（炮）一枚，盐等份。

上二味，为散。沐了，以方寸匕，已摩疢上，令药力行。

此方亦林亿等所附。出于《金匮要略·中风历节病》篇，方后无说明。从临床来看，偏头风（偏头痛）有用本方的机会，然与中风病无关。

附子于太阴病头风摩散方证中，主祛寒。

28. 大黄附子汤方证（参见第三讲：九、大黄）

附子于阳明太阴合病大黄附子汤方证中，主温阳祛寒湿。

29. 芍药甘草附子汤方证（参见第八讲：二、芍药）

附子于阳明太阴合病芍药甘草附子汤方证中，主温中祛寒。

30. 八味（肾气）丸方证（参见第二讲：一、桂枝）

附子于厥阴病八味（肾气）丸方证中，主温下寒、祛寒湿。

31. 乌梅丸方证（参见第九讲：一、乌梅）

附子于厥阴病乌梅丸方证中，主温下寒。

32. 黄土汤方证（参见第八讲：十六、灶心土）

附子于厥阴病黄土汤方证中，主温中、强壮脏腑功能。

33. 九痛丸方证

九痛丸方 附子（炮）三两，生狼牙（炙香）一两，巴豆（去皮心，熬研如脂），人参、干姜、吴茱萸各一两。

上六味，末之，炼蜜丸如桐子大，酒下，强人初服三丸，日三服，弱者二丸。善治卒中恶，腹胀痛，口不能言；又治连年积冷流注心胸痛、并冷肿上气，落马坠车、血疾等皆主之。忌口如常法。

《金匮要略·胸痹心痛短气病》附方：九痛丸治九种心痛。

解析：这里所谓心痛是泛指胸部和上脘部的一切疼痛而言，而本方证主在太阴里虚寒，故本方多为大辛大热之品，其中附子、巴豆祛寒而破坚积。干姜、人参理中温胃。狼牙《千金》谓为狼毒，与吴茱萸温中祛寒饮。本方施于阴寒之证，确可挽救重危于顷刻。

附子于太阴病九痛丸方证中，主温中祛寒止痛。

【解读药味特点】

经方用附子见于以上33方证，可知附子是经方应用最广、最重要的药物之一，《神农本草经》谓："附子，味辛，温。主治风寒咳逆邪气，温中，金创，破癥坚积聚，血瘕、寒湿痿躄、拘挛、膝痛，不能行步。"置于下品，重在温中祛寒邪而治病。由以上诸方证可知，发展至汉代，经方不仅承其温中祛寒，而更重要的是，发展了用其温阳强壮、振兴沉衰、通脉强心。这样呈现于《伤寒论》的附子，不仅能温中祛寒，更重要的是温补强壮、用其救人生命于垂危的重要药。至汉代对附子的应用，突显了在急救、六经治病上疗效详实、臻于完善的科学总结。

（1）附子于救急：汉代用附子与《本经》的不同处，是突出地发展用其急救，此见于四逆汤、通脉四逆汤、通脉四逆加猪胆汁汤、茯苓四逆汤、干姜附子汤、乌头赤石脂丸等诸多方证。这是继承了《本经》对附子的认识，又增加了新的临床实践总结经验，古今皆能验证，如用其治疗霍乱、心衰等多有报道。胡希恕先生认为："附子有温中祛寒，亢奋人体功能沉衰、通脉强心作用"，是因解读了经方用附子的诸多方证，明确指出，附子是经方急救、通脉强心的有效方药，并指出其强心救逆、振兴沉衰的主要药是附子配干姜，而不是人参，因人参性偏凉，凸显了经方通脉强心与后世方不同观点，此切实反映在经方用附子的方证中。

（2）附子于六经：由以上方证可知，附子温中祛寒，于《伤寒论》六经有不同的作用：

①太阴里证：常配伍干姜、甘草、细辛等，其适应证多见：四肢厥冷、下利清谷、外热里寒、胸背剧痛、腹挛痛、脉微等，其危重者，脉微欲绝者，此包括了前述用于急救，如四逆汤、通脉四逆汤、四逆加人参汤、茯苓四逆汤、干姜附子汤、乌头赤石脂丸等方证。

②少阴表证和少阴太阴合病证：《伤寒论》第20条："太阳病，发汗，遂漏不止，其人恶风，小便难，四肢微急，难以屈伸者，桂枝加附子汤主之。"反映了经方认识人患病后，由阳证陷于阴证，即由太阳变为少阴，并总结了用附子急救的过程。在《伤寒论》治少阴病多以附子配伍麻黄、桂枝、葱白、生姜等，其适应证多见：恶寒、身痛、关节痛、脉微细等，如麻黄附子甘草汤、桂枝加附子汤、桂枝去芍药加附子汤、麻黄附子汤等方证。实际临床，外寒多与里虚寒并见，故常现少阴太阴合病证，治用附子多配伍干姜、白术、细辛等，如麻黄附子细辛汤、白通汤、桂枝芍药知母汤、桂枝附子去桂加白术汤、真武汤等方证，许多风湿痹痛，多见于此类方证。这一用附子的经验总结，不但成就了少阴病的治疗用药，亦丰富了治痹痛的用药，胡希恕先生谓"治痹痛始终不离少阴"，即缘于此。

③阳明太阴合病：常配伍薏苡仁、败酱草、生石膏、大黄、栝楼根、生地等，如薏苡附子散、栝楼瞿麦丸、附子泻心汤等方证。

④厥阴病证：常配伍黄连、黄柏、地黄等，如乌梅丸、八味丸方证。

在继承《本经》、《伤寒》的基础上，后世医家对附子之认识亦颇为深刻，发人深思，如《本草正义》曰："附子，本是辛温大热，其性善走，故为通行十二经纯阳之要药，外则达皮毛而除表寒，里则达下元而温痼冷，彻内彻外，凡三焦经络，诸脏诸腑，果有真寒，无不可治。"《伤寒蕴要》云："附子，乃阴证药也，凡伤寒传变三阴及中寒夹阴，虽身大热而脉沉者必用之，或厥冷腹痛，脉沉细，甚则唇青囊缩者，急须用之，有退阴回阳之力，起死回生之功。近世阴证伤寒，往往疑似不敢用附子，直待阴极阳竭而用之已迟矣。”

胡希恕先生认为：“附子有亢奋作用，凡功能沉衰、小便失禁、汗出（皮肤失其收摄的脱汗）、心衰皆可用，如通脉四逆汤就是心衰得厉害而重用附子，故此药能振奋人体脏腑功能（功能沉衰都见于阴证）。其次，附子是温药能祛寒湿，所以，治风湿痛常用附子。无论回阳和祛风湿痹痛，多配伍术、附，共同祛表湿、逐水气。”

综上可知，经方用附子，最突出之点，一是救急沉衰垂危；一是温阳强壮，在方证对应的指导下突显其特点。

【药物功用述要】

附子，味辛，温。为祛阴寒，起沉衰，亢奋代谢功能之要药。据六经证配伍适证用药，而治心脏衰弱，瘀血厥冷，下利体痛，倦怠脱力，寒湿痹痛，历节痛，可用于一切阴证而腹壁软弱无力，无热恶寒，手足厥冷，大便滑或溏，口中和，脉微弱者。

附子在用法上有生用、炮制之别，一般常用炮制者，回阳救逆宜大剂量生用，用量大小必据证适量应用，慎防其中毒。

用法及用量：入煎剂，每用3~15克，宜先煎30~60分钟，以减弱其毒性。急救用量及服法，据具体病情而定。

二、天雄

【药物基本知识】

为附子或草乌头形长而细者。《本经》称天雄，又称白幕。时珍曰：天雄乃种附子而生出或变出，其形长而不生子，故曰天雄。

【解析所在方证】

天雄散方证

天雄散方 天雄（炮）三两，白术八两，桂枝六两，龙骨三两。

上四味，杵为散，酒服半钱匕，日三服，不知，稍增之。

按：该附方有方无证，后世注家认为可能为宋人所附。

又《外台》载：“范汪疗男子虚失精，三物天雄散，即本方无龙骨，云张仲景方存龙骨，文仲同。”可知非宋人所附也。又《千金方》记载：“天雄散，治五劳七伤，阴痿不起衰损方”。亦证唐代已有记载。据药物分析，方中白术治湿痹；桂枝解表；龙骨敛津液。以药测证，当知本方适应于寒湿痹痛汗出多，或失精，或见头眩、气上冲、小便不利的少阴证。

天雄于少阴太阴合病天雄散方证中，主温阳解表祛寒湿。

【解读药味特点】

经方用天雄仅见天雄散一方证，《神农本草经》谓：“天雄，味辛，温。主治大风，寒湿痹，历节痛，拘挛缓急，破积聚邪气，金疮，强筋骨，轻身健行。”可知为一温阳强壮药，与附子类同。

一般认为，天雄、附子、乌头，实为一物。《广雅》云："奚毒，附子也，一年为侧子，二年为乌喙，三年为附子，四年为乌头，五年为天雄。"时珍云："天雄有二种，一种是蜀人种附子而生出长者，或种附子而尽变成长者，即如种芋形状不一之类，一种是他处草乌头之类自生成者"。故《别录》注乌喙云："长三寸以上者名天雄是也。"

附子、乌头、天雄虽属同物，均能温阳祛风寒湿痹，但天雄之力较前两者强，因"天雄，为其力不旁溢，故其温补力更大而独能称雄也"。(《医学衷中参西录》)

【药物功用述要】

天雄，味辛，温。功大略同附子，逐风寒湿、温经通络。主治风寒湿痹、寒凝气滞。

用法及用量：入煎剂，每用3～6克。

三、乌头

【药物基本知识】

乌头有草乌、川乌两种，草乌头为毛茛科植物乌头（野生种）、北乌头或其他多种同属植物的块根。川乌头为毛茛科植物乌头（栽培品）的块根。《神农本草经》称乌头，又称乌喙、奚毒、即子；《淮南子》称鸡毒；《庄子》称堇；《尔雅》称芨；《日华本草》称土附子；《吴普本草》称耿子、毒公茛、千秋、果负、帝秋；《拾遗》、《续汉书》称独白草；《本草纲目》称竹节乌头、金鸦；《圣济总录》称草乌；《新疆药材》称断肠草。

【解析所在方证】

1. 乌头汤方证

乌头汤方　麻黄、芍药、黄芪各三两，甘草（炙）三两，川乌（㕮咀，以蜜二升，煎取一升，即出乌头）五枚。

上五味，㕮咀四味，以水三升，煮取一升，去滓，内蜜煎中，更煎之，服七合，不知，尽服之。

《金匮要略·中风历节病》第10条：病历节，不可屈伸，疼痛，乌头汤主之。

《金匮要略·中风历节病》第11条：乌头汤方，治脚气疼痛，不可屈伸。

《金匮要略·腹满寒疝宿食病》附方（一）：《外台》乌头汤，治寒疝腹中绞痛，贼风入攻五脏，拘急不得转侧，发作有时，使人阴缩，手足厥逆。

解析：本方主用乌头煎，合以麻黄、黄芪、芍药、甘草强壮发汗解表、固表，故与乌头桂枝汤同属里寒外邪的治剂，不过此用麻黄治肢节肿痛。

乌头于少阴病乌头汤方证中，主祛寒解痛。

2. 乌头桂枝汤方证

乌头桂枝汤方　乌头大者五枚，桂枝汤半杯。

上一味，以蜜二斤，煎减半，去滓，以桂枝汤五合解之，得一升后，初服二合，不知，即服三合，又不知，复加至五合，其知者，如醉状，得吐者，为中病。

《金匮要略·腹满寒疝宿食病》第19条：寒疝，腹中痛，逆冷，手足不仁，若身疼痛，灸、刺，诸药不能治，抵当乌头桂枝汤主之。

解析：此桂枝汤合大乌头煎，加大量蜂蜜，不仅解乌头毒，更在温中，其功用与饴糖同，故此治少阴太阴合病证。

乌头于少阴病乌头汤方证中，主祛寒解痹痛。

3. 赤丸方证

赤丸方 茯苓四两，半夏（洗，一方用桂）四两，乌头（炮）二两，细辛一两。

上四味，末之，内真朱为色，练蜜丸如麻子大，先食酒下三丸，日再夜一服，不知稍增之，以知为度。

《金匮要略·腹满寒疝宿食病》第16条：寒气厥逆，赤丸主之。

解析：茯苓、半夏逐饮，乌头、细辛祛寒，故此亦寒气在里的治剂。当治寒疝腹中痛、四肢厥、呕而心下悸者。因述证简略，以药测证，寒性腹痛停饮明显者，可试用之。

乌头于太阴病赤丸方证中，主祛寒止痛。

4. 大乌头煎方证

大乌头煎方 乌头（熬，去皮，不㕮咀）大者五枚。

上以水三升，煮取一升，去滓，内蜜二升，煎令水气尽，取二升，强人服七合，弱人服五合，不瘥，明日更服，不可一日再服。

《金匮要略·腹满寒疝宿食病》第17条：腹痛，脉弦而紧，弦则卫气不行，即恶寒，紧则不欲食，邪正相搏，即为寒疝。绕脐痛，若发则白汗出，手足厥冷，其脉沉弦者，大乌头煎主之。

解析：乌头治同附子，而力更峻猛，合以蜜煎缓痛而且解毒，故此治寒疝、腹中痛、自汗出而手足厥冷、脉沉弦者。

乌头于太阴病大乌头煎方证中，主祛寒止腹痛。

5. 乌头赤石脂丸方证

乌头赤石脂丸方 蜀椒一两（一法二分），乌头（炮）一分，附子（炮）半两（一法二分），干姜一两（一法二分），赤石脂一两（一法二分）。

上五味，末之，蜜丸如桐子大，先食服一丸，日三服。不知，稍加服。

《金匮要略·胸痹心痛短气病》第9条：心痛彻背，背痛彻心，乌头赤石脂丸主之。

解析：集乌头、干姜、附子、蜀椒四大温药，以温其寒，并以蜀椒解表，合乌头解少阴之表。但温性多散，而心气畏之，故以赤石脂敛气血而制其辛散，故本方治心痛剧甚而陷于阴寒虚证少阴太阴合病者。

乌头于少阴太阴病乌头赤石脂丸方证中，主温中祛寒止痛。

【解读药味特点】

经方用乌头见于以上5方证，其用宗于《神农本草经》："乌头，味辛，温。主中风，恶风，洗洗出汗，除寒湿痹，咳逆上气，破积聚寒热。"其主治均以痛证为主，配伍不同则其适应证不同，如配伍麻黄、桂枝，则侧重治疗表证少阴病，如乌头汤、乌头桂枝汤等。如配伍细辛、蜀椒、炮附子、干姜等辛温之品增其温里祛寒止痛之力，则专治里，如赤丸、乌头赤石脂丸等。或大剂量（五枚）单用加蜜同煎，如大乌头煎主治寒疝腹痛，绕脐痛，自汗出而手足厥冷、脉沉弦者。

乌头、附子为同一植物不同部位，虽均辛，温，功效相似，然乌头温阳扶正不及附子，祛风止痛却胜于附子，正如《本经》所言："附子，……温中""乌头，主中风、恶风"，故有"附子逐寒，乌头祛风"之说。《医学衷中参西录》亦言："乌头之热力减于附子，而宣通之力较优。故《金匮》治历节风有乌头汤；治心痛彻背、背痛彻心有乌头赤石脂丸；治寒疝有乌头煎、乌头桂枝汤等方。"

此外，乌头毒力更峻猛，常合蜜煎以解其毒，为防中毒，需久煎并且服用时"以知为度"是关键。乌头桂枝汤后注"知者如醉状，得吐者为中病"，可见是经常瞑眩的峻药，用时当慎，并宜详告病家。

【药物功用述要】

乌头，味辛，温。祛风除湿，散寒止痛，通行经络之力甚捷药。用于阴寒证之痹痛、积聚，主治寒疝腹中痛、关节痛、心背剧痛、手足厥冷、自汗出、脉沉弦者。

用法及用量：入煎剂，每用3～9克。或入丸剂适量。

四、干姜

【药物基本知识】

为姜科植物姜的干燥根茎。《神农本草经》称干姜；《本草纲目》称白姜、干生姜、均姜。《五十二病方》称薑；司马相如《上林赋》称茈姜。

【解析所在方证】

1. **桂枝人参汤方证**（参见第二讲：一、桂枝）

干姜于太阳太阴合病桂枝人参汤方证中，主温中祛寒。

2. **小青龙汤方证**（参见第二讲：二、麻黄）

干姜于太阳太阴合病小青龙汤方证中，主温化寒饮，止咳喘。

3. **白通汤方证**（参见第二讲：五、葱白）

干姜于少阴太阴合病白通汤方证中，主温中回阳止呕利。

4. **小青龙加石膏汤方证**（参见第二讲：二、麻黄）

干姜于太阳太阴阳明合病小青龙加石膏汤方证中，主温化寒饮，止咳喘。

5. **风引汤方证**（参见第二讲：一、桂枝）

干姜于太阳阳明太阴合病风引汤方证中，主温中生津液。

6. **厚朴麻黄汤方证**（参见第七讲：二、厚朴）

干姜于太阳太阴阳明合病厚朴麻黄汤方证中，主温化寒饮，止咳喘。

7. **栀子干姜汤方**（参见第四讲、五、栀子）

干姜于太阴阳明合病栀子干姜汤方证中，主温中和胃止烦。

8. **四逆汤方证**（参见第五讲：一、附子）

干姜于太阴病四逆汤方证中，主温中、回阳救逆。

9. **通脉四逆汤方**（参见第五讲：一、附子）

干姜于太阴病通脉四逆汤方证中，主温中、回阳救逆、通脉强心。

10. **通脉四逆加猪胆汁汤方证**（参见第五讲：一、附子）

干姜于太阴阳明病通脉四逆加猪胆汁汤方证中，主温中、回阳、通脉强心、逐饮止呕利。

11. **四逆加人参汤方**（参见第五讲：一、附子）

干姜于太阴病四逆加人参汤方证中，主温中逐饮、止呕利。

12. **茯苓四逆汤方证**（参见第七讲：八、茯苓）

干姜于太阴病茯苓四逆汤方证中，主温中逐饮、止呕利。

13. **干姜附子汤方证**

干姜附子汤方　干姜一两，附子（生用，去皮，破八片）一枚。

上二味，以水三升，煮取一升，去滓，顿服。

《伤寒论》第61条：下之后，复发汗，昼日烦躁不得眠，夜而安静，不呕、不渴、无表证、脉沉微、身无大热者，干姜附子汤主之。

解析：干姜、附子均属温中祛寒药，但干姜偏主寒饮上逆，而附子偏主寒饮下迫，二药合用则温彻上下，因成温中逐寒的重剂。本方即四逆汤去甘草，但顿服量较重，故治四逆汤证不急迫而阴寒较甚者。这里注意附子生用，不是里虚寒甚是不能用的。本方适应证为四逆、身冷、脉沉微者。用于太阴里虚寒、里阴证。里阴证而烦躁不宁，多属极虚寒的险恶证候，若待至呕吐、下利、四肢厥逆则往往不治。

干姜于太阴病干姜附子汤方证中，主温中除烦躁。

14. **甘草干姜汤方证**（参见第六讲：五、甘草）

干姜于太阴病甘草干姜方证中，主温中生津、逐饮、和胃止烦。

15. **理中汤或丸方证**（参见第六讲：一、人参）

干姜于太阴病理中汤或丸方证中，主温中祛寒。

16. **大建中汤方证**（参见第二讲：十、蜀椒）

干姜于太阳太阴合病大建中汤方证中，主温中祛寒止呕。

17. **薯蓣丸方**（参见第六讲：二、薯蓣）

干姜于厥阴病薯蓣丸方证中，主温中和胃。

18. **乌头赤石脂丸方证**（参见第五讲：三、乌头）

干姜于少阴太阴合病乌头赤石脂丸方证中，主温中祛寒。

19. **桃花汤方证**（参见第九讲：八、赤石脂）

干姜于太阴病桃花汤方证中，主温中止利。

20. **三物备急丸方证**（参见第三讲：三、巴豆）

干姜于阳明太阴合病三物备急丸方证中，主温中祛寒、心腹卒暴诸病。

21. **半夏干姜散方证**（参见第七讲：一、半夏）

干姜于太阴病半夏干姜散方证中，主温中、祛寒饮止呕。

22. **干姜人参半夏丸方证**

干姜半夏人参丸方 干姜一两，人参一两，半夏二两。

上三味，末之，以生姜汁糊为丸，如梧子大，饮服十丸，日三服。

《金匮要略·妇人妊娠病》第6条：妊娠呕吐不止，干姜人参半夏丸主之。

解析：此合小半夏汤、半夏干姜散为一方，逐饮止呕俱较有力，复加人参则更含有理中汤意，故治呕吐而心下痞硬者。丸药效缓。但施于妇人妊娠恶阻，反较稳妥。本方适应证为呕吐甚而心下痞硬者。

后世方家多谓半夏害胎，干姜为热药，妊娠尤当禁用，胡希恕先生常以本方治此证屡验，并无一失。但本方并不只限于妊娠恶阻，凡有此证即使男人亦宜用之。

干姜于太阴病干姜人参半夏丸方证中，主温逐寒饮止呕。

23. **甘草干姜茯苓白术汤方证**（参见第六讲：五、甘草）

干姜于太阴病甘草干姜茯苓白术汤方证中，主温中祛寒逐饮。

24. **苓甘五味姜辛汤方证**（参见第七讲：八、茯苓）

干姜于太阴病苓甘五味姜辛汤方证中，主温中化饮。

25. **苓甘五味姜辛夏汤方证**（参见第七讲：八、茯苓）

干姜于太阴病苓甘五味姜辛夏汤方证中，主温中化饮。

26. **苓甘五味姜辛夏杏汤方证**（参见第七讲：八、茯苓）

干姜于太阴太阳合病苓甘五味姜辛夏杏汤方证中，主温中化饮。

27. **苓甘五味姜辛夏仁黄汤方证**（参见第七讲：八、茯苓）

干姜于太阴阳明太阳合病苓甘五味姜辛夏仁黄汤方证中，主温中逐饮止咳。

28. **柏叶汤方证**（参见第八讲：十三、侧栢叶）

干姜于太阴阳明合病柏叶汤方证中，主温中摄血。

29. **乌梅丸方证**（参见第九讲：一、乌梅）

干姜于厥阴病乌梅丸方证中，主温下寒。

30. **柴胡桂枝干姜汤方证**（参见第四讲：二十八、柴胡）

干姜于厥阴病柴胡桂枝干姜汤方证中，主温下寒。

31. **黄连汤方证**（参见第四讲：八、黄连）

干姜于厥阴病黄连汤方证中，主温下寒。

32. **干姜黄芩黄连人参汤方证**

干姜黄芩黄连人参汤方 干姜、黄芩、黄连、人参各三两。

上四味，以水六升，煮取二升，去滓，分温再服。

《伤寒论》第359条：伤寒，本自寒下，医复吐下之，寒格，更逆吐下，若食入口即吐，干姜黄芩黄连人参汤主之。

解析：干姜、人参理中焦之虚寒，黄连、黄芩解上亢之烦热，故此治上热下寒、呕吐、下利而心下痞硬者。本方适应证为胸中烦热、恶心呕吐而大便溏者。胡老曾多次讲，本方治妊娠呕吐有效，如以散服效更佳。

干姜于厥阴病干姜黄芩黄连人参汤方证中，主温下寒。

33. **半夏泻心汤方证**（参见第七讲：一、半夏）

干姜于厥阴病半夏泻心汤方证中，主温中逐饮止呕。

34. **甘草泻心汤方证**（参见第六讲：五、甘草）

干姜于厥阴病甘草泻心汤方证中，主温中和胃、止呕利。

35. **生姜泻心汤方证**（参见第二讲：四、生姜）

干姜于厥阴病生姜泻心汤方证中，主温中和胃、止呕利。

36. **《外台》（六物）黄芩汤方证**（参见第四讲：七、黄芩）

干姜于厥阴病《外台》（六物）黄芩汤方证中，主温中祛寒、止呕利。

37. **麻黄升麻汤方证**（参见第二讲：二、麻黄）

干姜于厥阴病麻黄升麻汤方证中，主温下寒。

38. **鳖甲煎丸方证**（参见第八讲：三十、鳖甲）

干姜于太阳少阳阳明合病鳖甲煎丸方证中，主温中和胃。

39. **侯氏黑散方证**（参见第二讲：九、菊花）

干姜于厥阴病侯氏黑散方证中，主温中祛寒。

40. **王不留行散方证**（参见第八讲：十、王不留行）

干姜于厥阴病王不留行散方证中，主温下寒。

41. **九痛丸方证**（参见第五讲：一、附子）

干姜于太阴病九痛丸方证中，主温中止痛。

【解读药味特点】

经方用干姜见于以上41方证，其用宗于《神农本草经》："干姜，味辛，温。主治胸满，咳逆上气、温中止血，出汗，逐风湿痹，肠澼下利，生者尤良。久服去臭气，通神明。”汉前干姜与生姜同用。

通过以上方证和生姜的方证看，汉代生姜与干姜有了明显不同。这就是，生姜主温中降逆止呕，并主辛温发汗解表；而干姜主温中、温下、祛寒逐饮，并有止利、止烦、止血作用。

值得注意的是，干姜辛温，主治里虚寒，与附子有相似的作用，且两者常同用，不但是温中祛寒的重要药，而且是中医急救、强心回阳的主要药，同时在治疗六经证有其突出特点。

(1) 主治在太阴：治里虚寒常与附子为伍，适用治疗下利清谷、四肢厥逆、咳逆、吐涎沫的常见四逆证，亦常用于机体沉衰、脉微心衰的危重证。是经方重要的、有特色的、有确切疗效的急救药。临床见于很多方证，如甘草干姜汤方证、半夏干姜散方证、干姜附子汤方证、四逆汤、通脉四逆汤方证、茯苓四逆汤方证、肾着汤方证、理中汤方证、大建中汤方证等。

(2) 用于太阳太阴合病：常配伍桂枝、麻黄、蜀椒等，如桂枝人参汤方证、小青龙汤方证等。

(3) 用于少阴太阴合病：配伍葱白、蜀椒等，如白通汤方证、乌头赤石脂丸方证等。

(4) 用于太阴阳明合病：常配伍大黄、石膏等，如苓甘五味姜辛夏仁黄汤方证、三物备急丸方证、通脉四逆加猪胆汁汤方证、栀子干姜汤方证、柏叶汤方证等。

(5) 用于太阳太阴阳明合病：配伍麻黄、桂枝、石膏等，如厚朴麻黄汤方证、小青龙加石膏汤方证。

(6) 用于太阳阳明病：配伍桂枝、石膏、大黄等，如风引汤方证等。

(7) 用于厥阴病：常配伍柴胡、黄芩、黄连、地黄、桂枝等，如柴胡桂枝干姜汤方证、乌梅丸方证、半夏泻心汤方证、生姜泻心汤方证、甘草泻心汤方证、王不留行散方证、麻黄升麻汤方证、《外台》（六物）黄芩汤方证、干姜黄芩黄连汤方证、薯蓣丸方证、黄连汤方证等。值得注意的是，做丸剂用干姜不用生姜，故干姜亦用于太阳少阳阳明合病，如鳖甲煎丸方证。

由以上方证可知，经方在应用生姜和干姜过程中，逐渐体悟到其功用的不同，这即是生姜主温中和胃、降逆止呕，且能发汗解表；而干姜主温中祛寒、温下止利止血，且善能回阳救逆。

这里还要强调的是，干姜常与附子同用，尤其用于回阳救逆，这亦是经方长期临床用药的经验总结，其科学性经历了历史考验，历代经方家都有体悟，如《本草求真》曾概括为：“干姜专入胃，其味本辛，大热无毒，守而不走，凡胃中虚冷，元阳欲绝，合以附子同投，则能回阳立效，故书则有附子无姜不热之句。”

【药物功用述要】

干姜，味辛，温。温中、温下祛寒，回阳救逆，和胃降逆止呕药。主治胸满、咳喘不得卧，干呕、吐涎沫而不渴，风寒湿痹、四肢厥冷、肠澼下利。主在太阴，常与附子同用，治疗脉微欲绝的心衰、垂危症。又常与黄芩、黄连、柏叶等合治上热下寒的阳明太阴合病、厥阴病等证。

用法及用量：入煎剂，每用6～10克。

五、吴茱萸

【药物基本知识】

为芸香科吴茱萸近成熟果实。《本经》称吴茱萸，又称藙；《草木便方》称吴萸；《南京市药物志》称左力。

【解析所在方证】

1. 当归四逆加吴茱萸生姜汤方证（参见第八讲：一、当归）

吴茱萸于太阳太阴合病当归四逆加吴茱萸生姜汤方证中，主温中祛寒、降逆止呕。

2. 吴茱萸汤方证

吴茱萸汤方 吴茱萸（洗）一升，人参三两，生姜（切）六两，大枣（擘）十二枚。

上四味，以水七升，煮取二升，去滓，温服七合，日三服。

《伤寒论》第243条：食谷欲呕，属阳明也，吴茱萸汤主之。得汤反剧者，属上焦也。

《伤寒论》第309条：少阴病，吐利，手足逆冷，烦躁欲死者，吴茱萸汤主之。

《伤寒论》第378条：干呕吐涎沫、头痛者，吴茱萸汤主之。

《金匮要略·呕吐哕下利病》第8条：呕而胸满者，吴茱萸汤主之。

解析：吴茱萸辛温，《神农本草经》谓"温中下气、止痛、咳逆，寒热，除湿血痹"。伍以生姜、人参、大枣健胃止呕之品，故治胃虚寒饮冲逆、因食谷欲呕者，或呕而手足厥冷、烦躁欲死者，或干呕吐涎沫而头痛者，或呕而胸满者。（见生姜）

吴茱萸于太阴病吴茱萸汤方证中，主温中祛寒、止呕利、止头痛。

3. 温经汤方证

温经汤方 吴茱萸三两，当归、川芎、芍药、人参、桂枝、阿胶、牡丹皮（去心）、生姜、甘草各二两，半夏半升，麦门冬（去心）一升。

上十二味，以水一斗，煮取三升，分温三服。亦主妇人少腹寒久不受胎，兼取崩中去血，或月水来过多及至期不来。

《金匮要略·妇人杂病》第9条：问曰：妇人年五十，所病下利（血）数十日不止，暮即发热，少腹里急，腹满，手掌烦热，唇口干燥，何也？师曰：此病属带下。何以故？曾经半产，瘀血在少腹不去。何以知之？其证唇口干燥，故知之。当以温经汤主之。

解析：久有失血，里虚且寒，血虚生热，因见暮即发热、唇口干燥，因呈上热下寒之证，恰合厥阴病提纲，故治属厥阴，既用吴茱萸汤去大枣加桂枝温中降逆止呕以引邪出外，又用麦门冬汤去大枣以补胃之虚，滋枯润燥清上热；另以当归、川芎、芍药、阿胶、丹皮行瘀和血以调经脉、温下寒、清上热。胃为生化之本，气血之源，胃气利则津血生，此为生新祛瘀兼备的治剂，故本方为厥阴病兼血虚血瘀者，可适用于带下崩中、月事不调、久不受孕等证。

吴茱萸于厥阴病温经汤方证中，主温中降逆止呕。

4. **九痛丸方证**（参见第五讲：一、附子）

吴茱萸于太阴病九痛丸方证中，主温中祛寒而止痛。

【解读药味特点】

经方用吴茱萸见于以上4方证，其用宗于《神农本草经》："吴茱萸，味辛，温。主温中，下气止痛，咳逆、寒热，除湿血痹，逐风邪，开腠理。"后世认为其性味苦辛，温。经方取其温中祛寒、下气止痛之功，主治太阴里虚寒证，症见腹痛、头痛、呕吐、手足厥冷、脉细者。常与生姜、干姜、附子、巴豆、人参等相伍，治疗呕吐、下利、头痛、心腹痛，如吴茱萸汤、九痛丸等；又常与桂枝、生姜配伍治疗太阳太阴合病，如当归四逆加吴茱萸生姜汤；以其能温下寒，故配伍生地、麦冬等清上热而治厥阴证，如温经汤方证。后世医家在继承《本经》、《伤寒》的基础上有所发挥，如朱丹溪喜用吴茱萸配伍黄连（左金丸）治上热下寒的脘腹嘈杂、呕吐吞酸、口苦舌红、脉弦数者。胡老常用吴茱萸汤治疗梅尼埃综合征见头晕、呕吐者，或幼儿偏头疼。

李时珍认为："茱萸辛热，能散能温；苦热，能燥能坚。故其所治之证，皆取其散寒温中，燥湿解郁功而已。"

【药物功用述要】

吴茱萸，味辛，温。温中祛寒，下气止痛，除湿血痹，杀虫，通关节。主治心腹诸冷绞痛，肠胃痉挛，痞满，手足厥冷，脚气水肿。主用于太阴里虚寒证，亦适用于太阳太阴合病证及厥阴病证。

用法及用量：入煎剂，每用6～30克。外用适量。

六、云母

【药物基本知识】

为硅酸盐类云母族矿物白云母。《本经》称云母，又称云华、云珠、云英、云液、云砂、璘石；《千金方》称白云母；《石雅》称银精石；《中药形性经验鉴别法》称云粉石；《四川中药志》称千层玻。

【解析所在方证】

蜀漆散方证

蜀漆散方　蜀漆（洗去腥）、云母（烧二日夜）、龙骨等份。

上三味，杵为散，未发前以浆水服半钱。温疟加蜀漆半分，临发时服一钱匕。

《金匮要略·疟病》第5条：疟多寒者，名曰牝疟，蜀漆散主之。

解析：蜀漆，味辛，平。为常山的嫩枝叶，即常山苗。其功能为引吐除饮，为截疟要药。云母，《本经》谓："味甘，平。主治身皮死肌，中风寒热，如在车船上，除邪气，安五脏，益子精，明目。"为补中镇静之药。龙骨，味甘，平。《本经》谓："主咳逆，……小儿热气惊痫。"《别录》谓："主治心腹烦满，……养精神，定魂魄，安五脏。"可知亦为补中镇静之药，故本方治里虚寒饮的牝疟而胸腹动悸或烦惊者。本方逐饮化痰，适应证为疟寒多热少者。

云母于太阴病蜀漆散方证中，主镇静安五脏。

【解读药味特点】

经方用云母仅见于蜀漆散方证，主治为疟多寒证，可知其性偏温补。此宗于《本经》所述："味甘，平。主治身皮死肌，中风寒热，如在车船上，除邪气，安五脏，益子精，明目。"后世记载用内服或外用，其治疗头痛寒热、痢疾、白带、金疮等，旨宗于此。《本草经疏》："云母，石性镇坠，能使火下，火下则水上，是既济之象也，故安五脏，益子精，明目。《别录》主下气坚肌，续绝补中，疗五劳七伤，虚损少气，皆此意出。其曰止痢者，久痢则肠胃俱虚，甘温足以回其虚，下坠足以去其积，故亦主之。"《长沙药解》："云母，利水泄湿，消瘀除疟，《金匮》蜀漆散，用之治牝疟多寒，以其泄湿而行痰也。"这些论述，有助于我们进一步理解云母的作用。

【药物功用述要】

云母，味甘，平。利气、消积、除痰、补虚益精，助孕药。主治五劳七伤，虚损少气、眩晕、癫痫、寒疟、止白带下痢、疮毒。

用法及用量：入煎剂，每用10～15克。或入散剂、或为粉剂外用。

七、紫石英

【药物基本知识】

为卤化物类萤石的矿石。主要成分为氟化钙，但常夹杂有微量的氧化铁及镉、铬、铜、锰、镍等。《本经》称紫石英。

【解析所在方证】

风引汤方证（参见第二讲：一、桂枝）

紫石英于太阳阳明太阴合病风引汤方证中，主温下固涩、重镇熄风。

【解读药味特点】

经方用紫石英仅见于风引汤方证，配伍赤白石脂、干姜温下固涩兼重镇熄风，而治疗太阳阳明太阴合病的热癫痫。《神农本草经》谓："紫石英，味甘，温。主治心腹咳逆、邪气，补不足，女子风寒在子宫、绝孕十年无子，久服温中，轻身延年。”可知其性味主要是温补，多用于里虚寒证。配伍桂枝甘草龙骨牡蛎等，可用于破伤风类证呈外寒里热者。

后世医家则多用紫石英调补冲任、温养胞宫，故紫石英用于妇人胞宫虚寒而不得受孕者，尤甚为宜。《本草经疏》曰：“其主女子风寒在子宫，绝孕无子者，……非得温暖之气则无以去风寒而资化育之妙，此药填下焦……辛温能散风寒邪气，故为女子暖宫之要药。”《神农本草经百种录》亦曰：“女子风寒在子宫，绝孕十年无子，子宫属冲脉血海，风寒入于其中，他药所不能及，紫石英色紫入血分，体重能下达，故能入于冲脉之底，风寒妨孕，温能散寒祛风也。”

【药物功用述要】

紫石英，味甘，温。温中降逆，镇心安神，暖宫助孕。主用于里虚寒证的不孕、不育证；亦用于惊痫瘛疭、破伤风等。

用法及用量：入煎剂，每用6~12克。

八、薤白

【药物基本知识】

为百合科多年生草本小根蒜和薤的鳞茎。《本经》称薤；《别录》称莱芝；《本草图经》薤白；《肘后方》称薤根；《纲目》称藠子、火葱、鸿荟；《陆川本草》称藠头；《新疆药材》称大头菜子；《中药形性经验鉴别法》称野蒜、小独蒜；《河北药材》称小蒜、宅蒜；《药材学》称薤白头。

【解析所在方证】

1. **瓜蒌薤白白酒汤方证**（参见第七讲：三十四、瓜蒌）

薤白于阳明太阴合病瓜蒌薤白白酒汤方证中，主散结化痰止痛。

2. **瓜蒌薤白半夏汤方证**（参见第七讲：三十四、瓜蒌）

薤白于阳明太阴合病瓜蒌薤白半夏汤方证中，主散结化痰止痛。

3. **枳实薤白桂枝汤方证**（参见第七讲：四、枳实）

薤白于太阳阳明太阴合病枳实薤白桂枝汤方证中，主散结止痛。

【解读药味特点】

经方用薤白见于以上3方证，主温中散结，治胸痹痛。《本经》未单独记载薤白，而是附于葱实后，以示其同类，但陶弘景注云：“葱、薤异物，而今共条，《本经》即无韭，以其同类故也，今亦取为副品种数。”标明薤白与葱白的作用不同。《神农本草经》谓：“薤，味辛，温。主治金创、创败，轻身、不饥，耐老。”可知汉代用薤白宗其辛温之性味，但不同的是，未见治金创、疮败，而主用其治胸痹心痛，重用其温中化痰散结作用。亦说明仲景独具慧眼，取其散结化痰止痛之功而治胸痹，发《本经》之所未备，开效用之新章。历代医家继承《本经》、《伤寒》之思想亦多以发挥每有效验。如《本草求真》曰：“薤，亦动滑药耳，故书皆载调中助阳，散血疏滞，定喘，安胎利产及治汤火伤损。”

薤白辛温，其适应证为里虚寒太阴证，但里寒饮易化热，而呈上热下寒之证，即阳明太阴合病，故薤白多与枳实、瓜蒌配伍，治疗阳明太阴合病的胸痹；与桂枝配伍，治太阳太阴阳明合病胸痹。

【药物功用述要】

薤白，味辛，温。散结化痰止痛，行气导滞药。主治里虚寒饮，对寒邪痰浊停留胸中，阳气不得通畅的胸痹疼痛、痰饮胁痛等证有良效。亦兼治痢疾里急后重。

用法及用量：入煎剂，每用5~24克。

九、细辛

【药物基本知识】

为马兜铃科植物辽细辛或华细辛带根的全草。《本经》称细辛，又称小辛；《吴普本草》称细草；《纲目》称少辛；《中药材手册》称独叶草、金盆草。

【解析所在方证】

1. **当归四逆汤方证**（参见第八讲：一、当归）

细辛于太阳太阴病当归四逆汤方证中，主温化寒饮。

2. **当归四逆加吴茱萸生姜汤方证**（参见第八讲：一、当归）

细辛于太阳太阴病当归四逆加吴茱萸生姜汤方证中，主温化寒饮。

3. **射干麻黄汤方证**（参见第四讲：十三、射干）

细辛于太阳太阴阳明合病射干麻黄汤方证中，主温化寒饮。

4. **小青龙汤方证**（参见第二讲：麻黄）

细辛于太阳太阴病小青龙汤方证中，主温化里饮、止咳。

5. **《千金》三黄汤方证**（参见第二讲：麻黄）

细辛于太阳阳明太阴病《千金》三黄汤方证中，主祛风逐湿止痛。

6. **麻黄附子细辛汤方证**（参见第二讲：麻黄）

细辛于少阴太阴合病麻黄附子细辛汤方证中，主祛寒逐饮。

7. **桂枝去芍药加麻黄附子细辛汤方证**（参见第二讲：一、桂枝）

细辛于少阴太阴合病桂枝去芍药加麻黄附子细辛汤方证中，主祛寒逐饮。

8. **小青龙加石膏汤方证**（参见第二讲：麻黄）

细辛于太阳太阴阳明合病小青龙加石膏汤方证中，主温化里饮。

9. **厚朴麻黄汤方证**（参见第七讲：二、厚朴）

细辛于太阳太阴阳明合病厚朴麻黄汤方证中，主温化里饮。

10. **赤丸方证**（参见第五讲：三、乌头）

细辛于太阴病赤丸方证中，主祛寒逐湿止痛。

11. 大黄附子汤方证（参见第三讲：九、大黄）

细辛于太阴阳明合病大黄附子汤方证中，主祛寒饮止痛。

12. 苓甘五味姜辛汤方证（参见第七讲：八、茯苓）

细辛于太阴病苓甘五味姜辛汤方证中，主温中祛寒饮。

13. 苓甘五味姜辛夏汤方证（参见第七讲：八、茯苓）

细辛于太阴病苓甘五味姜辛夏汤方证中，主温中祛寒饮。

14. 苓甘五味姜辛夏杏汤方证（参见第七讲：八、茯苓）

细辛于太阴太阳合病苓甘五味姜辛夏杏汤方证中，主温中祛寒饮。

15. 苓甘五味姜辛夏仁黄汤方证（参见第七讲：八、茯苓）

细辛于太阴阳明太阳病苓甘五味姜辛夏仁黄汤方证中，主温中祛寒饮。

16. 乌梅丸方证（参见第九讲：一、乌梅）

细辛于厥阴病乌梅丸方证中，主温中祛寒饮。

17. 侯氏黑散方证（参见第二讲：九、菊花）

细辛于厥阴病侯氏黑散方证中，主祛饮止痛。

【解读药味特点】

从以上17方证看，经方用细辛是很广的，主用其温化寒饮。《神农本草经》谓："细辛，味辛，温。主治咳逆，头痛脑动，百节拘挛，风湿痹痛，死肌。"仲景用细辛与《本经》一脉相承。细辛，味辛性温，主治证为太阴里虚寒饮，但从仲景书来看，经方用细辛很少单独用，多配伍相对应药物而用于六经证，其应用规律大致有四：

（1）里虚寒饮太阴病：常配伍干姜、茯苓、半夏、五味子等，如赤丸、苓甘五味姜辛汤、苓甘五味姜辛夏汤、苓甘五味姜辛夏杏汤等方证。临床常见证为：里虚寒饮引起的咳逆、喘满、胃腹痛、四逆等症。

（2）外邪里饮太阳太阴合病：常配伍麻黄、桂枝、生姜等，如小青龙汤、麻黄附子细辛汤、当归四逆汤、当归四逆加吴茱萸生姜汤、桂枝去芍药加麻黄附子细辛汤等方证。临床常见症为：头痛、鼻塞、身痛、寒热、关节疼痛等。

（3）外邪里饮太阳阳明太阴合病：常配伍麻黄、半夏、生石膏、黄芩、五味子等，如射干麻黄汤、小青龙加石膏汤、厚朴麻黄汤、《千金》三黄汤等方证。临床常见症为：咳逆喘满、头痛、身痛等。

（4）上热下寒挟瘀阳明太阴合病：配伍附子、干姜、大黄等，如大黄附子汤、苓甘五味姜辛夏仁黄汤等方证。临床常见症为：胁下偏痛、咳逆上热者。

（5）上热下寒厥阴病：常配伍黄芩、黄连、干姜、附子、桂枝等，如乌梅丸方证、侯氏黑散方证。临床常见症为：口干、四逆、胃腹痛、大便溏泄、四肢沉重、恶风寒、身痛等。

因其辛香走窜利窍，临床上亦用细辛研末吹鼻或配伍辛夷、苍耳子、白芷等通鼻窍，治鼻渊。

【药物功用述要】

细辛，味辛，温。温中化饮、祛湿通络药。主治里虚寒饮，常用于太阴证，但适证配伍亦可适用于六经各证。临床常见症：咳逆上气、头痛、胁痛、风湿痹痛、逆满等。

用法及用量：入煎剂，每用6~10克。外用适量。

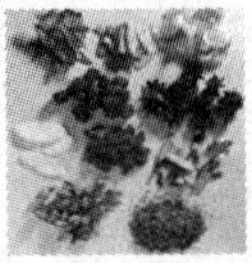

第六讲

补虚益气药

一、人参

【药物基本知识】

为五加科植物人参的根。《神农本草经》称人参，又称人衔、鬼盖；《吴普本草》称血参、黄参、神草、土精；《广雅》称地精；《本草图经》称百尺杵；《纲目》称海腴、金井玉阑、孩儿参；《辽宁主要药材》称棒捶。野生者名“山参”；栽培者称“园参”；园参经晒干或烘干，称“生晒参”；园参经蒸制后的干燥品，称“红参”；山参经晒干，称“生晒山参”。

【解析所在方证】

1. **桂枝加芍药生姜各一两人参三两新加汤方证**（参见第二讲：一、桂枝）

人参于太阳太阴合病桂枝加芍药生姜各一两人参三两新加汤方证中，主健胃生津。

2. **桂枝人参汤方证**（参见第二讲：一、桂枝）

人参于太阳太阴合病桂枝人参汤方证中，主补中益气、治心下痞硬满。

3. **炙甘草汤方证**（参见第六讲：五、甘草）

人参于太阴阳明合病炙甘草汤方证中，主益气生津复脉。

4. **竹叶石膏汤方证**（参见第四讲：六、竹叶）

人参于太阳太阴阳明合病竹叶石膏汤方证中，主益气养胃、生津止渴。

5. **木防己汤方证**（参见第七讲：十六、防己）

人参于太阳太阴阳明合病木防己汤方证中，主健胃、解心下痞坚。

6. **木防己去石膏加茯苓芒硝汤方证**（参见第七讲：十六、防己）

人参于太阳太阴阳明合病木防己去石膏加茯苓芒硝汤方证中，主健胃、解心下痞坚。

7. **柴胡加芒硝汤方证**（参见第四讲：二十八、柴胡）

人参于少阳阳明合病柴胡加芒硝汤方证中，主补中益气扶正。

8. **柴胡加龙骨牡蛎汤方证**（参见第四讲：二十八、柴胡）

人参于太阳少阳阳明合病柴胡加龙骨牡蛎汤方证中，主补中益气扶正。

9. **白虎加人参汤方证**（参见第四讲：一、石膏）

人参于阳明太阴合病白虎加人汤方证中，主安中养胃、生津止渴。

10. **四逆加人参汤方证**（参见第五讲：一、附子）

人参于太阴病四逆加人参汤方证中，主益气养胃、生津血。

11. **茯苓四逆汤方证**（参见第七讲：八、茯苓）

人参于太阴病茯苓四逆汤方证中，主益气养胃生津。

12. **理中汤或丸方证**

理中汤或丸方 人参、干姜、炙甘草、白术各三两。

上四味，捣筛，蜜和为丸，如鸡子黄许大。以沸汤数合，和一丸，研碎，温服之，日三四，夜二服。腹中未热，益至三四丸，然不及汤。汤法：以四物依两数切，用水八升，煮取三升，去滓，温服一升，日三服。

《伤寒论》第159条：伤寒服汤药，下利不止，心下痞硬，服泻心汤已，复以他药下之，利不止，医以理中与之，利益甚。理中者，理中焦，此利在下焦，赤石脂禹余粮汤主之。复不止者，当利其小便。

《伤寒论》第386条：霍乱，头痛、发热、身疼痛、热多欲饮水者，五苓散主之；寒多不用水者，理中丸主之。

《伤寒论》第396条：大病瘥后，喜唾，久不了了，胸上有寒，当以丸药温之，宜理中丸。

《金匮要略·胸痹心痛短气病》第5条：胸痹，心中痞，留气结在胸，胸满，胁下逆抢心，枳实薤白桂枝汤主之，人参汤亦主之。

解析：本方是甘草干姜汤加人参、白术而成，故治甘草干姜汤证心下痞硬而小便不利者。治心下痞、胃虚主用人参，故本方又名人参汤（丸）。本方适应证为心下痞，大便溏泻，小便少者。

人参于太阴病理中汤或丸方证中，主健胃、解心下痞。

13. **大建中汤方证**（参见第二讲：十、蜀椒）

人参于太阳太阴合病大建中汤方证中，主补中益气止痛。

14. **吴茱萸汤方证**（参见第五讲：五、吴茱萸）

人参于太阴病吴茱萸汤方证中，主补中益气。

15. **薯蓣丸方证**（参见第六讲：二、薯蓣）

人参于厥阴病薯蓣丸方证中，主健胃补虚。

16. **附子汤方证**（参见第五讲：一、附子）

人参于太阴病附子汤方证中，主健胃补虚止痛。

17. **大半夏汤方证**（参见第七讲：一、半夏）

人参于太阴病大半夏汤方证中，主健胃安中。

18. **干姜人参半夏丸方证**（参见第五讲：四、干姜）
人参于太阴病干姜人参半夏丸方证中，主健胃安中。
19. **厚朴生姜半夏甘草人参汤方证**（参见第七讲：二、厚朴）
人参于太阴病厚朴生姜半夏甘草人参方证中，主补中益气。
20. **旋覆代赭汤方证**（参见第七讲：二十五、旋覆花）
人参于太阴病旋覆代赭汤方证中，主健胃安中。
21. **橘皮竹茹汤方证**（参见第七讲：三、橘皮）
人参于太阴病橘皮竹茹汤方证中，主健胃安中。
22. **《外台》茯苓饮方证**（参见第七讲：八、茯苓）
人参于太阴病《外台》茯苓饮方证中，主健胃安中。
23. **生姜甘草汤方证**（参见第二讲：四、生姜）
人参于太阴病生姜甘草汤方证中，主健胃安中。
24. **温经汤方证**（参见第五讲：五、吴茱萸）
人参于厥阴病温经汤方证中，主健胃益气生津。
25. **麦门冬汤方证**（参见第六讲：十一、麦门冬）
人参于太阴阳明合病麦门冬汤方证中，主健胃生津。
26. **小柴胡汤方证**（参见第四讲：二十八、柴胡）
人参于少阳病小柴胡汤方证中，主补中滋液扶正。
27. **柴胡去半夏加瓜蒌汤方证**（参见第四讲：二十八、柴胡）
人参于少阳阳明合病柴胡去半夏加瓜蒌汤方证中，主补中滋液扶正。
28. **柴胡桂枝汤方证**（参见第四讲：二十八、柴胡）
人参于太阳少阳合病柴胡桂枝汤方证中，主补中益气以止痛。
29. **泽漆汤方证**（参见第七讲：十八、泽漆）
人参于少阳太阳阳明合病泽漆汤方证中，主健胃安中。
30. **乌梅丸方证**（参见第九讲：一、乌梅）
人参于厥阴病乌梅丸方证中，主健胃补中。
31. **黄连汤方证**（参见第四讲：八、黄连）
人参于厥阴病黄连汤方证中，主健胃安中。
32. **干姜黄芩黄连人参汤方证**（参见第五讲：四、干姜）
人参于厥阴病干姜黄芩黄连人参汤方证中，主健胃安中。
33. **半夏泻心汤方证**（参见第七讲：一、半夏）
人参于厥阴病半夏泻心汤方证中，主健胃安中。
34. **甘草泻心汤方证**（参见第六讲：五、甘草）
人参于厥阴病甘草泻心汤方证中，主健胃安中。

35. **生姜泻心汤方证**（参见第二讲：四、生姜）

人参于厥阴病生姜泻心汤方证中，主健胃安中。

36. **六物黄芩汤方证**（参见第四讲：七、黄芩）

人参于厥阴病六物黄芩汤方证中，主健胃安中。

37. **鳖甲煎丸方证**（参见第八讲：三十、鳖甲）

人参于太阳少阳阳明合病鳖甲煎丸方证中，主补中益气。

38. **侯氏黑散方证**（参见第二讲：九、菊花）

人参于厥阴病侯氏黑散方证中，主补中益气。

39. **九痛丸方证**（参见第五讲：一、附子）

人参于太阴病九痛丸方证中，主温中益气。

【解读药味特点】

经方用人参见于39个方证，主要用其补中益气、健胃扶正、生津止渴，治心下痞满。《神农本草经》谓："人参，味甘，微寒，主补五脏，安精神，定魂魄，止惊悸，除邪气，明目，开心，益智，久服轻身延年。"可知经方用人参继承了《本经》的经验，而且增加了临床更有效的经验，如补中益气、生津止渴作用，且突出了治心下痞满。

（1）心下痞：从以上方证可看出多有心下痞，又称心下痞满、心下痞硬、心下痞坚等，胡希恕先生据此认为，心下痞是适用人参的主要指征。这里要提一下，吉益东洞先生因对比大黄黄连泻心汤方证有"心下痞，按之濡"，故认为人参无补虚作用，显然偏颇。

（2）生津止渴：胡希恕先生在注解《金匮要略·水气病》风水时指出："读者以白虎加人参汤治渴，而把脉浮不渴改为脉浮而渴，实非，白虎加人参汤治渴在人参，而不在石膏，试观《伤寒论》白虎汤条各条无一有渴证，可以证明。"《伤寒论》记载白虎汤方证3条，皆无口渴；而白虎加人参汤方证6条，条条有口渴、烦渴、大渴、燥渴、渴欲饮水、口舌干燥、身热而渴等，可知人参是生津止渴者。人参于乌梅丸、竹叶石膏汤、炙甘草汤、新加汤等方证中皆起健胃生津作用。

（3）扶正祛邪：人参味甘，微寒，主在补中益气、健胃养正，常配伍干姜、白术、吴茱萸、附子等而主治太阴病，如理中汤方证、吴茱萸汤方证、大建中汤方证等；适证配伍相应的药还治疗其他经病。

新加汤置于太阳病中篇，正说明了经方解表主要靠健胃养正，加强卫气以抗邪出表。表为桂枝汤方证时，以甘草、大枣、生姜温中健胃可也，但当里虚明显时，只此已显力不足，必以人参健中才能抗邪出表，这是太阳太阴合病之例。

尚有血弱气尽腠理开、邪气因入半表半里的小柴胡汤方证，更须人参养胃生津血，扶正祛邪，故徐灵胎谓"小柴胡汤之妙在人参"，说明邪入半表半里须用人参协助祛邪。人参不但用于少阳病，而且更多用于半表半里阴证厥阴病，如乌梅丸方证、半夏泻心汤方证、甘草泻心汤方证、生姜泻心汤方证、黄连汤方证、干姜黄芩黄连人参汤方证等。

急性病常见：汗出而高热不退、口渴烦躁、甚则神昏谵语者，呈阳明太阴合病，如白虎加人参汤方证；或现少阳阳明合病如小柴胡加石膏汤方证；或现太阳阳明太阴合病，如木防已汤方证等。

总之，人参主补中健胃、生津血，有治心下痞满的作用，主在太阴，但如配伍适证的方药则治不同的合并证，如加于白虎汤则治阳明太阴合病证；加于桂枝汤则治太阳太阴合病证；加于乌梅丸、半夏泻心汤等方中则治厥阴病。

人参历代均对其推崇备至，其论著及运用甚众，如《本草正》云："人参，气虚血虚俱能补，阳气虚竭者，此能回之于无何有之乡。"《本草新编》："人参，味甘，气温、微寒、气味俱轻，可升可降，阳中有阴，无毒。乃补气之圣药，活人之灵苗也。能入五脏六腑，无经不到，非仅入脾、肺、心而不入肝、肾也。五脏之中，尤专入肺、入脾。"即可用于久病气虚之证，又可用于元气虚脱之急证，而为补虚救急之要药。以至近世流传人参为益气固脱、强心复脉之要药。

然而，人参并不是万能的。陈修园曰："余细味《经》文，无一字言及温补回阳，故仲景于汗、吐、下阴伤之症，用之以救津液，而一切回阳方中，绝不加此阴柔之品，反缓姜、附之功。故四逆汤、通脉四逆汤为回阳第一方，皆不用人参，而四逆加人参汤，以其利止亡血而加之；茯苓四逆汤用之者，以其在汗、下之后也。"对此胡老亦有相同看法："人参与附子都能促进机能沉衰的恢复，但用处各有不同，真正虚寒、纯阴证，人参不能用，非用干姜、附子不可，如通脉四逆汤、四逆汤都不用人参。而人参这味药是甘，微寒，所以阴证可用，阳证亦可用。人参治虚，在胃气虚而又有心下痞硬这种情况用它是最好的。如半夏泻心汤、甘草泻心汤、生姜泻心汤、旋覆代赭汤。若没有这个证候用之有害无益。"

【药物功用述要】

人参，味甘，微寒。补中益气，健胃生津血止渴，强壮机能。主治在太阴而见心下痞硬满，兼呕吐不食，心痛腹胀，烦悸诸血，下利及因胃衰弱而致的一切虚证。亦主治少阳病，如小柴胡汤方证。适证配伍亦兼治合并证，如太阳太阴合病的桂枝人参汤方证、太阳少阳合病的柴胡桂枝汤方证、厥阴病的半夏泻心汤方证、乌梅丸方证等。

用法及用量：入煎剂，每用5~10克，急重证，剂量可酌增为15~30克。宜文火另煎兑服。研末吞服，每次1.5~2克。

二、薯蓣

【药物基本知识】

为薯蓣科植物薯蓣的块茎。《神农本草经》称薯蓣，又称山芋；《山海经》称藷芎、署预；《吴普本草》署豫、玉延、诸薯、儿草、修脆，《别录》称山藷；《谦名苑》称延草；《杂要诀》称王芋；《清异录》称薯药；《饮片新参》称淮山药；《浙江中药手册》称蛇芋；《江苏植药志》称野山豆；《广西中药志》称山板根；《四川中药志》称白苕；《湖南药物志》称九黄姜、野白薯；《药材学》称扇子薯、佛掌薯；《杭州药物志》称白药子。

【解析所在方证】

1. **薯蓣丸方证**

薯蓣丸方 薯蓣三十分，当归、桂枝、麴、干地黄、大豆黄卷各十分，甘草二十八分，川芎、芍药、白术、麦门冬、杏仁各六分，人参七分，柴胡、桔梗、茯苓各五分，阿胶七分，干姜三分，白蔹二分，防风六分，大枣百枚（为膏）。

上二十一味，末之，炼蜜和丸，如弹子大，空腹酒服一丸，一百丸为剂。

《金匮要略·血痹虚劳病》第16条：虚劳诸不足，风气百疾，薯蓣丸主之。

解析：重用薯蓣、大枣、甘草、大豆黄卷补中之虚，又用人参、白术、干姜、茯苓理中之气，虚劳诸不足，以健中温下最为重要。另以当归、地黄、川芎、芍药、麦冬、阿胶补血生津以清上热，以桂枝、麴、杏仁、柴胡、桔梗、白蔹、防风引邪出外、解风气诸邪，炼蜜为丸，治宜缓图也。本方适应于各种慢性虚劳病气血俱不足者。

薯蓣于厥阴病薯蓣丸方证中，主补中益气。

2. **瓜蒌瞿麦丸方证**（参见第六讲：十五、天花粉）

薯蓣于厥阴病瓜蒌瞿麦丸方证中，主健胃生津。

3. **八味（肾气）丸方证**（参见第二讲：一、桂枝）

薯蓣于厥阴病肾气丸方证中，主补中益气。

【解读药味特点】

经方用薯蓣仅见于以上3方证，其用宗《神农本草经》："署豫，味甘，温。主治伤中，补虚羸，除寒热邪气，补中益气力，长肌肉，久服，耳目聪明，轻身不饥延年。"将薯蓣用于虚劳气血诸虚，脏虚受邪之风气百疾，气化不运、内有停饮之小便不利，或见口渴者，主治在里虚寒太阴，单味药可用于虚寒性腹泻。然常配伍对应的药治疗六经合病证，如治疗厥阴病的薯蓣丸方证、瓜蒌瞿麦丸，八味（肾气）丸方证等。

《本草求真》曰："山药，本属食物，古人用入汤剂，谓其补脾益气，除热。……是以能润皮毛，长肌肉。……且其性涩，能治遗精不禁。……故能渗湿以止泄泻，生捣敷痈疮，消肿硬，亦是补阴退热之意。"张锡纯常以单味生山药治腹泻很有见地，值得参考。

笔者常以薯蓣代粳米用于白虎汤中，体会其健中护胃作用卓著。

【药物功用述要】

薯蓣，味甘，温。为补中益胃之常品，补虚羸，除寒热邪气，补中益气，又能固精止带。对于虚羸少气、泄泻、咳嗽、遗精、带下、消渴均可配伍运用。

用法及用量：入煎剂，每用10～30克，大量60～250克，或以粥食，或研末吞服，每用6～10克。

三、白术

【药物基本知识】

为菊科植物白术的根茎。《神农本草经》称术、山蓟；汉代白术、苍术不分统称为术。《尔雅》称杨枹蓟、山蓟；《名医别录》称山连；《吴普本草》称山芥、天蓟，《广雅》称山姜；《南方草木状》称乞力伽；《神药经》称山精；《得配本草》称冬白术；《本草纲目》称马蓟。

【解析所在方证】

1. **桂枝去桂加茯苓白术汤方证**（参见第二讲：四、生姜）

白术于太阳太阴合病桂枝去桂加茯苓白术汤方证中，主利水逐饮。

2. **桂枝人参汤方证**（参见第二讲：一、桂枝）

白术于太阳太阴合病桂枝人参汤方证中，主补中利水。

3. **苓桂术甘汤方证**（参见第七讲：八、茯苓）

白术于太阳太阴合病苓桂术甘汤方证中，主利水逐饮、止眩晕。

4. **茯苓泽泻汤方证**（参见第七讲：八、茯苓）

白术于太阳太阴合病茯苓泽泻汤方证中，主利水逐饮、止眩晕。

5. **五苓散方证**（参见第七讲：八、茯苓）

白术于太阳太阴阳明合病五苓散方证中，主利水逐饮、止眩晕。

6. **防己黄芪汤方证**（参见第七讲：十六、防己）

白术于太阳阳明太阴合病防己黄芪汤方证中，主逐湿利水。

7. **麻黄加术汤方证**（参见第二讲：二、麻黄）

白术于太阳太阴合病麻黄加术汤方证中，主利湿解痹。

8. **桂枝芍药知母汤方证**（参见第二讲：一、桂枝）

白术于少阴太阴阳明合病桂枝芍药知母汤方证中，主利湿解痹。

9. **桂枝附子去桂加白术汤方证**（参见第二讲：一、桂枝）

白术于少阴太阴合病桂枝附子去桂加白术汤方证中，主利湿解痹，兼治小便频数、大便硬。

10. **甘草附子汤方证**（参见第六讲：五、甘草）

白术于少阴太阴合病甘草附子汤方证中，主利湿解痹。

11. **天雄散方证**（参见第五讲：二、天雄）

白术于少阴太阴合病天雄散方证中，主利湿解痹。

12. **真武汤方证**（参见第二讲：四、生姜）

白术于少阴太阴合病真武汤方证中，主利水除眩晕、肌肤瞤动。

13. **越婢加术汤方证**（参见第二讲：二、麻黄）

白术于太阳太阴阳明合病越婢加术汤方证中，主利湿解痹。

14. **茯苓戎盐汤方证**（参见第七讲：八、茯苓）

白术于阳明太阴合病茯苓戎盐汤方证中，主利小便。

15. **理中汤或丸方证**（参见第六讲：一、人参）

白术于太阴病理中汤或丸方证中，主健中利小便。

16. **薯蓣丸方证**（参见第六讲：二、薯蓣）

白术于厥阴病薯蓣丸方证中，主健中利湿。

17. **附子汤方证**（参见第五讲：一、附子）

白术于太阴病附子汤方证中，主利湿解痹。

18. **《外台》茯苓饮方证**（参见第七讲：八、茯苓）

白术于太阴病《外台》茯苓饮方证中，主温中逐饮。

19. **枳术汤方证**（参见第七讲：四、枳实）

白术于阳明太阴合病枳术汤方证中，主利水逐饮、除心下坚满。

20. **当归芍药散方证**（参见第八讲：一、当归）

白术于太阴病当归芍药散方证中，主健中利湿。

21. **猪苓散方证**（参见第七讲：九、猪苓）

白术于阳明太阴合病猪苓散汤方证中，主利水逐饮。

22. **泽泻汤方证**（参见第七讲：十、泽泻）

白术于阳明太阴合病泽泻汤方证中，主利水逐饮、除眩晕。

23. **甘草干姜茯苓白术汤方证**（参见第六讲：五、甘草）

白术于太阴病甘草干姜茯苓白术汤方证中，主利湿解痹。

24. **当归散方证**（参见第八讲：一、当归）

白术于阳明太阴合病当归散方证中，主健中益气。

25. **麻黄升麻汤方证**（参见第二讲：二、麻黄）

白术于厥阴病麻黄升麻汤方证中，主利水止泻。

26. **侯氏黑散方证**（参见第二讲：九、菊花）

白术于厥阴病侯氏黑散方证中，主健中利湿。

27. **黄土汤方证**（参见第八讲：十六、灶心土）

白术于厥阴病黄土汤方证中，主健中益气。

28. **白术散方证**

白术散方　白术四分、川芎四分、蜀椒（去汗）三分、牡蛎二分。

上四味，杵为散，酒服一钱匕，日三服，夜一服。但苦痛加芍药；心下肚痛倍川芎；心烦肚痛，不能饮食，加细辛一两、半夏大者二十枚。服之后，更以醋浆水服之。若呕，以醋浆水服之。复不解者，小麦汁服之；已后渴者，大麦粥服之，病虽愈，服之勿置。

《金匮要略·妇人妊娠病》第10条：妊娠养胎，白术散主之。

解析：经方辨证依据症状反应，治疗依据“有是证用是方”，因此，胡希恕先生认为本方及上方是后人所附，方后说明更显而易见，故未做方解。笔者认为，根据方剂组成，白术、蜀椒温中，蜀椒另有发汗解表作用，川芎活血养血，牡蛎敛收安神，故本方证属太阴太阳合病证，宜于妊娠里虚寒兼血虚不安或有表证者，里实有热者断然不可服之。

白术于太阴太阳合病白术散方证中，主健中利湿。

【解读药味特点】

经方用白术可见于以上28个方证，其适应证见：心下痞坚、有振水音、渴欲饮水、饮水即吐、小便不利、头眩短气或肢节皮肉间之身体痛、骨节痛、诸肢节疼痛、全身浮肿、肌肤瞤动等症，尤以治眩晕为特长，其主要作用是温中利饮、利水祛湿，其功能宗于《神农本草经》记载：“术，味苦，温。主风寒湿痹，死肌，痉，疸，止汗，除热，消食。作煎饵，久服轻身、延年、不饥。”亦显示了至汉代，对其应用有新的认识，临床应用更广泛。

白术因其苦温，功在温中利饮，主治在太阴，治疗心下痞满、气满不能食、喜唾涎沫、冒眩、湿痹之身体疼、骨节痛、肌肤瞤动、四肢沉痛、风水、浮肿、妊娠期腹痛、大便溏稀或大便不爽干硬等，常见的方证有：甘草干姜茯苓白术汤方证、附子汤方证、理中丸（汤）方证、当归芍药散方证、《外台》茯苓饮方证等。但更多的是用于治疗合并症，常伍茯苓，以增加其祛湿作用，如五苓散、苓桂术甘汤；白术合附子则尤善祛除肌肉、关节中寒湿而治痹痛、肌肤瞤动等，如附子汤、甘草附子汤、真武汤等；合麻黄则善祛在表之水湿、治浮肿、身面黄肿、湿家身烦疼；白术重用则能健中益气通便，治太阴虚寒性便秘，临床屡用皆效。由以上诸多方证可知，通过不同的配伍，则适应治疗不同的六经证和不同的方证。

值得注意的是，白术与茯苓常同用于祛湿利饮，或伍以附子解湿痹，但两者的适应证各有侧重，心悸用茯苓，而眩晕用白术，白术治眩晕是其特长。

白术另一特长是，不但能利水，还有通大便作用，此作用由《伤寒论》第28条和174条悟出，即白术苦温健中，不但有利尿作用，而且有温胃生津液作用，凡里虚寒致大便硬结、不爽者，不能用硝、黄等攻下，惟有用白术生津液治其本。

胡希恕先生认为：“白术偏于治胃有停水，所以可治‘心下满，微痛’。但白术健胃并不是遇到胃虚就可用，胃虚有停水用术非常好，而胃没有停水术要少用。术性温容易刺激胃黏膜充血，所以，若胃有炎性病变，而且胃没有停水，用术就有害无益。此外，术主要是利小便的，也可治小便自利、频数，尤其是老年人若膀胱失收，小便频数，可用附子配苓、术之类药，如真武汤、金匮肾气丸等。”

【药物功用述要】

白术，味苦，温。温中祛湿健胃利尿药。主治里有停饮之心下痞满、眩冒、渴而小便不利、风寒湿痹、肌肤瞤动、便秘。

用法及用量：入煎剂，每用10～30克。

四、大枣

【药物基本知识】

为鼠李科植物枣的成熟果实。《神农本草经》称大枣；《诗经》称刺枣；《名医别录》称干枣、美枣、良枣；《医学入门》称红枣；《本草纲目》称枣；《全国中草药汇编》称枣子。

【解析所在方证】

1. **桂枝汤方证**（参见第二讲：一、桂枝）

大枣于太阳病桂枝汤方证中，主益胃滋津。

2. **桂枝加桂汤方证**（参见第二讲：一、桂枝）

大枣于太阳病桂枝加桂汤方证中，主益胃滋津。

3. **桂枝加葛根汤方证**（参见第二讲：一、桂枝）

大枣于太阳病桂枝加葛根汤方证中，主益胃滋津。

4. **栝楼桂枝汤方证**（参见第六讲：十五、天花粉）

大枣于太阳阳明合病栝楼桂枝汤方证中，主益胃滋津。

5. **桂枝加黄芪汤方证**（参见第二讲：一、桂枝）

大枣于太阳病桂枝加黄芪汤方证中，主益胃滋津。

6. **黄芪桂枝五物汤方证**（参见第二讲：一、桂枝）

大枣于太阳病黄芪桂枝五物汤方证中，主益胃滋津、调和营卫。

7. **桂枝加厚朴杏子汤方证**（参见第二讲：一、桂枝）

大枣于太阳太阴合病桂枝加厚朴杏子汤方证中，主益胃滋津、调和营卫。

8. **桂枝救逆汤方证**（参见第二讲：一、桂枝）

大枣于太阳阳明合病桂枝救逆汤方证中，主益胃滋津、调和营卫。

9. **桂枝龙骨牡蛎汤方证**（参见第二讲：一、桂枝）

大枣于太阳阳明合病桂枝龙骨牡蛎汤方证中，主益胃滋津、调和营卫。

10. **桂枝去芍药汤方证**（参见第二讲：一、桂枝）

大枣于太阳病桂枝去芍药汤方证中，主益胃滋津、调和营卫。

11. **桂枝去芍药加皂荚汤方证**（参见第二讲：一、桂枝）

大枣于太阳太阴合病桂枝去芍药加皂荚汤方证中，主益胃滋津、调和营卫。

12. **桂枝去桂加茯苓白术汤方证**（参见第二讲：一、桂枝）

大枣于太阳太阴合病桂枝去桂加茯苓白术汤方证中，主益胃滋津、调和营卫兼利水。

13. **桂枝加芍药汤方证**（参见第二讲：一、桂枝）

大枣于太阳阳明合病桂枝加芍药汤方证中，主益胃滋津、调和营卫。

14. **小建中汤方证**（参见第二讲：一、桂枝）

大枣于太阳太阴合病小建中汤方证中，主健胃补血和营、止痛。

15. **当归建中汤方证**（参见第八讲：一、当归）

大枣于太阳太阴合病当归建中汤方证中，主健胃补血和营、止痛。

16. **黄芪建中汤方证**（参见第二讲：十一、黄芪）

大枣于太阳太阴合病黄芪建中汤方证中，主健脾补虚、养血和营、止痛。

17. **桂枝加芍药生姜各一两人参三两新加汤方证**（参见第二讲：一、桂枝）

大枣于太阳太阴合病桂枝加芍药生姜各一两人参三两新加汤方证中，主益胃滋津、调和营卫。

18. **当归四逆汤方证**（参见第八讲：一、当归）

大枣于太阳太阴合病当归四逆汤方证中，主益胃滋津、调和营卫。

19. **当归四逆加吴茱萸生姜汤方证**（参见第八讲：一、当归）

大枣于太阳太阴合病当归四逆加吴茱萸生姜汤方证中，主益胃滋津和营。

20. **苓桂枣甘汤方证**（参见第七讲：八、茯苓）

大枣于太阳太阴合病苓桂枣甘汤方证中，合芍药主缓和腹挛急，合茯苓主利水。

21. **防已黄芪汤方证**（参见第七讲：十六、防已）

大枣于太阳太阴阳明合病防已黄芪汤方证中，主补中益气。

22. **炙甘草汤方证**（参见第六讲：五、甘草）

大枣于太阳太阴阳明合病炙甘草汤方证中，主健胃生津血。

23. **葛根汤方证**（参见第二讲：三、葛根）

大枣于太阳病葛根汤方证中，主益胃滋津。

24. **葛根加半夏汤方证**（参见第二讲：三、葛根）

大枣于太阳太阴合病葛根加半夏汤方证中，主益胃滋津。

25. **射干麻黄汤方证**（参见第二讲：二、麻黄）

大枣于太阳太阴阳明合病射干麻黄汤方证中，主补中益胃。

26. **桂枝麻黄各半汤方证**（参见第二讲：一、桂枝）

大枣于太阳病桂枝麻黄各半汤方证中，主益胃滋津。

27. **桂枝二麻黄一汤方证**（参见第二讲：一、桂枝）

大枣于太阳病桂枝二麻黄一汤方证中，主益胃滋津。

28. **桂枝去芍药加麻黄附子细辛汤方证**（参见第二讲：一、桂枝）

大枣于少阴太阴合病桂枝去芍药加麻黄附子细辛汤方证中，主补中益胃。

29. **桂枝加附子汤方证**（参见第二讲：一、桂枝）

大枣于少阴病桂枝加附子汤方证中，主益胃滋津和营。

30. 桂枝去芍药加附子汤方证（参见第二讲：一、桂枝）

大枣于少阴病桂枝去芍药加附子汤方证中，主益胃滋津和营。

31. 桂枝附子汤方证（参见第二讲：一、桂枝）

大枣于少阴病桂枝附子汤方证中，主益胃滋津和营。

32. 桂枝附子去桂加白术汤方证（参见第二讲：一、桂枝）

大枣于太阳太阴合病桂枝附子去桂加白术汤方证中，主益胃滋津。

33. 大青龙汤方证（参见第二讲：二、麻黄）

大枣于太阳阳明合病大青龙汤方证中，主益胃滋津。

34. 越婢汤方证（参见第二讲：二、麻黄）

大枣于太阳阳明合病越婢汤方证中，主益胃滋津。

35. 越婢加术汤方证（参见第二讲：二、麻黄）

大枣于太阳阳明太阴合病越婢加术汤方证中，主益胃滋津。

36. 越婢加半夏汤方证（参见第二讲：二、麻黄）

大枣于太阳阳明太阴合病越婢加半夏汤方证中，主益胃滋津。

37. 桂枝二越婢一汤方证（参见第二讲：一、桂枝）

大枣于太阳阳明合病桂枝二越婢一汤方证中，主益胃滋津。

38. 文蛤汤方证（参见第二讲：二、麻黄）

大枣于太阳阳明合病文蛤汤方证中，主益胃滋津。

39. 麻黄连轺赤小豆方证（参见第二讲：二、麻黄）

大枣于太阳阳明合病麻黄连轺赤小豆汤方证中，主益胃滋津和营。

40. 厚朴七物汤方证（参见第七讲：二、厚朴）

大枣于太阳阳明合病厚朴七物汤方证中，主益胃滋津和营。

41. 桂枝加大黄汤方证（参见第二讲：一、桂枝）

大枣于太阳阳明合病桂枝加大黄汤方证中，主益胃滋津。

42. 大柴胡汤方证（参见第四讲：二十八、柴胡）

大枣于少阳阳明合病大柴胡汤方证中，主益胃滋津。

43. 柴胡加芒硝汤方证（参见第四讲：二十八、柴胡）

大枣于少阳阳明合病柴胡加芒硝汤方证中，主益胃滋津。

44. 柴胡加龙骨牡蛎汤方证（参见第四讲：二十八、柴胡）

大枣于少阳阳明太阳合病柴胡加龙骨牡蛎汤方证中，主益气生津、扶正祛邪。

45. 十枣汤方证

十枣汤方 芫花（熬）、甘遂、大戟。

上三味，等份，各别捣为散。以水一升半，先煮大枣肥者十枚，取八合，去滓，内药末，强人服一钱匕，羸人服半钱，温服之。平旦服。若下少，病不除者，明日更服，加半钱，得快下利后，糜粥自养。

《伤寒论》第152条：太阳中风，下利，呕逆，表解者，乃可攻之。其人漐漐汗出，发作有时、头痛、心下痞硬满、引胁下痛、干呕、短气、汗出不恶寒者，此表解里未和也，十枣汤主之。

《金匮要略·痰饮咳嗽病》第21条：脉沉而弦者，悬饮内痛。病悬饮者，十枣汤主之。

《金匮要略·痰饮咳嗽病》第32条：咳家其脉弦，为有水，十枣汤主之。

《金匮要略·痰饮咳嗽病》第33条：夫有支饮家，咳烦，胸中痛者，不卒死，至一百日，或一岁，宜十枣汤。

解析：三物均属下水峻药，重用大枣制其猛烈，并兼养正，此用毒攻病的要法。本方适应证为咳而胸闷胁痛、心下痞硬满、脉沉弦者。

大枣于阳明病十枣汤方证中，主补中益气，缓和戟、遂、芫之烈性，兼养正利水。

46. 葶苈大枣泻肺汤方证（参见第七讲：七、葶苈子）

大枣于阳明病葶苈大枣泻肺汤方证中，主健胃缓和药性，并兼养正利水。

47. 吴茱萸汤方证（参见第五讲：五、吴茱萸）

大枣于太阴病吴茱萸汤方证中，主补中健胃。

48. 薯蓣丸方（参见第六讲：二、薯蓣）

大枣于厥阴病薯蓣丸方证中，主补中健胃。

49. 附子粳米汤方证（参见第五讲：一、附子）

大枣于太阴病附子粳米汤方证中，主补中健胃。

50. 旋覆代赭汤方证（参见第七讲：二十五、旋覆花）

大枣于太阴病旋覆代赭汤方证中，主补中健胃、安中养正。

51. 橘皮竹茹汤方证（参见第七讲：三、橘皮）

大枣于太阴病橘皮竹茹汤方证中，主安中缓急。

52. 甘草小麦大枣汤方证（参见第六讲：五、甘草）

大枣于太阴病甘草小麦大枣汤方证中，主养胃生血、缓急迫。

53. 生姜甘草汤方证（参见第二讲：四、生姜）

大枣于太阴病生姜甘草汤方证中，主温中、健胃。

54. 排脓汤方证（参见第六讲：五、甘草）

大枣于少阳病排脓汤方证中，主安中养正。

55. 炙甘草汤方证（参见第六讲：五、甘草）

大枣于太阳太阴阳明合病炙甘草汤方证中，主健胃生津、益气养血。

56. 麦门冬汤方证（参见第六讲：十一、麦门冬）

大枣于太阴阳明合病麦门冬汤方证中，主补中益气生津。

57. **小柴胡汤方证**（参见第四讲：二十八、柴胡）

大枣于少阳病小柴胡汤方证中，主补中益气。

58. **柴胡去半夏加瓜蒌汤方证**（参见第四讲：二十八、柴胡）

大枣于少阳阳明合病柴胡去半夏加瓜蒌汤方证中，主补中益气。

59. **柴胡桂枝汤方证**（参见第四讲：二十八、柴胡）

大枣于少阳太阳合病柴胡桂枝汤方证中，主补中益气、扶正祛邪。

60. **黄芩汤方证**（参见第四讲：七、黄芩）

大枣于少阳阳明合病黄芩汤方证中，主补中缓急迫。

61. **黄芩加半夏生姜汤方证**（参见第四讲：七、黄芩）

大枣于少阳阳明合病黄芩加半夏生姜汤方证中，主补中缓急迫。

62. **黄连汤方证**（参见第四讲：八、黄连）

大枣于厥阴病黄连汤方证中，主补中缓急迫。

63. **半夏泻心汤方证**（参见第七讲：一、半夏）

大枣于厥阴病半夏泻心汤方证中，主补中缓急迫。

64. **甘草泻心汤方证**（参见第六讲：五、甘草）

大枣于厥阴病甘草泻心汤方证中，主补中缓急迫。

65. **生姜泻心汤方证**（参见第二讲：四、生姜）

大枣于厥阴病生姜泻心汤方证中，主补中缓急迫。

66. **六物黄芩汤方证**（参见第四讲：七、黄芩）

大枣于厥阴病六物黄芩汤方证中，主安中和胃缓急。

【解读药味特点】

经方用大枣见于以上66方证，可知应用广泛，《神农本草经》谓："大枣，味甘，平。主治心腹邪气，安中，益气，助十二经，平胃气，通九窍，补少气、少津、身中不足。大惊，四肢重，和百药。"亦可见在汉前已广泛应用，至汉代其作用特点可概括为三：

（1）补中益气，主在太阴：以其味甘，平，既能安中益气，又能补中生血，故主治在太阴，治疗中虚不足之证，如吴茱萸汤方证、小建中汤方证、当归建中汤方证、橘皮竹茹汤方证、甘麦大枣汤方证等。

（2）扶正祛邪，用于六经：由以上方证可知，大枣见于六经各方证，皆是以安中益气、扶正祛邪用于各方证，如桂枝汤方证、大青龙汤方证、小柴胡汤方证、半夏泻心汤方证、薯蓣丸方证、当归四逆汤方证、炙甘草汤方证、苓桂枣甘汤方证等。

（3）护胃缓急迫：常与攻邪剧烈药同用，既可缓和诸药峻烈之性，使攻邪而不至于伤正，又可补中养胃，防止攻逐太过之弊。如用于十枣汤方证、葶苈大枣泻肺汤方证、大柴胡汤方证等。

胡希恕先生在讲解有关方证时，多次提到：甘草、大枣均为甘缓强壮药，既缓和证之急迫，亦缓和药之急迫（此言意味甚是深刻）。然大枣既健胃缓急迫又能利水，一般甘药都不利小便，惟有大枣能利小便、祛水，如与大戟、芫花、甘遂这类峻猛药同用，既顾正制其毒性，同时又能祛水；又如苓桂枣甘汤中大枣助茯苓健中利水。此外，胡老常用大枣半斤或一斤，先煮，煮到烂熟，挑出皮和核，只要枣汤和枣肉，把芫花、甘遂、大戟各二钱到三钱放到枣汤里煮，然后捞出药，喝枣汤吃枣肉，少量频服，见大小便利下则停后服。以此不但治悬饮，凡是胸水、腹水用之皆良效。

大枣的医药应用广泛，又历代常把大枣用于美容、化妆品的制作，做为赋型剂或调和剂、或香料剂使用。

【药物功用述要】

大枣，味甘，平。安中健胃、生津血、益气缓急迫药。主治在太阴，而扶正祛邪应用于各经证，且配伍泻下药能保护胃气。常用于治疗发热、心动悸、脏躁、水肿、呕逆、奔豚等证。

用法及用量：入煎剂，每用10~30克。亦可去皮核捣烂为丸服。

五、甘草

【药物基本知识】

为豆科植物甘草的根及根状茎。《本经》称甘草，又称美草、蜜甘；《名医别录》称蜜草、美草、蕗草、国老；《记事珠》称灵通；《群芳谱》称粉草；《中国植物志》称甜草；《中药志》称甜根子；《黑龙江中药》称棒草。

【解析所在方证】

1. **桂枝汤方证**（参见第二讲：一、桂枝）

甘草于太阳病桂枝汤方证中，主温中健胃，益气扶正祛邪。

2. **桂枝加桂汤方证**（参见第二讲：一、桂枝）

甘草于太阳病桂枝加桂汤方证中，主温中健胃益气，扶正祛邪。

3. **桂枝加葛根汤方证**（参见第二讲：一、桂枝）

甘草于太阳病桂枝加葛根汤方证中，主温中健胃，益气扶正祛邪。

4. **栝楼桂枝汤方证**（参见第六讲：十五、天花粉）

甘草于太阳阳明病栝楼桂枝汤方证中，主益气缓急。

5. **桂枝加黄芪汤方证**（参见第二讲：一、桂枝）

甘草于太阳病桂枝加黄芪汤方证中，主益气扶正祛邪。

6. **桂枝加厚朴杏子汤方证**（参见第二讲：一、桂枝）

甘草于太阳太阴合病桂枝加厚朴杏子汤方证中，主益气扶正祛邪、止咳。

7. **桂枝甘草汤方证**（参见第二讲：一、桂枝）

甘草于太阳病桂枝甘草汤方证中，主温中缓急迫。

8. **桂枝去芍药加蜀漆龙骨牡蛎救逆汤方证**（参见第二讲：一、桂枝）

甘草于太阳太阴阳明合病桂枝去芍药加蜀漆龙骨牡蛎救逆汤方证中，主温中缓急迫。

9. 桂枝甘草龙骨牡蛎汤方证（参见第二讲：一、桂枝）

甘草于太阳阳明合病桂枝甘草龙骨牡蛎汤方证中，主温中缓急迫。

10. 桂枝龙骨牡蛎汤方证（参见第二讲：一、桂枝）

甘草于太阳阳明合病桂枝龙骨牡蛎汤方证中，主温中缓急迫。

11. 桂枝去芍药汤方证（参见第二讲：一、桂枝）

甘草于太阳病桂枝去芍药汤方证中，主益气扶正祛邪。

12. 桂枝去芍药加皂荚汤方证（参见第二讲：一、桂枝）

甘草于太阳太阴合病桂枝去芍药加皂荚汤方证中，主益气扶正祛邪。

13. 桂枝去桂加茯苓白术汤方证（参见第二讲：四、生姜）

甘草于太阳太阴合病桂枝去桂加茯苓白术汤方证中，主益气扶正祛邪。

14. 桂枝加芍药汤方证（参见第二讲：一、桂枝）

甘草于太阳阳明合病桂枝加芍药汤方证中，主益气扶正祛邪。

15. 小建中汤方证（参见第二讲：一、桂枝）

甘草于太阳太阴合病小建中汤方证中，主温中和胃、缓急止痛。

16. 当归建中汤方证（参见第八讲：一、当归）

甘草于太阳太阴合病当归建中汤方证中，主温中和胃、缓急止痛。

17. 黄芪建中汤方证（参见第二讲：十二、黄芪）

甘草于太阳太阴合病黄芪建中汤方证中，主温中和胃、缓急止痛。

18. 桂枝加芍药生姜各一两人参三两新加汤方证

甘草于太阳太阴合病桂枝加芍药生姜各一两人参三两新加汤方证中，主温中益气、扶正祛邪。

19. 桂枝人参汤方证（参见第二讲：一、桂枝）

甘草于太阳太阴合病桂枝人参汤方证中，主温中益气、扶正祛邪。

20. 当归四逆汤方证（参见第八讲：一、当归）

甘草于太阳太阴合病当归四逆汤方证中，主温中益气、扶正祛邪。

21. 当归四逆加吴茱萸生姜汤方证（参见第八讲：一、当归）

甘草于太阳太阴合病当归四逆加吴茱萸生姜汤方证中，主温中益气、扶正祛邪。

22. 苓桂术甘汤方证（参见第七讲：八、茯苓）

甘草于太阳太阴合病苓桂术甘汤方证中，主温中益气、缓急止痛，扶正祛邪。

23. 苓桂枣甘汤方证（参见第七讲：八、茯苓）

甘草于太阳太阴合病苓桂枣甘汤方证中，主温中益气、缓急止痛，扶正祛邪。

24. 茯苓甘草汤方证（参见第七讲：八、茯苓）

甘草于太阳太阴合病茯苓甘草汤方证中，主温中益气、扶正祛邪。

25. **茯苓泽泻汤方证**（参见第七讲：八、茯苓）

甘草于太阳太阴合病茯苓泽泻汤方证中，主温中益气、扶正祛邪。

26. **桂苓五味甘草汤方证**（参见第七讲：八、茯苓）

甘草于太阳太阴合病桂苓五味甘草汤方证中，主温中益气、扶正祛邪。

27. **防己地黄汤方证**（参见第七讲：十六、防己）

甘草于太阳阳明合病防己地黄汤方证中，主温中益气、扶正祛邪。

28. **防己茯苓汤方证**（参见第七讲：十六、防己）

甘草于太阳太阴阳明合病防己茯苓汤方证中，主温中益气、扶正祛邪。

29. **防己黄芪汤方证**（参见第七讲：十六、防己）

甘草于太阳太阴合病防己黄芪汤方证中，主温中益气、扶正祛邪。

30. **半夏散及汤方证**（参见第七讲：一、半夏）

甘草于少阴太阴合病半夏散及汤方证中，主缓急止痛、益气扶正祛邪。

31. **炙甘草汤方证**

炙甘草汤方 甘草（炙）四两，生姜（切）三两，人参二两，生地黄一斤，桂枝（去皮）三两，阿胶二两，麦门冬（去心）半升，麻仁半升，大枣（擘）三十枚。

上九味，以清酒七升，水八升，先煮八味取三升，去滓，内胶烊消尽，温服一升，日三服。一名复脉汤。

《伤寒论》第177条：伤寒脉结代，心动悸，炙甘草汤主之。

《金匮要略·血痹虚劳病》附方（一）：《千金翼》炙甘草汤：治虚劳不足，汗出而闷，脉结悸，行动如常，不出百日，危急者，十一日死。

《金匮要略·肺痿肺痈咳嗽上气病》附方（一）：《外台》炙甘草汤：治肺痿涎唾多，心中温温液液者。

解析：本方又名复脉汤，其证为表里俱虚而致使津血虚，故以人参、甘草、大枣温补中气，以桂枝去芍药汤调荣卫于外，又以生地、麦冬、麻仁、阿胶滋津血于内。因重用甘寒的干地黄，故用清酒煎服，制其寒而能温通血脉，此治里虚津血枯燥而脉结代以动悸的良法。不过重用甘寒，方后虽有复脉之名，若虚脱的阴虚寒重证，脉微欲绝或无脉者，本方不中与之，当在四逆辈中求之。

甘草于太阴太阳阳明合病炙甘草汤方证中，主益气缓急、扶正祛邪。

32. **麻黄汤方证**（参见第二讲：二、麻黄）

甘草于太阳病麻黄汤方证中，主益气扶正祛邪、缓急迫。

33. **葛根汤方证**（参见第二讲：三、葛根）

甘草于太阳病葛根汤方证中，主益气扶正祛邪、缓急迫。

34. **甘草麻黄汤方证**

甘草麻黄汤方 甘草二两，麻黄四两。

上二味，以水五升，先煮麻黄，去上沫，内甘草，煮取三升，温服一升，重覆汗出。不汗再服。慎风寒。

《金匮要略·水气病》第23条：里水，越婢加术汤主之，甘草麻黄汤亦主之。

解析：里水为外邪里饮，饮停化热，则用越婢加术汤；里水不宜用甘草麻黄汤，无汗而喘，其症急迫的风水，外邪挟饮主在表，则用甘草麻黄汤主之。甘草扶正祛邪缓急迫。

甘草于太阳病甘草麻黄汤方证中，主扶正祛邪、缓急迫。

35. **葛根加半夏汤方证**（参见第二讲：三、葛根）

甘草于太阳太阴合病葛根加半夏汤方证中，主益气扶正祛邪。

36. **麻黄加术汤方**（参见第二讲：二、麻黄）

甘草于太阳太阴合病麻黄加术汤方证中，主益气扶正祛邪。

37. **牡蛎汤方证**（参见第六讲：二十、牡蛎）

甘草于太阳太阴阳明合病牡蛎汤方证中，主益气扶正祛邪。

38. **桂枝麻黄各半汤方证**（参见第二讲：一、桂枝）

甘草于太阳病桂枝麻黄各半汤方证中，主益气扶正祛邪。

39. **桂枝二麻黄一汤方证**（参见第二讲：一、桂枝）

甘草于太阳病桂枝二麻黄一汤方证中，主益气扶正祛邪。

40. **小青龙汤方证**（参见第二讲：二、麻黄）

甘草于太阳太阴合病小青龙汤方证中，主益气扶正祛邪。

41. **麻黄附子甘草汤方证**（参见第二讲：二、麻黄）

甘草于少阴病麻黄附子甘草汤方证中，主益气扶正祛邪。

42. **麻黄附子汤方证**（参见第二讲：二、麻黄）

甘草于少阴病麻黄附子汤方证中，主益气扶正祛邪。

43. **桂枝去芍药加麻黄附子细辛汤方证**（参见第二讲：一、桂枝）

甘草于少阴太阴合病桂枝去芍药加麻黄附子细辛汤方证中，主益气扶正祛邪。

44. **桂枝芍药知母汤方证**（参见第二讲：一、桂枝）

甘草于少阴太阴阳明合病桂枝芍药知母汤方证中，主益气扶正祛邪。

45. **桂枝加附子汤方证**（参见第二讲：一、桂枝）

甘草于少阴病桂枝加附子汤方证中，主益气扶正祛邪。

46. **乌头汤方证**（参见第五讲：三、乌头）

甘草于少阴病乌头汤方证中，主益气扶正祛邪。

47. **桂枝去芍药加附子汤方证**（参见第二讲：一、桂枝）

甘草于少阴病桂枝去芍药加附子汤方证中，主益气扶正祛邪。

48. 桂枝附子汤方证（参见第二讲：一、桂枝）

甘草于少阴病桂枝附子汤方证中，主益气扶正祛邪。

49. 桂枝附子去桂加白术汤方证（参见第二讲：一、桂枝）

甘草于少阴太阴合病桂枝附子去桂加白术汤方证中，主益气扶正祛邪。

50. 甘草附子汤方证

甘草附子汤方 甘草（炙）二两，附子（炮，去皮，破）二枚，白术二两，桂枝（去皮）四两。

上四味，以水六升，煮取三升，去滓，温服一升，日三服。初服得微汗则解，能食，汗止复烦者，将服五合。恐一升多者，宜服六七合为始。

《伤寒论》第175条：风湿相搏，骨节疼烦，掣痛不得屈伸，近之则痛剧，汗出短气，小便不利，恶风不欲去衣，或身微肿者，甘草附子汤主之。

解析：桂枝、附子解少阴之表，又配白术治少阴太阴合病之风湿痹。桂枝合附子治少阴之表。

甘草于少阴太阴合病甘草附子汤方证中，主扶正解表。

51. 大青龙汤方证（参见第二讲：二、麻黄）

甘草于太阳阳明合病大青龙汤方证中，主扶正解表。

52. 麻黄杏仁薏苡甘草汤方证（参见第二讲：二、麻黄）

甘草于太阳阳明合病麻黄杏仁薏苡甘草汤方证中，主扶正解表。

53. 麻杏石甘汤方证（参见第二讲：二、麻黄）

甘草于太阳阳明合病麻杏石甘汤方证中，主扶正解表。

54. 越婢汤方证（参见第二讲：二、麻黄）

甘草于太阳阳明合病越婢汤方证中，主扶正解表。

55. 越婢加术汤方（参见第二讲：二、麻黄）

甘草于太阳阳明太阴合病越婢加术汤方证中，主扶正解表。

56. 越婢加半夏汤方证（参见第二讲：二、麻黄）

甘草于太阳阳明太阴合病越婢加半夏汤方证中，主扶正解表。

57. 桂枝二越婢一汤方证（参见第二讲：一、桂枝）

甘草于太阳阳明合病桂枝二越婢一汤方证中，主扶正解表。

58. 文蛤汤方证（参见第四讲：二十一、文蛤）

甘草于太阳阳明合病文蛤汤方证中，主扶正解表。

59. 小青龙加石膏汤方证（参见第二讲：二、麻黄）

甘草于太阳阳明太阴合病小青龙加石膏汤方证中，主扶正解表。

60. 风引汤方证（参见第二讲：一、桂枝）

甘草于太阳阳明太阴合病风引汤方证中，主扶正解表。

61. 麻黄连轺赤小豆汤方证（参见第二讲：二、麻黄）
甘草于太阳阳明合病麻黄连轺赤小豆汤方证中，主扶正解表。
62. 升麻鳖甲汤方证（参见第四讲：十四、升麻）
甘草于太阳阳明合病升麻鳖甲汤方证中，主扶正解表。
63. 升麻鳖甲汤去雄黄蜀椒汤方证（参见第四讲：十四、升麻）
甘草于阳明病升麻鳖甲汤去雄黄蜀椒汤方证中，主扶正解表。
64. 葛根黄芩黄连汤方证（参见第二讲：三、葛根）
甘草于太阳阳明合病葛根黄芩黄连汤方证中，主扶正解表。
65. 白虎加桂枝汤方证（参见第四讲：一、石膏）
甘草于太阳阳明合病白虎加桂枝汤方证中，主扶正解表。
66. 竹叶石膏汤方证（参见第四讲：六、竹叶）
甘草于阳明太阴合病竹叶石膏汤方证中，主扶正解表。
67. 竹皮大丸方证（参见第七讲：二十三、竹茹）
甘草于太阳阳明合病竹皮大丸汤方证中，主扶正解表。
68. 厚朴七物汤方证（参见第七讲：二、厚朴）
甘草于太阳阳明合病厚朴七物汤方证中，主扶正解表。
69. 桂枝加大黄汤方证（参见第二讲：一、桂枝）
甘草于太阳阳明合病桂枝加大黄汤方证中，主扶正解表。
70. 柴胡加芒硝汤方证（参见第四讲：二十八、柴胡）
甘草于少阳阳明合病柴胡加芒硝汤方证中，主扶正祛邪。
71. 白虎汤方证（参见第四讲：一、石膏）
甘草于阳明病白虎汤方证中，主扶正祛邪。
72. 白虎加人参汤方证（参见第四讲：一、石膏）
甘草于阳明太阴合病白虎加人参汤方证中，主扶正祛邪。
73. 调胃承气汤方证（参见第三讲：九、大黄）
甘草于阳明病调胃承气汤方证中，主安中益胃。
74. 大黄甘草汤方证（参见第三讲：九、大黄）
甘草于阳明病大黄甘草汤方证中，主安中益胃。
75. 桃核承气汤方证（参见第八讲：三十二、桃仁）
甘草于太阳阳明合病桃核承气汤方证中，主安中益胃。
76. 大黄䗪虫丸方证（参见第三讲：九、大黄）
甘草于阳明病大黄䗪虫丸方证中，主安中益胃。
77. 甘遂半夏汤方证（参见第三讲：四、甘遂）
甘草于阳明病甘遂半夏汤方证中，主安中益胃。

78. **栀子甘草豉汤方证**（参见第四讲：五、栀子）

甘草于阳明病栀子甘草豉方证中，主安中益胃。

79. **栀子柏皮汤方证**（参见第四讲：五、栀子）

甘草于阳明病栀子柏皮汤方证中，主安中益胃。

80. **白头翁加甘草阿胶汤方证**（参见第四讲：十五、白头翁）

甘草于阳明病白头翁加甘草阿胶汤方证中，主安中益胃。

81. **四逆汤方证**（参见第五讲：一、附子）

甘草于太阴病四逆汤方证中，主缓急养液。

82. **通脉四逆汤方**（参见第五讲：一、附子）

甘草于太阴病通脉四逆汤方证中，主缓急养液。

83. **通脉四逆加猪胆汁汤方证**（参见第五讲：一、附子）

甘草于太阴阳明合病通脉四逆加猪胆汁汤方证中，主缓急养液。

84. **四逆加人参汤方证**（参见第五讲：一、附子）

甘草于太阴病四逆加人参汤方证中，主缓急养液。

85. **茯苓四逆汤方证**（参见第七讲：八、茯苓）

甘草于太阴病茯苓四逆汤方证中，主缓急养液。

86. **甘草干姜汤方证**

甘草干姜汤方　甘草（炙）四两，干姜二两。

上二味，以水三升，煮取一升五合，去滓，分温再服。

《伤寒论》第29条：伤寒，脉浮、自汗出、小便数、心烦、微恶寒、脚挛急，反与桂枝汤欲攻其表，此误也。得之便厥，咽中干、烦躁吐逆者，作甘草干姜汤与之，以复其阳。若厥愈足温者，更作芍药甘草汤与之，其脚即伸；若胃气不和谵语者，少与调胃承气汤；若重发汗，复加烧针者，四逆汤主之。

《金匮要略·肺痿肺痈咳嗽上气病》第5条：肺痿，吐涎沫而不咳者，其人不渴，必遗尿，小便数，所以然者，以上虚不能制下故也，此为肺中冷。必眩、多涎唾，甘草干姜汤以温之。若服汤已，渴者，属消渴。

解析：本方主用甘草缓急养液，佐以干姜温中逐饮，故治胃虚有寒饮，或呕逆吐涎沫，或遗尿、小便数而急迫者。

本方证宜与通脉四逆加猪胆汁汤方证作对比研究，本方证里虚寒挟饮为太阴病证，通脉四逆加猪胆汁汤方证里虚寒饮更明显而上热著为太阴阳明合病证。

甘草于太阴病甘草干姜汤方证中，主缓急养液。

87. **理中汤或丸方证**（参见第六讲：一、人参）

甘草于太阴病理中汤或丸方证中，主补中益气。

88. **薯蓣丸方证**（参见第六讲：二薯蓣）

甘草于太阴病薯蓣丸方证中，主补中益气。

89. **附子粳米汤方证**（参见第五讲：一、附子）

甘草于太阴病附子粳米汤方证中，主缓急安中。

90. **厚朴生姜半夏甘草人参汤方证**（参见第七讲：二、厚朴）

甘草于太阴病厚朴生姜半夏甘草人参汤方证中，主补中益气。

91. **旋覆代赭汤方证**（参见第七讲：二十五、旋覆花）

甘草于太阴病旋覆代赭汤方证中，主益气安中。

92. **橘皮竹茹汤方证**（参见第七讲：三、橘皮）

甘草于太阴病橘皮竹茹汤方证中，主益气安中。

93. **芍药甘草汤方证**（参见第八讲：二、芍药）

甘草于太阴阳明合病芍药甘草汤方证中，主缓急止痛。

94. **芍药甘草附子汤方证**（参见第八讲：二、芍药）

甘草于太阴阳明合病芍药甘草附子汤方证中，主缓急止痛。

95. **甘草小麦大枣汤方证**

甘草小麦大枣汤方 甘草三两，小麦一升，大枣十枚。

上三味，以水六升，煮取三升，温分三服。

《金匮要略·妇人杂病》第6条：妇人脏躁，喜悲伤欲哭，象如神灵所作，数欠伸，甘麦大枣汤主之。

解析：三药皆为味甘缓急之品，主温中养胃以生津血，故治津血虚而精神失常的急迫者。本方适应证为无故哭笑、呵欠难以自控而偏虚者。

甘草于太阴病甘草小麦大枣汤方证中，主温中养胃、生津血安神。

96. **甘草粉蜜汤方证**

甘草粉蜜汤方 甘草二两，粉一两，蜜四两。

上三味，以水三升，先煮甘草，取二升，去滓，内粉、蜜，搅令和，煎如薄粥，温服一升，瘥即止。

按：原书只谓粉，为治蛔虫，当是铅粉，不过铅粉有毒，肝肾功能不全者忌用。

《金匮要略·趺蹶手指臂肿转筋阴狐疝蛔虫病》第6条：蛔虫之为病，令人吐涎，心痛，发作有时，毒药不止，甘草粉蜜汤主之。

解析：铅粉杀虫，甘草、蜂蜜既能止痛，又以甘草而诱杀之，实治虫痛的妙法。

甘草于太阴病甘草粉蜜汤方证中，主缓急止痛。

97. **生姜甘草汤方证**（参见第二讲：四、生姜）

甘草于太阴病生姜甘草汤方证中，主温中健胃养正。

98. **排脓汤方证**

排脓汤方 甘草二两，桔梗三两，生姜一两，大枣十枚。

上四味，以水三升，煮取一升，温服五合，日再服。

解析：此方见于《金匮要略·疮痈肠痈浸淫病》篇，但有方无证，就其方名，知为疮痈排脓而设。由于来源于桔梗汤，若参照桔梗汤证而活用之，可无大错。即此于桔梗汤增量桔梗，加强排脓的作用，复加姜、枣辅甘草安中以养正，疮痈耗人气血，排脓养正是为要法。

甘草于少阳病排脓汤方证中，主温中养胃、引邪出表。

99. **温经汤方证**（参见第五讲：一、吴茱萸）

甘草于厥阴病温经汤方证中，主和胃、缓急止痛。

100. **胶艾汤方证**（参见第八讲：十八、阿胶）

甘草于太阴阳明合病胶艾汤方证中，主和胃、缓急止痛。

101. **酸枣仁汤方证**（参见第八讲：七、酸枣仁）

甘草于太阴阳明合病酸枣仁汤方证中，主补中和血。

102. **麦门冬汤方证**（参见第六讲：十一、麦门冬）

甘草于太阴阳明合病麦门冬汤方证中，主安中生津液。

103. **甘草干姜茯苓白术汤方证**

甘草干姜茯苓白术汤方　甘草、白术各二两，干姜、茯苓各四两。

上四味，以水五升，煮取三升，分温三服，腰中即温。

《金匮要略·五脏风寒积聚病》第16条：肾着之病，其人身体重，腰中冷，如坐水中，形如水状，反不渴，小便自利，饮食如故，病属下焦，身劳汗出，衣里冷湿，久久得之，腰以下冷痛，腹重如带五千钱，甘姜苓术汤主之。

解析：本方是由甘草干姜汤加味而成。苓、术并用，温中祛寒，故反治小便自利。干姜重用，伍苓、术更治湿痹，因此本方治肾着而腰以下冷痛，故又称肾着汤。本方适应证为腰冷重小便自利者。

甘草于太阴病甘草干姜茯苓白术汤方证中，主安中益气。

104. **茯苓杏仁甘草汤方证**（参见第七讲：八、茯苓）

甘草于太阳太阴合病茯苓杏仁甘草汤方证中，主安中益气。

105. **苓甘五味姜辛汤方证**（参见第七讲：八、茯苓）

甘草于太阴病苓甘五味姜辛汤方证中，主安中益气。

106. **苓甘五味姜辛夏汤方证**（参见第七讲：八、茯苓）

甘草于太阴病苓甘五味姜辛夏汤方证中，主安中益气。

107. **苓甘五味姜辛夏杏汤方证**（参见第七讲：八、茯苓）

甘草于太阴太阳合病苓甘五味姜辛夏杏汤方证中，主安中益气。

108. **苓甘五味姜辛夏仁黄汤方证**（参见第七讲：八、茯苓）

甘草于太阴阳明太阳合病苓甘五味姜辛夏仁黄汤方证中，主安中益气。

109. **小柴胡汤方证**（参见第四讲：二十八、柴胡）

甘草于少阳病小柴胡汤方证中，主益气扶正祛邪。

110. 柴胡去半夏加瓜蒌汤方证（参见第四讲：二十八、柴胡）

甘草于少阳阳明合病柴胡去半夏加瓜蒌汤方证中，主益气扶正祛邪。

111. 柴胡桂枝汤方证（参见第四讲：二十八、柴胡）

甘草于少阳太阳合病柴胡桂枝汤方证中，主益气扶正祛邪。

112. 四逆散方证（参见第四讲：二十八、柴胡）

甘草于少阳病四逆散方证中，主益气扶正祛邪。

113. 泽漆汤方证（参见第七讲：十八、泽漆）

甘草于太阳少阳阳明合病泽漆汤方证中，主益气扶正祛邪。

114. 黄芩汤方证（参见第四讲：七、黄芩）

甘草于少阳阳明合病黄芩汤方证中，主益气扶正祛邪。

115. 黄芩加半夏生姜汤方证（参见第四讲：七、黄芩）

甘草于少阳阳明合病黄芩加半夏生姜汤方证中，主益气扶正祛邪。

116. 奔豚汤方证（参见第四讲：二十六、甘李根白皮）

甘草于少阳病奔豚汤方证中，主益气扶正祛邪。

117. 甘草汤方证

甘草汤方　甘草二两。

上一味，以水三升，煮取一升半，去滓，温服七合，日二服。

《伤寒论》第 311 条：少阴病二三日，咽痛者，可与甘草汤；不瘥者，与桔梗汤。

解析：少阴病不解二三日可传少阳，出现咽痛，为甘草汤适应证。甘草有缓急、安中、止痛、解毒等作用。其在临床应用广泛，主因有补中益气作用。本方适应证为咽喉痛之轻证者。

甘草于少阳病甘草汤方证中，主解毒缓急止痛。

118. 桔梗汤方证（参见第七讲：六、桔梗）

甘草于少阳病桔梗汤方证中，主排脓血，利咽宽胸。

119. 柴胡桂枝干姜汤方证（参见第四讲：二十八、柴胡）

甘草于厥阴病柴胡桂枝干姜汤方证中，主益气扶正祛邪。

120. 黄连汤方证（参见第四讲：八、黄连）

甘草于厥阴病黄连汤方证中，主益气扶正祛邪。

121. 半夏泻心汤方证（参见第七讲：一、半夏）

甘草于厥阴病半夏泻心汤方证中，主益气扶正祛邪。

122. 甘草泻心汤方证

甘草泻心汤方　甘草（炙）四两，黄芩三两，人参三两，干姜三两，半夏（洗）半升，黄连一两，大枣（擘）十二枚。

上七味，以水一斗，煮取六升，去滓，再煎取三升，温服一升，日三服。

《伤寒论》第158条：伤寒中风，医反下之，其人下利，日数十行，谷不化，腹中雷鸣，心下痞硬而满，干呕心烦不得安。医见心下痞，谓病不尽，复下之，其痞益甚。此非结热，但以胃中虚，客气上逆，故使硬也，甘草泻心汤主之。

《金匮要略·百合狐惑阴阳毒病》第10条：狐惑之为病，状如伤寒，默默欲眠，目不得闭，卧起不安，蚀于喉为惑，蚀于阴为狐，不欲饮食，恶闻食臭，其面目乍赤、乍黑、乍白，蚀于上部则声嗄，甘草泻心汤主之。

解析：此于半夏泻心汤增量缓急安中的甘草，故治半夏泻心汤证中气较虚而急迫者。本方适应证为半夏泻心汤证中气更虚，或见口舌糜烂、肠鸣腹泻、前后阴溃疡者。

甘草于厥阴病甘草泻心汤方证中，主缓急安中。

123. **生姜泻心汤方证**（参见第二讲：四、生姜）

甘草于厥阴病生姜泻心汤方证中，主缓急安中。

124. **麻黄升麻汤方证**（参见第二讲：二、麻黄）

甘草于厥阴病麻黄升麻汤方证中，主益气扶正祛邪。

125. **黄土汤方证**（参见第八讲：十六、灶心土）

甘草于厥阴病黄土汤方证中，主安中益气。

126. **王不留行散方证**（参见第八讲：十、王不留行）

甘草于厥阴病王不留行散方证中，主缓急解毒。

127. **紫参汤方证**

甘草于阳明病紫参汤方证中，主清里热化饮。

【解读药味特点】

经方用甘草见于127方证（《伤寒论》63方证，《金匮要略》64方证。按入方次数算，《伤寒论》入方70次，《金匮要略》入方88次），可知甘草之用可谓广矣。《神农本草经》谓："甘草，味甘，平。主五脏六腑寒热邪气，坚筋骨，长肌肉，倍力，金疮，肿，解毒。久服轻身延年。"可知在神农时代已广泛应用于治疗各种疾病。

甘草味甘，平，炮制不同功效迥异。生用则清热解毒，以治疮疡肿毒，咽喉肿痛等，用于阳证，如甘草汤、桔梗汤（少阳证）、白虎汤、大黄甘草汤（阳明证）等；蜜炙则性微温，炙用则温中益气，用于阴证，如四逆汤、甘草干姜汤、生姜甘草汤（太阴证）等。若配伍相应的药，则用于治疗六经各证，如配伍桂枝、生姜、麻黄、蜀椒等则解太阳之表，如桂枝汤、麻黄汤、升麻鳖甲汤等方证；如解表药中再加附子、干姜等，则治少阴之表，如麻黄附子甘草汤、桂枝附子汤等方证；若配伍黄芩、生姜、柴胡等，则治半表半里阳证，如小柴胡汤方证、黄芩汤方证等；若配伍黄芩、干姜等，则治疗半表半里阴证，如柴胡桂枝干姜汤方证、甘草泻心汤方证、半夏泻心汤方证等。

甘草的作用特点，与其性味有关，甘草性味甘、平，蜜炙则性微温，其甘缓之性可凸显其缓急迫、缓急止痛的作用，以治脘腹、四肢挛急作痛。又由于能调和诸药，故同热药合用可缓其热，同寒药合用可缓其寒，能使补而不至于骤，使泻而不至于速。《本草求真》曰："甘草能缓其中气不足，调合诸药不争。故……入和剂则补益，入凉剂则泻热，入汗剂则解肌，入峻剂则缓正气，入润剂则养血并能解诸药毒。"

胡希恕先生认为："甘草，是甘味的一种黏滑药，有护胃的作用，尚有补益作用，主中气虚，可缓和证和药的急迫。如调胃承气汤加甘草攻中有补；苓桂甘枣汤中针对脐下悸欲作奔豚或有小腹挛疼等急迫证，故用甘草。"甘草缓急止痛，凡痛而急迫者均可用，故可用治少阴少阳并病之咽痛轻证，如甘草汤。甘草安中养液，缓急迫，有碍利小便，小便数用甘草是对的，若有浮肿则不宜用；尿少亦不用，多用则水肿。

《本经疏证》云："《伤寒论》、《金匮要略》两书中，凡为方二百五十，用甘草者至百二十方，非甘草之主病多，乃诸方必合甘草始能曲当病情也。"后人多认为甘草性缓，能补，能调和诸药，能解毒，是为"和中之国老"。而对《本经》所言甘草能除五脏六腑寒热邪气的作用，认识不够。甘草为何能有此效？经方将甘草随证配伍，不仅仅取其调和诸药的作用，更多地是借甘草能除五脏六腑寒热邪气的作用。金元四大家之一的李东垣，创补中益气汤，倡甘温除大热之说，其理即源于《内经》和《本经》。今天我们经常运用的桂枝汤、麻杏石甘汤、理中汤、四逆汤、甘草干姜汤、泻白散、白虎汤、导赤散、桔梗甘草汤、银翘散等除寒热之方中，虽其作用各有不同，但以甘草能除五脏六腑寒热邪气却是它的共同点。（参见《神农本草经贯通》）

芍药、大枣、甘草均有缓和作用，治挛，芍药优于大枣；止痛，大枣优于芍药；缓急迫，则二者皆不如甘草。

【药物功用述要】

甘草，味甘，平。益气安中、缓急滋润、清热解毒药。主治五脏六腑寒热邪气，腹痛或筋肉急剧紧缩性疼痛及其他诸般急迫。本药亦可减缓或防止毒药吸收，故与毒药调剂时常配用之。

用法及用量：入煎剂，每用3～12克。

六、诃子

【药物基本知识】

为使君子植物的果实。《本草图经》称诃子；《金匮要略》称诃黎勒；《千金方》称诃黎；《传信方》称随风子；《本草纲目》称诃子。

【解析所在方证】

诃黎勒散方证

诃黎勒散方　诃黎勒（煨）十枚。

上一味，为散，粥饮和顿服。

《金匮要略·呕吐哕下利病》第47条：气利，诃黎勒散主之。

解析：诃黎勒，又名诃子，为一温性收敛药，有止下利、除冷气的作用，故宜于里虚寒胃肠气虚、消化不良而下利气者。

诃子于太阴病诃黎勒散方证中，主止下利、除冷气。

【解读药味特点】

诃子，在《本经》无记载。《药性论》记载："味苦，甘。"后世本草认为其性味苦酸涩，温。经方用诃子，仅见于诃黎勒散方证，主在温性收敛，以止下利，用于虚寒性腹泻。《本草经疏》："诃子其味苦涩，其气温而无毒。苦所以泄，涩所以收，温所以通，惟敛故能主冷气，心腹胀满；惟温故下食。甄权用以止水道，萧炳用以止肠僻久泄，苏颂用以疗肠风泻血、带下，朱震亨用以实大肠，无非苦涩收敛，治标之功也。"

除涩肠止泻外，诃子尚有利咽开音作用。《药品化义》曰："诃子能降能收，兼得其善，……用此降火敛肺，则肺窍无壅塞，声音清亮矣。"《本草图经》记载治痰嗽咽喉不利，可含诃子三数枚。

藏医亦广用诃子治许多病，如感冒、咳嗽等都离不开诃子。临床用于虚寒性的咳嗽、咽痛等疗效确佳。

【药物功用述要】

诃子，味苦酸涩，温。涩肠止泻、敛肺利咽，常用于久泻、久痢、喘咳痰嗽、久咳失音。

用法及用量：入煎剂，每用3~10克。利咽宜生用，涩肠止泻宜煨用。

七、粳米

【药物基本知识】

为禾本科植物粳稻的种仁。《千金要方》称白米；《本草求原》称硬米；《滇南本草》称粳粟米、稻米、大米；《本草纲目》又称秔。

【解析所在方证】

1. **白虎加桂枝汤方证**（参见第四讲：一、石膏）

粳米于太阳阳明病白虎加桂枝汤方证中，主安中养正、顾护胃气。

2. **竹叶石膏汤方证**（参见第四讲：六、竹叶）

粳米于阳明太阴病竹叶石膏汤方证中，主益气护胃。

3. **白虎汤方证**（参见第四讲：一、石膏）

粳米于阳明病白虎汤方证中，主安中养正、顾护胃气。

4. **白虎加人参汤方证**（参见第四讲：一、石膏）

粳米于阳明太阴合病白虎加人参汤方证中，主安中养正、顾护胃气。

5. **附子粳米汤方证**（参见第五讲：一、附子）

粳米于太阴病附子粳米汤方证中，主益胃、缓急止痛。

6. **桃花汤方证**（参见第九讲：八、赤石脂）

粳米于太阴病桃花汤方证中，主益胃、缓急止痛。

7. **麦门冬汤方证**（参见第六讲：十一、麦门冬）

粳米于太阴阳明合病麦门冬汤方证中，主补中益气生津。

8. **猪肤汤方证**（参见第六讲：十三、猪肤）

粳米于少阳阳明合病猪肤汤方证中，主安中养胃。

9. **桂枝汤方证**（参见第讲：一、桂枝）

粳米（稀粥）于太阳病桂枝汤方证中，主益胃生津，扶正祛邪。

10. **十枣汤方证**

十枣汤方 芫花（熬）、甘遂、大戟。

上三味，等份，各别捣为散。以水一升半，先煮大枣肥者十枚，取八合，去滓，内药末，强人服一钱匕，羸人服半钱，温服之。平旦服。若下少，病不除者，明日更服，加半钱，得快下利后，糜粥自养。

《伤寒论》第152条：太阳中风，下利，呕逆，表解者，乃可攻之。其人漐漐汗出，发作有时、头痛、心下痞硬满、引胁下痛、干呕、短气、汗出不恶寒者，此表解里未和也，十枣汤主之。

《金匮要略·痰饮咳嗽病》第21条：脉沉而弦者，悬饮内痛。病悬饮者，十枣汤主之。

《金匮要略·痰饮咳嗽病》第33条：夫有支饮家，咳烦，胸中痛者，不卒死，至一百日，或一岁，宜十枣汤。

解析：三物均属下水峻药，重用大枣制其猛烈，并兼养正，此用毒攻病的要法。方后服法说明糜粥自养即以粳米养胃益气。

粳米（糜粥）于阳明病十枣汤方证中，主益胃养正。

【解读药味特点】

粳米在《本经》无记载，至汉代经方用粳米见于以上10方证，可知经方发展至汉代创建了以粥剂治病的宝贵经验。用粳米治病，更突出说明经方治病的特点，即重视安中养胃、扶正祛邪，不论是急性病、慢性病，即使是急性传染病皆必用，例如桂枝汤方证服桂枝汤时必啜稀粥，白虎汤、白虎加人参汤、白虎加桂枝汤等方证，必加用米煎。古人以八纲理论，从症状反应总结用药经验，从方证应用过程中取得经验，认识到粳米的医疗作用有其突出特点，即养胃以安中养正、益气生津、顾护胃气、缓急止痛等。出现谵语、烦热等症，为阳明里热耗伤津液，方中加粳米，一方面安中养正、益胃生津，另一方面防知母、石膏之苦寒伤胃。又如附子粳米汤、桃花汤等方证，出现呕吐、下利，大量亡失津液，身体虚弱、胃气不振，呈太阴病危重证，方中加入粳米，即可益胃补虚，又缓急止痛，助附子、干姜温中祛寒止痛。再如麦门冬汤、竹叶石膏汤等方证，出现咽喉不利、气逆欲吐，呈上热下寒的太阴阳明合病，以粳米配人参、甘草、麦冬健胃生津。

对于粳米性味，古今认识不太一致，《名医别录》谓："味苦，平。"《千金方·食治》谓："味辛苦，平。"而后世本草认为味甘，平。《本草经疏》曰："粳米即人所常食米，为五谷之长，人相赖以为命者也。其味甘而淡，其性平而无毒，虽专主脾胃，而五脏生气，血脉精髓，因之以充溢，周身筋骨肌肉皮肤，因之而强健。"

《本草蒙筌》认为："粳米，伤寒方中，亦多加入，各有取义，未尝一拘。少阴证，桃花汤每加，取甘以补正气也；竹叶石膏汤频用，取甘以益不足焉；白虎汤入手太阴，亦同甘草用者，取甘以缓之，使不速于下尔。"

粳米之用体现了《伤寒论》辨证论治中，无处不贯穿顾护胃气这一要义，正如胡老常说："白虎汤、白虎加人参汤此治热用寒，而不为寒伤，妙就妙在甘草和粳米，尤其是粳米煮熟成米汤，起黏滑作用，能在胃里挂一层胶黏质，使胃不受伤。"生石膏退热机理至今未明，有人研究认为，"粳米与石膏同煎，有着重大作用，使石膏在肠胃易于吸收，而起清热作用"，这一观点，有参考价值。

秉承《伤寒论》之思想，历代医家及养生家均相当重视粳米养胃之功效。孙思邈在《千金方·食治》中强调说，粳米能养胃气、长肌肉；《食鉴本草》也认为，粳米有补脾胃、养五脏、壮气力的良好功效。张耒《粥记》云："每日起，食粥一大碗，空腹胃虚，谷气便作，所补不细，又极柔腻，与肠胃相得，最为饮食之妙诀。"《随息居饮食谱》则十分推崇米汤的补养功效，认为浓稠的米汤，可以代替人参汤，用以治疗虚证。

【药物功用述要】

粳米，味甘，平。安中补胃、益气生津、甘温除热强壮药。主治热病口干咽燥、泻痢、呕吐、诸虚百损等。施用大凉药时合用之防泻利。此虽常食之物，参以药投，其力甚巨。

用法及用量：入汤剂或作粥，每用18～90克。

八、小麦

【药物基本知识】

为禾本科植物小麦的种子。《本草经集注》称小麦；《说文》称來，《广雅》称麳。附：浮小麦，又称麦鱼儿，为带麦壳的不胞满小麦，浸于水中不沉，因名浮小麦。

【解析所在方证】

1. **厚朴麻黄汤方证**（参见第二讲：二、麻黄）

小麦于太阳太阴阳明合病厚朴麻黄汤方证中，主养正补虚。

2. **甘草小麦大枣汤方证**（参见第六讲：四、大枣）

小麦于太阴病甘草小麦大枣汤方证中，主养胃生津血、安神。

3. 白术散方证（参见第六讲：三、白术）

小麦于太阳太阴合病白术散方证中，主安中养正祛邪。

4. 猪肤汤方证（参见第六讲：十三、猪肤）

小麦（白粉）于少阳阳明合病猪肤汤方证中，主和胃以止下利。

【解读药味特点】

小麦在《本经》无记载，经方用小麦仅见以上4方证，由方证分析，可知小麦主养胃生津血，因有养正和安神除烦作用。小麦《名医别录》谓："味甘，微寒。主除热，止燥渴、咽干，利小便，养肝气，止漏血、唾血。"后世本草认为小麦甘，凉。小麦在治咳而喘满的厚朴麻黄汤中甘缓养正，《医林纂要》言小麦"润肺燥"概出于此。甘草小麦大枣汤用小麦则取其养胃生津血、养心安神之功。

胡老认为："小麦在厚朴麻黄汤中起营养作用，养正补虚，以治咳喘；在甘麦大枣汤中补心血，补心气，以治脏躁。"

对小麦功效的认识随临床运用而不断丰富，《本草纲目》记载："陈者煎汤饮，止虚汗；烧存性，油调涂诸疮，汤火灼伤。小麦面敷痈肿损伤，散血止痛。生食利大肠，水调服止鼻衄、吐血。"

近代皆以浮小麦止虚汗，以小麦补虚养胃、生津血，但临床常互相代用。

【药物功用述要】

小麦，味甘，凉。主益胃养正，养血安神，除热止血。主治脏躁、咳喘、自汗、失眠等。

用法及用量：入煎剂，每用30～100克；或煮粥。外用：适量，小麦炒黑研末调敷。小麦面干撒或炒黄调敷。

九、大麦

【药物基本知识】

为禾本科植物大麦的果实。《名医别录》称大麦；《广雅》称麰；《本草经集注》称大麦，又称稞麦、麰麦；《本草纲目》又称牟麦；《医林纂要·药性》称饭麦、赤膊麦。

【解析所在方证】

1. 硝石矾石散方证

硝石矾石散方　硝石、矾石（烧）等份。

上二味，为散，以大麦粥汁，和服方寸匕，日三服，病随大小便去，小便正黄，大便正黑，是候也。

《金匮要略·黄疸病》第14条：黄家，日晡所发热，而反恶寒，此为女劳得之；膀胱急，少腹满，身尽黄，额上黑，足下热，因作黑疸；其腹胀如水状，大便必黑，时溏，此女劳之病，非水也，腹满者难治，用硝石矾石散主之。

解析：硝石、矾石下热之力多，祛瘀之力少，故宜于黑疸热甚而瘀血轻者。若瘀血重者，当于抵当汤丸中求之，恐非此方所能治也。本方适应证为黄疸色黯黑身热明显而瘀血轻者。硝石、矾石清阳明里热，黄疸见腹水为里热重且正亦虚甚，故以硝石、矾石清热祛黄，同时以大麦护胃益气、扶正祛邪，此与石膏、粳米同用意似。20世纪60年代，有人以小麦馒头和硝石、矾石为散，治疗肝病有一定疗效。

大麦于阳明太阴合病硝石矾石散方证中，主养胃安中、顾护胃气。

2. **枳实芍药散方证**（参见第七讲：四、枳实）

大麦于阳明病枳实芍药散方证中，主安中养正。

3. **白术散方证**（参见第六讲：三、白术）

大麦于太阳太阴病白术散方证中，主安中养正止渴。

【解读药味特点】

经方用大麦，仅见以上4方证。对大麦的性味，《本经》无记载，《别录》谓“味咸，微寒”；后世本草谓“性味甘咸，凉”。仲景用大麦汁送服硝石矾石散，既容易下咽，又泻里热以护胃。后世医家多效仿之，如《本草衍义》记载：“有人患缠喉风，食不能下，将此大麦面作稀糊，令咽之，既滑腻，容易下咽，以助胃气。”

对于大麦的功效历代均有发展，如《别录》：“主消渴，除热，益气，调中。”《唐本草》：“大麦面平胃，止渴，消食，疗胀。”《本草经疏》：“益气补中，实五脏，厚肠胃。”《崔禹锡食经》：“主水胀。”《本草拾遗》：“调中止泄。”《本草纲目》：“宽胸下气，凉血，消积，进食。”

近代有人用大麦或小麦配伍硝石矾石治肝病有一定疗效，这里看似大麦与小麦作用相同，不过后世本草认为大麦有主消渴（《名医别录》有“止燥渴”记载）作用，而小麦无此论述，又从白术散煎服法说明中有“已后渴者，大麦粥服之”，对此，多认为是后人所加入，但反映了后世认为大麦比小麦止渴作用明显。

【药物功用述要】

大麦，味咸，微寒。和胃宽肠，益气生津，止渴，利水药。主治腹胀，食滞泄泻，消渴，水胀。

用法及用量：入煎剂或作粥送服药，每用30~100克。外用：治汤火灼伤，炒研调敷或煎水洗。

十、天门冬

【药物基本知识】

为百合科植物天冬的块根。《神农本草经》称天门冬、颠勒；《药品化义》称天冬；《石药尔雅》称大当门根；《本草纲目》称天棘；《植物名实图考》称白罗杉；《救荒本草》称万岁藤、婆罗树；《中药大辞典》称多儿母、八百崽。

【解析所在方证】

麻黄升麻汤方证（参见第二讲：二、麻黄）

天门冬于厥阴病麻黄升麻汤方证中，主滋津液。

【解读药味特点】

经方用天门冬仅见于麻黄升麻汤方证，配伍葳蕤（玉竹）等以滋阴润燥，以治“咽喉不利，唾脓血”等津虚之上热证，可知为凉性强壮药，《神农本草经》谓：“天门冬，味苦，平，主治诸暴风湿偏痹，强骨髓，杀三虫，去伏尸。久服轻身益气，延年。”亦论述了其强壮作用。

后世用天冬以治阴虚发热，清金润肺而治吐衄，润肺生津而治燥咳等，均源于此。《长沙药解》曰：“天冬清金化水，止渴生津，消咽喉肿痛，除咳吐脓血。《伤寒》麻黄升麻汤用之，治厥阴伤寒，大下之后，咽喉不利，吐脓血、泄泻不止者，以其清火逆而利咽喉，疗肺痈而排脓血也。天冬润泽寒凉，清金化水之力，十倍麦冬，土燥水枯者甚为相宜。”《本草汇言》曰：“天门冬，润燥滋阴，降火清肺之药也。统理肺肾火燥为病，如肺热叶焦，发为痿痈，吐血咳嗽，烦渴传为肾消，骨蒸热劳诸证，在所必需者也。”《药性论》曰：“主肺气咳逆，喘息促急，除热，通肾气，疗肺痿生痈吐脓，治湿疥，止消渴，去热中风，宜久服。”

【药物功用述要】

天门冬，味苦，平。清凉性滋养药。清虚热，润燥痰，生津止渴，滑肠。主暴风湿痹、虚热、口干舌燥、咯痰难出、大便难。适用于咳逆，消渴，咳血。

用法及用量：入煎剂，每用6～30克。亦可熬膏或入丸散或入酒剂。

十一、麦门冬

【药物基本知识】

为百合科植物沿阶草的块根。《神农本草经》称麦门冬；《名医别录》称羊韭、禹葭、禹余粮；《吴普本草》称羊韭、马韭、羊荠、爱韭、禹韭、忍陵、不死药、仆垒、随脂；《本草纲目》称阶前草；《江西草药手册》称寸冬；《江西通志》称沿阶草。

【解析所在方证】

1. **炙甘草汤方证**（参见第六讲：五、甘草）

麦门冬于太阳太阴阳明合病炙甘草汤方证中，主健胃滋津、通脉。

2. **竹叶石膏汤方证**（参见第四讲：六、竹叶）

麦门冬于太阳太阴阳明合病竹叶石膏汤方证中，主健胃滋津、清热。

3. **薯蓣丸方**（参见第六讲：二、薯蓣）

麦门冬于厥阴病薯蓣丸方证中，主健胃滋津、补虚。

4. **温经汤方证**（参见第五讲：五、吴茱萸）

麦门冬于厥阴病温经汤方证中，主健胃生津润燥。

5. 麦门冬汤方证

麦门冬汤方 麦门冬七升，半夏（洗）一升，人参三两，甘草（炙）二两，粳米三合，大枣十二枚。

上六味，以水一斗二升，煮取六升，温服一升，日三夜一服。

《金匮要略·肺痿肺痈咳嗽上气病》第10条：火逆上气，咽喉不利，止逆下气者，麦门冬汤主之。

解析：麦门冬为一补虚润燥药，而有健胃镇咳等作用，本方用为主药，佐以人参、甘草、粳米、大枣补中益气，伍以半夏下气逐饮，故此治里虚津虚、虚火挟痰因而咳逆上气、咽中枯燥、痰涎黏着不去者。本方适应证为咳逆上气、咽干口燥者。

麦门冬于太阴阳明合病麦门冬汤方证中，主补虚润燥、降逆镇咳。

【解读药味特点】

经方用麦门冬见于以上5方证，《神农本草经》曰："麦门冬，味甘，平。主治心腹结气，伤中伤饱，胃络脉绝，羸瘦短气。久服轻身、不老、不饥。"可知为一平性强壮药。分析以上方证可知：经方用麦门冬多以治疗虚劳羸瘦、气逆、烦热、脉结代为主。其作用以健胃滋津血为主，常因配伍不同所在方证不同，主治有所侧重：

（1）补胃滋津血清上热：以治津虚血少之脉结代、心悸，如炙甘草汤；或津血枯燥之"手掌烦热、唇口干燥"，如温经汤；或津血亏虚之"虚劳诸不足"，如薯蓣丸等。

（2）补虚润燥、降逆镇咳：以治里虚有热、虚热上炎之"火逆上气、咽喉不利"、"气逆欲吐"，如麦门冬汤、竹叶石膏汤。

《本草正义》曰："麦冬，其味大甘，膏脂浓郁，故专补胃阴，滋津液，本是甘药补益之上品。凡胃火偏盛，阴液渐枯，及热病伤阴，病后虚羸，津液未复，或炎暑燥津，短气倦怠，秋燥逼人，肺胃液耗等证，麦冬寒润，补阴解渴，皆为必用之药。但偏于阴寒，则惟热炽液枯者，最为恰当，而脾胃虚寒，清阳不振者，亦非阴柔之品所能助其发育生长。"对此胡老亦有相同看法：麦门冬主要是健胃生津，因其甘寒，胃虚有热可用，胃虚有寒则不可用。

《本草求真》对麦门冬的功用有新的认识："至于乳汁不开，用此则能通活；热血妄行，用此则能即止；他如膈上之稠痰，得此则消；心下之支满，得此则除。脾有积热则化，胃有火呕则止，色因血枯即润，嗽久不止即愈。诚保肺之津梁，清心之指南也。"

【药物功用述要】

麦门冬，味甘，平。清凉滋润药。养胃生津，润肺止咳，清心除烦。主烦热、口干燥渴、虚劳热咳等。本药黏滑，泄而不收，寒多者禁服。

用法及用量：入煎剂，每用10～30克。

十二、胶饴

【药物基本知识】

为米、小麦、大麦、粟或玉蜀黍等粮食，经发酵糖化制成的食品。有软、硬两种，软者称胶饴，硬者称白饴糖。《伤寒论》称胶饴；《本草经集注》称饴糖；陶弘景称胶饴；《方言》称饧；《名医别录》称饴糖；《食疗本草》称饧糖；《蜀本草》称软糖；《正字通》称糖馃。

【解析所在方证】

1. 小建中汤方证

小建中汤方 桂枝（去皮）三两，甘草（炙）二两，大枣（擘）十二枚，芍药六两，生姜（切）三两，胶饴一升。

上六味，以水七升，煮取三升，去滓，内饴，更上微火消解，温服一升，日三服。呕家不可用建中汤，以甜故也。

《伤寒论》第100条：伤寒，阳脉涩，阴脉弦，法当腹中急痛，先与小建中汤，不瘥者，小柴胡汤主之。

《伤寒论》第102条：伤寒二三日，心中悸而烦者，小建中汤主之。

《金匮要略·血痹虚劳病》第13条：虚劳里急，悸衄，腹中痛，梦失精，四肢酸痛，手足烦热，咽干口燥，小建中汤主之。

《金匮要略·妇人杂病》第18条：妇人腹中痛，小建中汤主之。

解析：桂枝加芍药汤原治腹满痛，今加大量甘温补虚缓急的饴糖，虽然仍治腹痛，但已易攻为补，故名之为建中。谓之小者，以其来自桂枝汤，仍兼解外，与专于温里祛寒的大建中汤比较则为小也。本方适应证为桂枝汤证又见腹中急痛或心悸而不呕者。

胶饴于太阳太阴合病小建中汤方证中，主温中补虚缓急止痛。

2. 黄芪建中汤方证（参见第二讲：十一、黄芪）

胶饴于太阳太阴合病黄芪建中汤方证中，主温中补虚缓急。

3. 大建中汤方证（参见第二讲：十、蜀椒）

胶饴于太阳太阴合病大建中汤方证中，主温中缓急止痛。

【解读药味特点】

经方用胶饴见于以上3方证，很显然，其功能为温中缓急止痛。胶饴，在《本经》无记载，《名医别录》曰：“味甘，微温。主补虚乏，止渴，去血。”《本草纲目》谓：“甘，大温。”胡希恕先生讲解小建中汤时写到：“桂枝加芍药汤原治腹满痛，今加大量甘温补虚缓急的饴糖，虽然仍治腹痛，但已易攻为补，故名之为建中。”即桂枝加芍药汤是治太阳阳明合病，加入饴糖则变为治太阳太阴合病，强调了饴糖之温。

经方用饴糖的主要适应证为：中气不足，津虚血少之“心中悸而烦者”、“虚劳里急、四肢酸痛、手足烦热，咽干口燥”或中虚有寒之“腹中急痛”、“心胸中大寒痛、上下痛而不可触近”等。《千金·食治》曰：“补虚冷，益气力，止肠鸣、咽痛，除唾血，却咳嗽。”《本草汇言》曰：“治中焦营气暴伤，眩晕，消渴，消中，怔忡烦乱。”

【药物功用述要】

胶饴，甘，温。滋养强壮剂。缓急迫，温中健胃，益气力，补虚冷、止腹鸣。适用于中虚有寒之腹中急痛，里急，肠鸣。胶饴与甘草性味相仿，彼宜于阴阳表里虚实，而此专适于里虚寒。

用法及用量：入煎剂，每用 30～80 毫升。

十三、猪肤

【药物基本知识】

为猪科动物猪的皮肤。《伤寒论》称猪肤；《汤液本草》称猪肤，又称猪皮。

【解析所在方证】

猪肤汤方证

猪肤汤方　猪肤一斤。

上一味，以水一斗，煮取五升，去滓，加白蜜一升，白粉五合，熬香，和令相得，温分六服。

《伤寒论》第 310 条：少阴病，下利、咽痛、胸满、心烦者，猪肤汤主之。

解析：少阴病以传太阴、厥阴为常，但亦有传少阳阳明者，今见下利、咽痛，为少阴传少阳阳明，故以猪肤汤治之。猪肤，即猪皮，甘寒润燥解热，合白蜜甘寒以治咽痛，用白粉和胃以止下利。

猪肤于少阳阳明合病猪肤汤方证中，主润燥解热。

【解读药味特点】

经方用猪肤仅见于猪肤汤方证。其性味《注解伤寒论》谓“味甘，寒”，后世本草认为其甘，凉。经方猪肤汤即用其甘寒燥润，清热降火治由少阴传少阳阳明之咽痛、下利，并合白蜜、白粉温中和胃，以治里热下利。

【药物功用述要】

猪肤，甘，寒。滋润解热药。适用于少阳阳明合病的下利，咽痛。

用法及用量：入煎剂，每用 50～100 克；或作食疗用。

十四、猪膏

【药物基本知识】

为猪科动物猪的脂肪油。《金匮要略》称猪膏、猪脂；《名医别录》称猪肪膏；

《千金方·食治》称猪脂肪。

【解析所在方证】

猪膏发煎方证

猪膏发煎方 猪膏半斤，乱发如鸡子大三枚。

上二味，和膏中煎之，发消药成，分再服，病从小便出。

《金匮要略·黄疸病》第17条：诸黄，猪膏发煎主之。

解析：猪膏润燥、通便、利血脉，乱发利尿，故治黄疸而小便不利不可攻下者。

《金匮要略·妇人杂病》第22条：胃气下泄，阴吹而正喧，此谷气之实也，猪膏发煎导之。

解析：猪膏润燥、通便、利血脉，乱发协助猪膏润肠通便，导气下行谷道。猪膏发煎，润燥解热、利尿、消瘀，各种黄疸如属里热明显，二便不利而不可攻者，可用本方治之。

猪膏于阳明病猪膏发煎方证中，主润燥、通便、利血脉。

【解读药味特点】

经方用猪膏仅见于猪膏发煎方证，《本经》无记载其性味，《别录》谓："微寒。"《千金·食治》谓："平，无毒。"《滇南本草》谓："味甘。"近代认为其味甘，凉。为甘凉、滋润、润燥解热、通便、利血脉药。《本草图经》曰："利血脉，解风热，润肺。"《本经疏证》曰："调和谷气，即以润大便。"经方用猪膏合以乱发，主要是清热润燥、消瘀退黄。诸黄之成，不外湿、热、郁、瘀。前人认为，当以利水泄湿，滑窍行瘀，以退黄为治。猪膏甘凉而清热润燥，滑利而导湿热郁瘀自小便而出，故可疗黄疸之疾。

【药物功用述要】

猪膏，味甘，凉。润燥解热，通利二便，利血脉行瘀。

用法及用量：入煎剂，每用20～30克，或外用适量。

十五、天花粉

【药物基本知识】

为葫芦科植物栝楼或双边栝楼的根。《神农本草经》称栝楼根、地蒌；《图经本草》称白药；《雷公炮炙论》称天花粉、蒌根；《中药志》称天花粉、乌瓜根、大圆瓜根；《本草纲目》称瑞雪；《重庆堂随笔》称天瓜粉。

【解析所在方证】

1. **栝楼桂枝汤方证**

栝楼桂枝汤方 栝楼根二两，桂枝三两，芍药三两，甘草（炙）二两，生姜三两，大枣十二枚。

上六味，以水九升，煮取三升，分温三服，取微汗，汗不出食顷，啜热粥发之。

《金匮要略·痉湿暍病》第11条：太阳病，其证备，身体强几几然，脉反沉迟，此为痉，栝楼桂枝汤主之。

按：仲景论述痉有刚、柔之分，《金匮要略·痉湿暍病》谓："太阳病，发热汗出，而不恶寒，名曰柔痉。"本条所述，当是柔痉的证治，此可对照葛根汤条分析。

解析：栝楼根亦称天花粉，性味苦寒，《神农本草经》谓："主治消渴，身热，烦满，大热，补虚安中，续绝伤。"可见是一强壮性的滋润解热药。本方用之即取其滋润组织枯燥的作用，以治桂枝汤证而身痉挛拘急者。

栝楼根于太阳阳明合病栝楼桂枝汤方证中，主生津润燥以解痉挛。

2. **牡蛎泽泻散方证**（参见第六讲：二十、牡蛎）

栝楼根于阳明病牡蛎泽泻散方证中，主生津润燥止渴。

3. **瓜蒌牡蛎散方证**

栝楼牡蛎散方　栝楼根、牡蛎（熬）等份。

上为细末，饮服方寸匕，日三服。

《金匮要略·百合狐惑阴阳毒病》第7条：百合病，渴不瘥者，栝楼牡蛎散主之。

解析：栝楼根润燥止渴，牡蛎咸寒解烦热，故治里热津伤而渴、或胸腹动悸不安者。

栝楼根于阳明病栝楼牡蛎散方证中，主生津润燥止渴。

4. **栝楼瞿麦丸方证**

瓜蒌瞿麦丸方　栝楼根二两，茯苓三两，薯蓣三两，附子（炮）一枚，瞿麦一两。

上五味，末之，炼蜜丸，梧子大，饮服三丸，日三服，不知增至七八丸，以小便利、腹中温为知。

《金匮要略·消渴小便不利淋病》第11条：小便不利者，有水气，其人苦渴，瓜蒌瞿麦丸主之。

解析：花粉、山药补虚润燥，茯苓、瞿麦利小便，附子振其沉衰。本方是肾气丸的变剂，故治小便不利，渴而有水气且陷于阴证者。本方适应证为体虚寒见小便不利、腹水或下肢肿者。

栝楼根于厥阴病栝楼瞿麦丸方证中，主补虚润燥。

5. **柴胡去半夏加栝楼汤方证**（参见第四讲：二十八、柴胡）

栝楼根于少阳阳明合病柴胡去半夏加栝楼汤方证中，主生津润燥、止渴。

6. **柴胡桂枝干姜汤方证**（参见第四讲：二十八、柴胡）

栝楼根于厥阴病柴胡桂枝干姜汤方证中，主生津润燥止渴。

【解读药味特点】

经方用栝楼根见于以上6方证，《神农本草经》谓："栝楼根，味苦，寒。主消渴，身热，烦满，大热，补虚安中，续绝伤。"可知为苦寒清热药而有强壮作用，经方用栝楼根以生津止渴、润燥解痉，主治在阳明，如栝楼牡蛎散方证；但配伍适证药，则治疗六经各证，若配伍附子则治阳明太阴合病，如栝楼瞿麦丸方证；若配伍干姜、黄芩等，则治疗厥阴病，如柴胡桂枝干姜汤方证；若配伍柴胡、黄芩等，则治疗少阳阳明合病，如柴胡去半夏加栝楼汤方证。

由以上方证可知，栝楼根主要作用是生津止渴、润燥解痉，后世认为，还有清热利水作用，如《伤寒内科论》言："栝楼根，牡蛎并用，善解三焦水结。"《伤寒论译释》曰："以楼根，牡蛎润燥软坚，开结逐饮。"在栝楼瞿麦丸中，合瞿麦、附子、茯苓清热强壮利水。

后世还认为，栝楼根，除生津润燥以止渴、解痉外，尚能治消渴、消肿生肌。《医学衷中参西录》曰："天花粉，味苦微酸，性凉而润，清火生津，为止渴要药。为其能生津止渴，故能润肺，化肺中燥痰，宁肺止嗽，治肺病结核。又善通行经络，解一切疮家热毒，疗痈初起者，与连翘、山甲并用即消；疮疡已溃者，与黄芪、甘草并用，更能生肌排脓。"《本草汇言》曰："天花粉，退五脏郁热，……咽肿喉痹，……口舌齿肿，痰火盛而咳嗽不宁……骨蒸烦热，或痈疽已溃未溃，而热毒不散，……是皆火热郁结所致，惟此剂能开郁结，降痰火，并能治之。"

胡希恕先生认为：天花粉（栝楼根）苦寒，有滋阴补虚、解热润燥、解渴缓下的作用，常用于治消渴，久病虚衰无力。但量少则力薄，至少用三四两（90～120克）。天花粉合牡蛎解渴力量较强，同时散微结，天花粉有润下作用，再加上咸寒的牡蛎，尚有通大便的作用。天花粉祛痰作用不如瓜蒌实，所以祛痰宽胸用瓜蒌实，去热解渴用天花粉。

天花粉，补虚安中，滋枯润燥虽似于麦冬，但麦冬以治咳为主，止渴为客；而本药以治渴为主，镇咳为客。本药治渴清热虽似石膏，但石膏治实热，而本药治虚热。本药治虚热虽似生地，但生地以治血证为主，而本药不能治血证。

【药物功用述要】

天花粉（栝楼根），味苦，寒。滋润强壮药。生津止渴，缓强直痉挛，润燥下火、镇咳。适用于组织枯燥，身体强直性痉挛，口燥渴（虚热）。本药热者可清，亏者可补，故大凡热病，邪热盛而津已伤者最宜。

用法及用量：入煎剂，每用10～15克。

十六、五味子

【药物基本知识】

为木兰科植物五味子的果实，习称"北五味子"。《神农本草经》称五味子；《尔雅》称菋、茎藸；《吴普本草》称玄及；《名医别录》称会及；《中药大辞典》称山花椒、面藤；《辽宁主要药材》称五梅子。

【解析所在方证】

1. **桂苓五味甘草汤方证**（参见第七讲：八、茯苓）

五味子于太阳太阴合病桂苓五味甘草汤方证中，主治咳逆上气。

2. **射干麻黄汤方证**（参见第四讲：十三、射干）

五味子于太阳太阴阳明合病射干麻黄汤方证中，主治咳逆上气。

3. **小青龙汤方证**（参见第二讲：二、麻黄）

五味子于太阳太阴合病小青龙汤方证中，主治咳逆上气。

4. **小青龙加石膏汤方证**（参见第二讲：二、麻黄）

五味子于太阳太阴阳明合病小青龙加石膏汤方证中，主治咳逆上气。

5. **厚朴麻黄汤方证**（参见第七讲：二、厚朴）

五味子于太阳太阴阳明合病厚朴麻黄汤方证中，主治咳逆上气。

6. **苓甘五味姜辛汤方证**（参见第七讲：八、茯苓）

五味子于太阴病苓甘五味姜辛汤方证中，主治咳逆上气，并敛姜、辛的辛散。

7. **苓甘五味姜辛夏汤方证**（参见第七讲：八、茯苓）

五味子于太阴病苓甘五味姜辛夏汤方证中，主治咳逆上气，并敛姜、辛的辛散。

8. **苓甘五味姜辛夏杏汤方证**（参见第七讲：八、茯苓）

五味子于太阴太阳合病苓甘五味姜辛夏杏汤方证中，主治咳逆上气，并敛姜、辛的辛散。

9. **苓甘五味姜辛夏仁黄汤方证**（参见第七讲：八、茯苓）

五味子于太阴阳明太阳合病苓甘五味姜辛夏仁黄汤方证中，主治咳逆上气，并敛姜、辛的辛散。

【解读药味特点】

经方用五味子见于以上9方证，多用于咳喘，宗于《神农本草经》记载："五味子，味酸，温。主益气，咳逆上气，劳伤羸瘦，补不足，强阴，益男子精。"

五味子善治咳逆上气兼祛寒饮，经方中五味子多与干姜、细辛相伍为用，温中化饮，敛其辛散，治疗里有寒饮之咳逆上气而时冒者，严重者可见虚汗淋漓、头昏眼花，如有物蒙蔽其头目，即所谓"冒"。无论急性还是慢性咳喘，常现外邪里饮太阳太阴合病证，治疗原则是解表同时化饮，即常见的小青龙汤方证、苓桂五味甘草汤方证、苓甘五味姜辛夏杏汤方证。其化饮主用干姜、细辛，因其辛散过大而伍五味子酸收并化饮降逆，因成化饮良好组合。当饮郁化热呈现太阳太阴阳明合病时，则伍用生石膏、大黄等，如射干麻黄汤方证、厚朴麻黄汤方证、小青龙加石膏汤方证等；若无表证呈现太阴病证时，可但温中化饮，如苓甘五味姜辛汤方证、苓甘五味姜辛夏汤方证等；如饮郁化热，呈上热下寒者，可温化寒饮同时清上热，如苓甘五味姜辛夏仁黄汤方证等。

胡希恕先生认为：五味子为祛水的镇咳药，具有收敛作用。五味子酸敛力大，干姜、细辛是辛温而走散太过，所以与五味子配合治咳满再好不过，既能祛饮，又防辛散太过，饮去满即消。

经方中五味子与泽泻主治证均有“冒”，但两者的适应证不同。泽泻治浮肿而冒且眩，伴有小便不利；五味子治气逆头昏而冒，伴有汗出心慌失寐。

传承《本经》、《伤寒》之思想，后世对五味子之运用主要以治咳为主，并发展为补虚损。如《本草求原》谓：“五味子，为咳嗽要药，凡风寒咳嗽，伤暑咳嗽，伤燥咳嗽，劳伤咳嗽，……脉浮虚，按之弱如葱叶者，天水不交也，皆用之。先贤多疑外感用早，恐其收气太骤，不知仲景伤寒咳喘，小青龙汤亦用之，然必合细辛、干姜以升发风寒，用此以敛之，则升降灵而咳嗽自止，从无舍干姜而单取五味以治咳嗽者。”又五味子味酸咸性收敛，并基于《本经》“主益气、咳逆上气，劳伤羸瘦、补不足、强阴，益男子精”之思想，亦有用其生津、益精、固涩者，如《本草汇言》曰：“五味子，敛气生津之药也。故《唐本草》主收敛肺虚久嗽耗散之气。凡气虚喘急，咳逆劳损，精神不足，脉势空虚，或劳伤阳气，肢体羸瘦，或虚气上乘，自汗频来，或精元耗竭，阴虚火炎，或亡阴亡阳，神散脉脱，以五味子治之，咸用其酸敛生津，保固元气而无遗泄也。”李杲曰：“五味子主生津止渴。治泻痢，补元气不足，收耗散之气，瞳子散大。”《本草通玄》曰：“固精，敛汗。”近代有人制成五味子酊治疗神经衰弱，可能源于此。

【药物功用述要】

五味子，味酸，温。滋补收敛祛痰药。酸敛降逆，固精止汗，适用于寒饮咳嗽、咳逆而冒者。

用法及用量：入煎剂，每用10～15克；研末服，每次1～3克。滋补熟用，镇咳生用。

十七、山萸肉

【药物基本知识】

为山茱萸科落叶小乔木山茱萸的成熟果肉。《神农本草经》称山茱萸、蜀枣；《吴普本草》称魃实、鸡足、鼠矢；《小儿药证直诀》称山萸肉；《救荒本草》称实枣儿；《本草纲目》称肉枣；《中药志》称山萸肉、杭萸肉、枣皮；《医学衷中参西录》称萸肉；《四川中药志》称药枣。

【解析所在方证】

八味（肾气）丸方证（参见第二讲：一、桂枝）

山萸肉于厥阴病方证中，主收敛固脱。

【解读药味特点】

经方用山萸肉仅见八味（肾气）丸一方证，其用是宗《神农本草经》记载：“山茱萸，味酸，平。主治心下邪气寒热，湿中，逐寒湿痹，去三虫。久服轻身。”取其收敛固脱，合生地、薯蓣以滋精气壮血脉，合附子“温中，逐寒湿痹”。《本草经疏》云山茱萸："逐寒湿痹者，……借其辛温散结，行而能补也。……气温而主补，味酸而主敛，故精气益而阴强也，精益则五脏自安、九窍自利。"

山萸肉之功效，后世发挥很大，其应用范围远远超出了《本经》、《伤寒》所论。其补肝肾，涩精气，固虚脱之功，为医道所公允，而成为补肝肾之要品。常以之治疗腰膝酸痛，头目眩晕，耳鸣耳聋，遗精，阳痿，小便频数；阴虚火旺发热，虚汗不止；元阳虚脱等。如《名医别录》："山茱萸，主治肠胃风邪，寒热疝瘕，头脑风风气去来，鼻塞目黄，耳聋面疱，下气出汗，强阴益精，安五脏，通九窍，止小便利。久服，明目强力长年。"《药性本草》："治脑骨痛，止月水不定，补肾气，兴阳道，坚长阴茎，添精髓，疗耳鸣，除面上疮，主能发汗，止老人尿不节，"《日华子本草》曰："暖腰膝，助水脏，除一切风，逐一切气，破症结，治酒齇。"

【药物功用述要】

山茱萸，味酸，平。收敛固脱强壮药。补敛并具，适用于腰膝酸软、头晕目眩、耳鸣耳聋、阳痿，以及遗精滑精、遗尿尿频、月经过多、虚汗不止、崩漏等虚劳之证。

用法及用量：入煎剂，每用10～15克；急救固脱20～30克。

十八、葳蕤

【药物基本知识】

为百合科植物葳蕤的根茎。《神农本草经》称女葳；《尔雅》称荧、委葳；《名医别录》称葳蕤、地节、马熏；《吴普本草》称葳蕤、乌葳、虫蝉、节地、王马；《酉阳杂俎》称女草、娃草、丽草；《滇南本草》称葳参、玉术；《本草纲目》称葳香；《盛京通志》称小笔管菜；《铁岭县志》称山玉竹；《贵州民间方药集》称十样错、竹七根、竹节黄、黄脚鸡、百解药；《东北药植志》称山铃子草、铃铛菜、灯笼菜、山包米；《山东中药》称山姜、黄蔓菁；《黑龙江中药》称芦莉花；《湖南药物志》称尾参；《广东中药》称连竹、西竹；《中药志》称玉竹；《全国中草药汇编》称玉参。

【解析所在方证】

麻黄升麻汤方证（参见第二讲：二、麻黄）

葳蕤于厥阴病方证中，主益血滋津。

【解读药味特点】

仲景书用葳蕤仅见于麻黄升麻汤方证，取其益血滋津，润燥利咽之功，是宗于《神农本草经》记载："女葳，味甘平。主治中风暴热，不能动摇，跌筋结肉，诸不足。久服去面黑皯，好颜色，润泽，轻身，不老。"麻黄升麻汤方证为伤寒表不解，陷于厥阴病，即上热下寒，正虚邪郁之证。正如尤在泾所阐述的："阴阳上下并受其病，虚实寒热混淆不清，欲治其阴，必伤其阳，欲补其虚，必碍其实，故难治。"而葳蕤性味甘，平，补而不腻，泻而不峻，有协调阴阳之妙。麻黄、桂枝、升麻旨在发汗解表，佐葳蕤以防其发汗太过而伤津血；邪热上攻、津液亡失，则“咽喉不利、唾脓血”，用葳蕤滋津润燥，助升麻、甘草以利咽清热消肿。葳蕤和血脉为其所长，与当归、白芍、天冬同用，共奏滋津养血之功。精血得益，虚火自退，唾脓血可止。故知仲景用药之严谨，理论之精深。

后世对葳蕤之运用在继承其滋津益血的基础上发《本经》、《伤寒》之所未言。如《本草经疏》曰：“葳蕤，详味诸家所主，则知其性本醇良，气味和缓，故可长资其利，用而无穷。正如斯药之能补益五脏，滋养气血，根本既治，余疾自除……以一药而所主多途，为效良伙，非由滋益阴精，增长阳气，其能若是乎。”《本草纲目》将其功用概括为：“葳蕤能升能降，阳中阴也。其用有四：主风淫四末，两目泪烂，男子湿注腰痛，女子面生黑䵟。”在具体运用方面，李时珍曰：“朱肱《南阳活人书》治风温自汗身重，语言难出，用葳蕤汤，以之为君药，余每用治虚劳寒热痁疟，及一切不足之证，用代参、芪，不寒不燥，大有殊功，不止于去风热湿毒而已，此昔人所未阐者也。……《本草拾遗》：“本功外，主聪明，调血气，令人强壮。和漆叶为散，主五脏益精，去三虫，轻身不老，变白，润肌肤，暖腰脚，惟有热不可服。”

【药物功用述要】

葳蕤，味甘，平。清凉性滋养药。生津润燥，滋津养血，补不足，润颜。主中风暴热、诸不足、肌肉萎缩，可治邪热头痛、腰痛、身痛，干咳痰稠，津伤烦渴。适用于风热、风湿入肌作痛，心腹结气，虚热湿毒。近人认为其有强心作用。

用法及用量：入煎剂，每用 10～15 克。

十九、龙骨

【药物基本知识】

为古代哺乳动物如恐龙、三趾马、犀、鹿、牛、象等类的骨骼化石。《神农本草经》称龙骨；《千金方》称白龙骨；《中药志》称花龙骨、土龙骨、粉龙骨；《现代实用中药》称陆虎遗生。

【解析所在方证】

1. 桂枝去芍药加蜀漆龙骨牡蛎救逆汤方证（参见第二讲：一、桂枝）

龙骨于太阳太阴阳明合病桂枝去芍药加蜀漆龙骨牡蛎救逆汤方证中，主敛汗涩精、镇惊安神。

2. 桂枝甘草龙骨牡蛎汤方证（参见第二讲：一、桂枝）

龙骨于太阳阳明合病桂枝甘草龙骨牡蛎汤方证中，主敛汗涩精、镇惊安神。

3. 桂枝龙骨牡蛎汤方证（参见第二讲：一、桂枝）

龙骨于太阳阳明合病桂枝龙骨牡蛎汤方证中，合牡蛎主收敛、镇动悸、安神。

4. 天雄散方证（参见第五讲：二、天雄）

龙骨于少阴太阴合病天雄散方证中，主敛津液。

5. **风引汤方证**（参见第二讲：一、桂枝）

龙骨于太阳阳明太阴合病风引汤方证中，主镇惊安神。

6. **柴胡加龙骨牡蛎汤方证**（参见第四讲：二十八、柴胡）

龙骨于太阳少阳阳明合病柴胡加龙骨牡蛎汤方证中，主收敛、除烦、镇惊安神。

7. **蜀漆散方证**（参见第七讲：三十二、蜀漆）

龙骨于太阴病蜀漆散方证中，主收敛镇静、固脱止疟。

【解读药味特点】

经方用龙骨见于以上7方证，主除烦、镇惊安神、敛津固精，皆宗《神农本草经》记载："龙骨，味甘，平。主治心腹鬼疰，精物老魅，咳逆，泄痢脓血，女子漏下，癥瘕坚结，小儿热气惊痫。"

龙骨与牡蛎功效相似，常相须为用，徐之才谓"涩可止脱，龙骨、牡蛎之属"，然龙骨甘涩，性偏温，有收敛止脱镇惊安魄之妙；牡蛎咸涩，性偏寒，有软坚化痰清热之功。仲景书之用龙骨多伍牡蛎：用于太阳表证由于误治，或被火劫发汗，或误吐、误下致津伤亡阳而惊狂、心悸、卧起不安、烦躁等证，多呈太阳阳明合病证，治用风引汤、桂枝甘草龙骨牡蛎汤、桂枝龙骨牡蛎汤等；由于津伤的不同，则出现不同的六经证，治用不同的方药，如呈太阳太阴阳明合病证者，用桂枝去芍药加蜀漆龙骨牡蛎救逆汤；呈太阳少阳阳明合病证者，用柴胡加龙骨牡蛎汤；呈少阴太阴合病证者，用天雄散；呈太阴病证者，治用蜀漆散。

可见，经方所用龙骨之功为镇静安神、收敛固脱（包括敛汗涩精、涩肠、止疟）。《本草经百种录》将龙骨的功用概括为："其骨最黏涩，能收敛正气，凡心神耗散，肠胃滑脱之疾，皆能已之。"

龙骨所治之证有脉动而惊、抽搐、热癫痫、胸腹动悸、心下悸而烦躁、脉芤动而失精梦交、胸满而烦惊等。概而言之，龙骨证主惊悸而脉芤动者。

《本经》所言龙骨"主咳逆"，医恐敛邪多不喜用，然龙骨敛正气而不敛邪气，伤寒邪气未尽者仲景亦用之。且味微辛，收敛之中仍有开通之力，故《本经》谓其主"泄痢脓血，女子漏下"，而又主"癥瘕坚结"也。因此，龙骨收敛当不足惧，正如徐大椿所谓："敛正气而不敛邪气，外感未尽亦可用之者，若仲景之柴胡加龙骨牡蛎汤，桂枝甘草龙骨牡蛎汤诸方是也。"

龙骨除收涩止脱外，尚能治痰，张锡纯《医学衷中参西录》认为："龙骨，质最黏涩，具有翕收之力，故能收敛元气，镇安精神，固涩滑脱。凡心中怔忡、多汗淋漓、吐血衄血、二便下血、遗精白浊、大便滑泄、小便不禁、女子崩带，皆能治之。其性尤善利痰，治肺中痰饮咳嗽，咳逆上气。"陈修园《本草经读》认为："龙骨能敛火安神，逐痰降逆，故为惊痫癫痉之圣药。……痰，水也，随火而生，龙属阳而潜于海，能引逆上之火、泛滥之水，而归其宅，若与牡蛎同用，为治痰之神品。"

而胡希恕先生之见解则颇为独到："龙骨、牡蛎均为强壮性的收敛药，治疗烦惊、不眠、多梦等心神症，尤其有治胸腹动悸的作用。后世研究一般都认为龙骨、牡蛎是固精的，这是错的。龙骨、牡蛎治精神失常，据临床经验，神经官能症这方面的都好使，尤其是烦惊、心腹动悸、狂、恐惧，用龙骨、牡蛎的机会最多。龙骨、牡蛎在《伤寒论》里主要是治惊狂不安、癫痫，及《金匮》里梦遗失精的惊狂，这类病的发生主要都与神经不太安定有关。该药有收敛作用，让精神不那么浮躁，同时也有强壮作用。《伤寒论》中都是火劫或发汗太过之后造成的这种情况，都是虚证，所以龙骨、牡蛎多少有补虚作用，但不是大补。”

【药物功用述要】

龙骨，味甘，平。强壮性收敛药。具有镇惊安神，收敛固脱（敛汗固精，止血涩肠），治疗烦惊、不眠、多梦等心神症，尤有治胸腹动悸的特能。另有生肌敛疮、收敛浮越之气的作用。广泛用于治疗惊痫癫狂、怔忡健忘、自汗盗汗、遗精崩漏、吐血便血、泻利脱肛、疮溃不敛等症。

用法及用量：入煎剂，每用15~30克。外用适量。

二十、牡蛎

【药物基本知识】

为牡蛎科动物长牡蛎、大连湾牡蛎或近江牡蛎等的贝壳。《神农本草经》称牡蛎、蛎蛤；《名医别录》称牡蛤；《异物志》称古贲；《补缺肘后方》称左顾牡蛎；《图经本草》称蛎房、蠔莆；《浙江中药手册》称蠔壳；《山东中药》称海蛎子壳、海蛎子皮；《中药志》称左壳。

【解析所在方证】

1. **桂枝去芍药加蜀漆龙骨牡蛎救逆汤方证**（参见第二讲：一、桂枝）

牡蛎于太阳太阴阳明合病桂枝去芍药加蜀漆龙骨牡蛎救逆汤方证中，主敛汗涩精、镇惊安神。

2. **桂枝甘草龙骨牡蛎汤方证**（参见第二讲：一、桂枝）

牡蛎于太阳阳明合病桂枝甘草龙骨牡蛎汤方证中，主敛汗涩精、镇惊安神。

3. **桂枝龙骨牡蛎汤方证**（参见第二讲：一、桂枝）

牡蛎于太阳阳明合病桂枝龙骨牡蛎汤方证中，合龙骨主敛浮越、镇动悸、安神。

4. **牡蛎汤方证**

牡蛎汤方　牡蛎（熬）四两，麻黄（去节）四两，甘草二两，蜀漆三两。

上四味，以水八升，先煮蜀漆、麻黄，去上沫，得六升，内诸药，煮取二升，温服一升，若吐，则勿更服。

《金匮要略·疟病》附方（一）：牡蛎汤，治牝疟（《外台秘要》方）。

解析：本方是甘草麻黄汤加牡蛎、蜀漆而成。甘草麻黄汤用于表实无汗。蜀漆，即常山苗，《本经》称其“辛平……主治疟及咳逆寒热，腹中癥坚痞结”，为有力祛痰逐饮药。牡蛎，《本经》称“味咸平……主治伤寒寒热”。本方适应证为疟疾寒多热少，无汗身疼者。故以甘草麻黄解表祛湿，更用蜀漆逐饮，佐以牡蛎清上热，适应治疗外邪里饮化热而呈太阳太阴阳明合病者。

牡蛎于太阳太阴阳明合病证牡蛎汤方证中，主祛寒热、止疟。

5. **风引汤方证**（参见第二讲：一、桂枝）

牡蛎于太阳阳明太阴合病风引汤方证中，主镇惊安神。

6. **柴胡加龙骨牡蛎汤方证**（参见第四讲：二十八、柴胡）

牡蛎于太阳少阳阳明合病柴胡加龙骨牡蛎汤方证中，主镇惊安神。

7. **牡蛎泽泻散方证**

牡蛎泽泻散方　牡蛎（熬）、泽泻、蜀漆（暖水洗，去腥）、商陆根（熬）、葶苈子（熬）、海藻（洗，去咸）、栝楼根各等份。

上七味，异捣，下筛为散，更于臼中治之。白饮和服方寸匕，日三服。小便利，止后服。

《伤寒论》第395条：大病瘥后，从腰以下有水气者，牡蛎泽泻散主之。

解析：牡蛎、栝楼根润燥止渴，余皆逐水利尿之品，故此治里热水肿、口渴而小便不利者。

牡蛎于阳明病牡蛎泽泻散方证中，主润燥止渴。

8. **栝楼牡蛎散方证**（参见第六讲：十五、天花粉）

牡蛎于阳明病栝楼牡蛎散方证中，主润燥止渴、解烦热。

9. **柴胡桂枝干姜汤方证**（参见第四讲：二十八、柴胡）

牡蛎于厥阴病柴胡桂枝干姜汤方证中，主润燥止渴、解烦热。

10. **侯氏黑散方证**（参见第二讲：九、菊花）

牡蛎于厥阴病侯氏黑散方证中，主清热润燥。

11. **白术散方证**（参见第六讲：三、白术）

牡蛎于太阳太阴病白术散方证中，主清上热。

【解读药味特点】

经方用牡蛎见于以上11方证，《神农本草经》谓："牡蛎，味咸，平。主治伤寒寒热，温疟洒洒，惊恚怒气，除拘缓，鼠瘘。女子带下赤白，久服强骨节，杀邪鬼，延年。"主为清热，治在阳明。

龙骨、牡蛎功效相似，均为固涩止脱之属，常相须为用（龙骨、牡蛎之具体论述运用参见上条"龙骨"，此不作赘述），但牡蛎咸涩微寒，善软坚化痰清热。经方中牡蛎多与龙骨相配，则尤善敛汗涩精、镇惊安神，如桂枝救逆汤、桂枝甘草龙骨牡蛎汤、桂枝龙骨牡蛎汤、风引汤、柴胡加龙骨牡蛎汤。与栝楼根相伍则善润燥止渴、清热除烦，如牡蛎泽泻散、栝楼牡蛎散、柴胡桂枝干姜汤。与蜀漆相合则善软坚散结、化痰止疟，如桂枝救逆汤、牡蛎汤、牡蛎泽泻散。由诸上经方可知，牡蛎主治惊悸、口渴而胁下痞硬（小柴胡汤条下有"若胁下痞硬者，去大枣，加牡蛎四两“）者。《本草求真》谓：“牡蛎，咸涩微寒，功专入肾，软坚化痰散结，收涩固脱。故瘰疬结核，血瘕遗精，崩带，咳嗽盗汗，遗尿滑泄，燥渴温疟，赤痢等症皆能见效。”

对于《本经》中牡蛎所主之“伤寒寒热，温疟洒洒”，《本草逢原》认为：“是指伤寒发汗后寒热不止而言，非正发汗药也。仲景少阳病犯本，有柴胡龙骨牡蛎汤，《金匮》百合病变渴，有瓜蒌牡蛎散，用牡蛎以散内结之热。即温疟之热从内蕴，惊恚之怒气上逆，亦宜咸寒降泄为务。其拘缓鼠瘘、带下赤白，总由痰积内滞，端不出软坚散结之治耳。”

黄煌教授认为：“牡蛎与龙骨作用相似，临床常同用治疗胸腹动悸、自汗盗汗、惊恐不安、失眠、头昏眩晕等症。所不同点在于：龙骨多用于脐下动悸，而牡蛎则多用于胸胁硬满而动悸。”

牡蛎治胸腹动悸似茯苓，然茯苓之悸难应于手而小，本药动大。茯苓有筋肉挛急一证，本药无。茯苓无渴证，本药有之。本药与黄连均可止惊烦，然虚实有别，黄连有伏热、脑充血、颜面潮热之征，本药无。

【药物功用述要】

牡蛎，味咸，平。收敛强壮药，善软坚化痰散结，兼有收敛镇静作用。安神补虚，敛汗固脱，涩肠止泻，清热镇气，止嗽涩精。可治伤寒寒热、温疟、惊恚怒气、惊狂、烦躁、失眠、鼠瘘、带下、盗汗、咳嗽、遗精、口渴、胸腹动者。

用法及用量：入煎剂，每用 10 ~ 30 克。

二十一、白蜜

【药物基本知识】

为蜜蜂科昆虫中华蜜蜂或意大利蜂所酿的蜜。《神农本草经》称石蜜、石饴；《伤寒论》称食蜜、白蜜；《药性论》称白蜜；《本草衍义》称白沙蜜；《本草纲目》称沙蜜、蜂糖；《本草蒙筌》称蜜糖。

【解析所在方证】

1. **乌头汤方证**（参见第五讲：三、乌头）

乌头汤方 麻黄、芍药、黄芪各三两，甘草（炙）三两，川乌（㕮咀，以蜜二升，煎取一升，即出乌头）五枚。

上五味，㕮咀四味，以水三升，煮取一升，去滓，内蜜煎中，更煎之，服七合，不知，尽服之。

《金匮要略·中风历节病》第 10 条：病历节，不可屈伸，疼痛，乌头汤主之。

《金匮要略·中风历节病》第 11 条：乌头汤方，治脚气疼痛，不可屈伸。

《金匮要略·腹满寒疝宿食病》附方（一）：《外台》乌头汤，治寒疝腹中绞痛，贼风入攻五脏，拘急不得转侧，发作有时，使人阴缩，手足厥逆。

解析：本方主用乌头煎，合以麻黄、黄芪、芍药、甘草发汗解表药，故与乌头桂枝汤同属里寒外邪的治剂，不过此用麻黄治肢节肿痛。本方适应证为关节疼甚、屈伸不利、四肢厥冷者。

本方以乌头煎为主药，若只寒气内盛而腹中痛者，为乌头煎证；若兼外邪而身体疼痛或肢节痛者，则宜适证选用本方。要注意乌头有毒（尤其草乌），必须依法蜜煎。

蜜于少阴病乌头汤方证中，主解乌头毒、缓急止痛。

2. **麻子仁丸方证**（参见第三讲：八、麻子仁）

蜜于阳明病麻子仁丸方证中，作赋型剂，兼润肠通便。

3. **大陷胸丸方证**（参见第三讲：二、芒硝）

蜜于阳明病大陷胸丸方证中，作赋型剂，缓和药性。

4. **甘遂半夏汤方**（参见第三讲：四、甘遂）

蜜于阳明太阴合病甘遂半夏汤方证中，主补中、缓和药性。

5. **理中丸方证**（参见第六讲：一、人参）

蜜于太阴病理中丸方证中，作赋型剂，兼甘缓安中。

6. **大半夏汤方证**（参见第七讲：一、半夏）

白蜜于太阴病大半夏汤方证中，助人参以安中，解半夏之毒。

7. **甘草粉蜜汤方证**（参见第六讲：五、甘草）

蜜于太阴病甘草粉蜜汤方证中，主缓急止痛。

8. **蜜煎导方证**

蜜煎导 食蜜七合。

上一味，于铜器内，微火煎，当须凝如饴状，搅之勿令焦著，欲可丸，并手捻作挺，令头锐，大如指，长二寸许。当热时急作，冷则硬。以内谷道中，以手急抱，欲大便时乃去之。

《伤寒论》第233条：阳明病，自汗出，若发汗，小便自利者，此为津液内竭，虽硬不可攻之，当须自欲大便，宜蜜煎导而通之。若土瓜根及大猪胆汁，皆可为导。

解析：原方后说明有："疑非仲景意，已试甚良。"以蜜做栓剂，可润滑大肠、肛门，用于非热结，不可苦寒攻下的大便难者。本方适宜里虚寒大便硬结者。可见于习惯性便秘、老年性便秘、体虚便秘，亦宜用于小儿便秘。

蜜于太阴病蜜煎导方证中，主润肠通便。

9. **猪肤汤方证**（参见第六讲：十三、猪肤）

白蜜于少阳阳明合病猪肤汤方证中，主缓急止痛，润燥、治咽痛。

10. **乌梅丸方证**（参见第九讲：一、乌梅）

蜜于厥阴病乌梅丸方证中，作赋型剂，兼甘缓安中。

【解读药味特点】

经方用蜂蜜见于以上10方证，皆宗《神农本草经》："石蜜，味甘，平，主治心腹邪气，诸惊痫痉，安五脏诸不足，益气补中，止痛解毒，除众病，和百药。"即取其"安五脏诸不足，益气补中，止痛解毒，除众病，和百药"之功并以之发挥，具体运用可概括为以下五点：

（1）解乌头、附子、半夏之毒、缓和药性：如乌头汤、甘遂半夏汤等。

（2）缓急止痛：如猪肤汤、甘草粉蜜汤。胡希恕先生常用甘草、蜂蜜治心腹痛有奇效，临床应用常去铅粉，而加白及10克，治溃疡病剧痛者，屡用皆验。

（3）润肠通便：单用或与麻子仁、杏仁合用，则善润肠通便，治疗肠燥津枯之便秘，如蜜煎导方、麻子仁丸。

（4）补益作用：白蜜味甘滋润性平，具有补益作用，如在大半夏汤、理中丸中助人参安中；乌头煎中与黄芪相配，益气扶正；薯蓣丸、肾气丸以蜜为丸，实寓滋补之意。

（5）做赋形剂，合诸药末为丸：乌梅丸（"内臼中，与蜜杵二千下，丸如梧桐子大"）、麻子仁丸（"上六味，蜜和丸，如梧桐子大"）、理中丸（"上四味，捣筛，蜜和为丸，如鸡子黄许大"）、大陷胸丸等方中合诸药末为丸，取其"丸者缓也"之意。

《本草纲目》认为蜜"生则性凉，故能清热；熟则性温，故能补中；甘而和平，故能解毒；柔而润泽，故能润燥；缓可去急，故能止心腹肌肉疮疡之痛；和可以致中，故能调和百药而与甘草同功"，概而言之"其入药之功有五：清热也，补中也，解毒也，润燥也，止痛也"。《别录》又谓："养脾气，除心烦，饮食不下，止肠澼，肌中疼痛，口疮，明耳目。"后人之发挥及运用多不离其五，如孟诜曾取其清热润燥解毒之功，用于"但凡觉有热，四肢不和，即服蜜浆一碗，甚良。又点目中热膜，以家养白蜜为上，木蜜次之，崖蜜更次之也。与姜汁熬炼，治癞甚效"。后世常用蜂蜜治水火烫伤、皮肤炎症、皲裂等。

本药药征颇似甘草，以含滋养成分，故专用于里证；甘草无滋养性，且通用于表里内外各证。

【药物功用述要】

蜂蜜，味甘，平（凉）。黏滑滋润性、缓和滋润补中、缓急止痛、解毒药。主润燥、缓痛、通大便，可治脘腹虚痛、肺燥咳嗽、肠燥便秘、目赤、口疮、溃疡不敛、风疹瘙痒、水火烫伤、手足皲裂。

用法及用量：适量水煎或水化，或浸药外敷，或和药为丸。

二十二、麯

【药物基本知识】

为麦面粉、麸皮与赤小豆、杏仁、鲜青蒿、鲜苍耳草和鲜辣蓼等原料混合后经发酵而制成的曲剂。《伤寒论》称麯；《药性论》称神曲；《本草便读》称六神曲；

一般习称神曲或六神曲。《本草纲目》称酒母。

【解析所在方证】

薯蓣丸方证（参见第六讲；二、薯蓣）

麹于厥阴病薯蓣丸方证中，补中益胃祛湿。

【解读药味特点】

麹在《本经》无记载，仲景用麹，仅见于薯蓣丸一方，作为佐药，其功用健胃、消食、化湿，《汤液本草》认为麹，“性味气暖，味甘”。后世本草认为其甘辛，温。《本草经疏》曰：“古人用曲，即造酒之曲，其气味甘温，性专消导，行脾胃滞气，散脏腑风冷……神曲乃后人专造，以供药用，加倍于酒曲。”《汤液本草》曰：“疗脏腑中风气，调中下气，开胃消宿食。主霍乱心膈气，痰逆，除烦，破癥结及补虚，去冷气，除肠胃中寒，不下食。能治小儿腹坚大如盘，胸中满，胎动不安，或腰痛抢心，下血不止。”

【药物功用述要】

麹，味甘，温。为消导健胃祛湿药。主治霍乱、胀满、呕吐、泻痢、伤食积滞。消食和胃炒用，入丸剂生用。

用法及用量：入煎剂，每用6~15克。

二十三、大豆黄卷

【药物基本知识】

为豆科植物大豆的种子（黑大豆）发芽后晒干而成。《神农本草经》称大豆黄卷；《本草经集注》称大豆卷；《食经》称大豆蘖、黄卷；《食疗本草》称卷蘖；《本草图经》称黄卷皮；《本草纲目》称豆蘖；《长沙药解》称大豆黄卷；《本经疏证》称菽蘖。

【解析所在方证】

薯蓣丸方证（参见第六讲：二、薯蓣）

大豆黄卷于厥阴病薯蓣丸方证中，主温中祛湿。

【解读药味特点】

经方用大豆黄卷，仅见于薯蓣丸方证，《神农本草经》谓：“大豆黄卷，味甘，平。主治湿痹，筋挛膝痛。”《本经疏证》曰：“夫湿痹而筋挛膝痛，湿闭于下者宜升，湿不闭则筋自舒，筋即舒则膝自不痛……既治筋挛，又欲其湿升者，舍大豆黄卷别无物矣。所以者何？湿流关节，关节之大者如膝，而又最近于腹，湿即痹于此，势不能下，又不能升，与其逐而下之，仍无出路。莫若就近使上于腹，或从小便，或从汗出而解。仲景薯蓣丸治风气百疾，取此与柴胡、桂枝、防风、白蔹为伍，亦岂不以其能发耶？”本段明确讲述了大豆黄卷能治疗“虚劳诸不足，风气百疾”的机理。

然《本草汇言》言其有行血行气之功：“大豆黄卷，活血气，消水胀之药也。薛妇药中多用之，有行瘀血之妙也；水肿方中多用之，有行水之功也。仰思前古治湿痹久着与筋挛膝痛，皆血与水气之所结也。《局方》牛黄清心丸，用此以去风痰，解烦郁，通心气，安神明昏乱，亦借此开通发越之意云。”

【药物功用述要】

大豆黄卷，味甘，平。祛湿利关节药。用于暑温、湿温、暑湿等湿温初起，湿热不化，发热汗少，胸痞等证。

用法及用量：入煎剂，每用9～15克。

第七讲

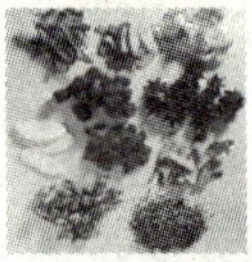

祛饮化痰药

一、半夏

【药物基本知识】

为天南星科植物半夏的块茎。《神农本草经》称半夏、地文、水玉；《名医别录》称守田、示姑；《唐本草》称羊眼半夏；《本草纲目》称和姑；《植物名实图考》称蝎子草；《昆明药物调查报告》称地珠半夏；《贵州民间方药集》称麻芋果；《湖南野生植物》称三步跳、泛石子；《广西中兽医药植》称地鹧鸪、地茨菇；《江苏植物药志》称老黄嘴、老和尚头、野芋头、老鸹头；《河北药材》称捉嘴豆子、地巴豆；《山东中药》称无心菜根、天落星、老鸹眼、麻芋子；《中药志》称地雷公、老瓜蒜、地慈姑、狗芋头；《广西中药志》称珠半夏；《辽宁经济植物志》称裂刀菜。

炮制品有：清半夏、姜半夏、法半夏、半夏曲、竹沥半夏等。

【解析所在方证】

1. 半夏散及汤方证

半夏散及汤方 半夏（洗）、桂枝（去皮）、甘草（炙）各等份。

上三味，等份。各别捣筛已，合治之，白饮和服方寸匕，日三服。若不能散服者，以水一斗，煎七沸，内散两方寸匕，更煮三沸，下火令小冷，少少咽之。半夏有毒，不当散服。

《伤寒论》第313条：少阴病，咽中痛，半夏散及汤主之。

解析： 少阴表证较太阳表证津液虚明显，更易传里和半表半里而出现咽痛，半夏辛温，有治咽喉肿痛作用，并合小量桂枝甘草解少阴之表，故本方当属少阴太阴合病证。

值得注意的是，桂枝甘草汤比桂枝汤发汗已轻，半夏散及汤桂枝甘草等量发汗更轻，并加半夏辛温，故主治少阴之表和太阴之里。

半夏于少阴太阴合病半夏散及汤方证中，主降逆化痰、治咽喉肿痛。

2. 半夏麻黄丸方证

半夏麻黄丸方 半夏、麻黄各等份。

上二味，末之，炼蜜和丸，小豆大，饮服三丸，日三服。

《金匮要略·惊悸吐衄下血胸满瘀血病》第 13 条：心下悸者，半夏麻黄丸主之。

解析：半夏降水饮，麻黄散水气，合之治胃中有水气、心下悸或有浮肿者。炼蜜为丸服量甚轻，亦久病缓治之法也。本方适应证为表实见心下悸者。心下悸者以茯苓、桂枝适应证较多见，但临床如见表实证明显又心下停饮而心下悸者，可选用本方证。

半夏于太阳太阴合病半夏麻黄丸方证中，主降水饮、治心下悸。

3. **葛根加半夏汤方证**（参见第二讲：三、葛根）

半夏于太阳太阴合病葛根加半夏汤方证中，主下气，降逆止呕。

4. **射干麻黄汤方证**（参见第四讲：十三、射干）

半夏于太阳太阴阳明合病射干麻黄汤方证中，主降逆逐饮。

5. **小青龙汤方证**（参见第二讲：麻黄）

半夏于太阳太阴合病小青龙汤方证中，主降逆祛寒饮，以治咳喘。

6. **越婢加半夏汤方证**（参见第二讲：麻黄）

半夏于太阳太阴阳明合病越婢加半夏汤方证中，主化痰、降逆、下气。

7. **小青龙加石膏汤方证**（参见第二讲：麻黄）

半夏于太阳太阴阳明合病小青龙加石膏汤方证中，主逐内饮，以治咳喘。

8. **竹叶石膏汤方证**（参见第四讲：六、竹叶）

半夏于太阴阳明合病竹叶石膏汤方证中，主下气降逆。

9. **厚朴麻黄汤方证**（参见第七讲：二、厚朴）

半夏于太阳太阴阳明合病厚朴麻黄汤方证中，主逐寒饮，以治咳喘。

10. **大柴胡汤方证**（参见第四讲：二十八、柴胡）

半夏于少阳阳明合病大柴胡汤方证中，主降逆和胃、兼清寒热。

11. **柴胡加芒硝汤方证**（参见第四讲：二十八、柴胡）

半夏于少阳阳明合病柴胡加芒硝汤方证中，主降逆和胃、兼清寒热。

12. **柴胡加龙骨牡蛎汤方证**（参见第四讲：二十八、柴胡）

半夏于太阳少阳阳明合病柴胡加龙骨牡蛎汤方证中，主降逆和胃。

13. **甘遂半夏汤方证**（参见第三讲：四、甘遂）

半夏于阳明病甘遂半夏汤方证中，主下水逐饮。

14. **小陷胸汤方证**（参见第四讲：八、黄连）

半夏于阳明病小陷胸汤方证中，主化饮逐水，以治心下坚满。

15. **附子粳米汤方证**（参见第五讲：一、附子）

半夏于太阴病附子粳米汤方证中，主逐饮止呕，以治胸胁逆满、肠鸣。

16. **赤丸方证**（参见第五讲：三、乌头）

半夏于太阴病赤丸方证中，主逐水饮。

17. **小半夏汤方证**

小半夏汤方 半夏一升，生姜半斤。

上二味，以水七升，煮取一升半，分温再服。

《金匮要略·痰饮咳嗽病》第28条：呕家本渴，渴者为欲解，今反不渴，心下有支饮故也，小半夏汤主之。

《金匮要略·黄疸病》第20条：黄疸病，小便色不变，欲自利，腹满而喘，不可除热，热除必哕，哕者，小半夏汤主之。

《金匮要略·呕吐哕下利病》第12条：诸呕吐，谷不得下者，小半夏汤主之。

解析：半夏下气逐饮，生姜温中降逆，并有发汗解表作用，故治太阴太阳合病胃中有水饮而呕逆不渴者。本方适应证为呕逆或头痛，口不渴者。

本方为治呕吐的主剂，乃医家所周知者，不过本方所治应以胃有水饮为主，呕而不渴，饮食不得下咽，皆胃有饮的证候，为应用本方的指征。又本方虽能治哕，但亦限于水饮冲逆之证，否则非其所主也。胡老认为：眉棱骨痛不可忍，世所谓痰厥者，其实亦饮气逆迫所使然，故用本方亦验。眉棱骨痛亦头痛之属太阳之证，由此可知，本方是治太阳太阴合病证者。

半夏于太阳太阴合病小半夏汤方证中，主下气逐饮。

18. **生姜半夏汤方证**（参见第二讲：四、生姜）

半夏于太阳太阴合病生姜半夏汤方证中，主下气逐饮。

19. **小半夏加茯苓汤方证**

小半夏加茯苓汤方 半夏一升，生姜半斤，茯苓三两。

上三味，以水七升，煮取一升五合，去滓，分温再服。

《金匮要略·痰饮咳嗽病》第30条：卒呕吐，心下痞，膈间有水，眩悸者，小半夏加茯苓汤主之。

《金匮要略·痰饮咳嗽病》第41条：先渴后呕，为水停心下，此属饮家，小半夏加茯苓汤主之。

解析：此于小半夏汤再加茯苓，故治小半夏汤证而有头眩心悸的茯苓证者。本方治渴呕，有似五苓散，不过五苓散证渴甚，而呕急。本方证则渴轻，而呕缓。

半夏于太阴病小半夏加茯苓汤方证中，主下气逐饮，以治头眩、心下满。

20. **半夏干姜散方证**

半夏干姜散方 半夏、干姜各等份。

上二味，杵为散，取方寸匕，浆水一升半，煎取七合，顿服之。

《金匮要略·呕吐哕下利病》第20条：干呕吐逆，吐涎沫，半夏干姜散主之。

解析：此于小半夏汤以干姜易生姜，半夏下气止呕，干姜温散寒饮，煎之以浆水为调中益气之意，故此治胃中寒有微饮而呕吐涎沫者。本方虽亦治呕逆，但更偏于治寒。本方适应证为干呕，吐涎沫而属胃虚寒者。

半夏于太阴病半夏干姜散方证中，主祛寒饮、下气止呕。

21. 大半夏汤方证

大半夏汤方 半夏（洗完用）二升，人参三两，白蜜一升。

上三味，以水一斗二升，和蜜扬之二百四十遍，煮，取二升半，温服一升，余分再服。

《金匮要略·呕吐哕下利病》第16条：胃反呕吐者，大半夏汤主之。

解析：半夏下气逐饮，人参补中益气，复用白蜜助人参以安中。同时又解半夏之毒，故此治胃虚有饮、宿食不化而呕吐者。本方适应证为胃虚之心下痞而呕吐者。

半夏于太阴病大半夏汤方证中，主下气逐饮。

22. 干姜人参半夏丸方证（参见第五讲：四、干姜）

半夏于太阴病干姜半夏人参丸方证中，主下气、逐饮、止呕。

23. 厚朴生姜半夏甘草人参汤方证（参见第七讲：二、厚朴）

半夏于太阴病厚朴生姜半夏甘草人参方证中，主下气逐饮。

24. 半夏厚朴汤方证（参见第二讲：六、苏叶）

半夏厚朴汤方 半夏一升，厚朴三两，茯苓四两，生姜五两，干苏叶二两。

上五味，以水七升，煮取四升，分温四服，日三夜一服。

《金匮要略·妇人杂病》第5条：妇人咽中如有炙脔，半夏厚朴汤主之。

解析：此小半夏加茯苓汤更加厚朴、苏叶消胀行气之品，故治小半夏加茯苓汤证而满闷气结者。加苏叶与生姜同用，有发汗解表作用，故治咽中如有炙脔，与半夏散及汤方证相类，亦属外邪里饮证，显示苏叶的解表作用。不过当遇外邪里饮咳喘时，解表为次，而重在化饮，而宜改用苏子。

半夏于太阳太阴合病半夏厚朴汤方证中，主下气化痰，咽喉不利。

25. 旋覆代赭汤方证（参见第七讲：二十五、旋覆花）

半夏于太阴病旋覆代赭汤方证中，主下气逐饮，治心下痞。

26. 苦酒汤方证（参见第九讲：二、苦酒）

半夏于太阴阳明合病苦酒汤方证中，主治咽喉肿痛。

27. 瓜蒌薤白半夏汤方证（参见第七讲：三十四、瓜蒌）

半夏于阳明太阴合病瓜蒌薤白半夏方证中，主温中下气逐饮。

28. 温经汤方证（参见第五讲：五、吴茱萸）

半夏于厥阴病温经汤方证中，主温中下气降逆。

29. 麦门冬汤方证（参见第六讲：十一、麦门冬）

半夏于太阴阳明合病麦门冬汤方证中，主下气止逆，兼治咽喉不利。

30. **苓甘五味姜辛夏汤方证**（参见第七讲：八、茯苓）

半夏于太阴病苓甘五味姜辛夏汤方证中，主化饮降逆。

31. **苓甘五味姜辛夏杏汤方证**（参见第七讲：八、茯苓）

半夏于太阴太阳合病苓甘五味姜辛夏杏汤方证中，主化饮降逆。

32. **苓甘五味姜辛夏仁黄汤方证**（参见第七讲：八、茯苓）

半夏于太阴阳明太阳合病苓甘五味姜辛夏仁黄汤方证中，主化饮降逆。

33. **小柴胡汤方证**（参见第四讲：二十八、柴胡）

半夏于少阳病小柴胡汤方证中，主化饮降逆止呕、兼清寒热。

34. **柴胡桂枝汤方证**（参见第四讲：二十八、柴胡）

半夏于少阳太阳合病柴胡桂枝汤方证中，主逐饮止呕。

35. **泽漆汤方证**（参见第七讲：十八、泽漆）

半夏于太阳少阳阳明合病泽漆汤方证中，主下气逐饮止咳。

36. **黄芩加半夏生姜汤方证**（参见第四讲：七、黄芩）

半夏于少阳阳明合病黄芩加半夏生姜汤方证中，主下气、逐饮止呕。

37. **奔豚汤方证**（参见第四讲：二十六、甘李根白皮）

半夏于少阳病奔豚汤方证中，主降气逐饮。

38. **黄连汤方证**（参见第四讲：八、黄连）

半夏于厥阴病黄连汤方证中，主温中逐饮，下气止呕，兼治肠鸣。

39. **半夏泻心汤方证**

半夏泻心汤方　半夏（洗）半升，黄芩、干姜、甘草（炙）、人参各三两，黄连一两，大枣（擘）十二枚。

上七味，以水一斗，煮取六升，去滓，再煎取三升，温服一升，日三服。

《伤寒论》第149条：伤寒五六日，呕而发热者，柴胡汤证具，而以他药下之，柴胡证仍在者，复与柴胡汤，此虽已下之，不为逆，必蒸蒸而振，却发热汗出而解。若心下满而硬痛者，此为结胸也，大陷胸汤主之；但满而不痛者，此为痞，柴胡不中与之，宜半夏泻心汤。

《金匮要略·呕吐哕下利病》第10条：呕而肠鸣，心下痞者，半夏泻心汤主之。

解析：半夏、干姜温阳建中，逐饮止呕，黄芩、黄连解热而止利。饮留邪聚均由于胃气的不振，故补之以人参和之以草、枣，此治邪在半表半里阴证的上热下寒，证见呕而肠鸣、心下痞硬、或下利者。

半夏于厥阴病半夏泻心汤方证中，主逐饮止呕。

40. **甘草泻心汤方证**（参见第六讲：五、甘草）

半夏于厥阴病甘草泻心汤方证中，主温中逐饮，下气止呕，兼主肠鸣。

41. **生姜泻心汤方证**（参见第二讲：四、生姜）

半夏于厥阴病生姜泻心汤方证中，主逐饮止呕。

42. **六物黄芩汤方证**（参见第四讲：七、黄芩）

半夏于厥阴病六物黄芩汤方证中，主温中逐饮，下气止呕。

43. **鳖甲煎丸方证**（参见第八讲：三十、鳖甲）

半夏于太阳阳明少阳合病鳖甲煎丸方证中，主下气逐水。

【解读药味特点】

经方用半夏见于以上43方证，可见半夏被广用于六经证和各个方证。《本经》谓："半夏，味辛、平。主治伤寒寒热，心下坚，下气，喉咽肿痛、头眩、胸胀咳逆，肠鸣。止汗。"仲景书用半夏，正是继承了《本经》的学术思想，用其温中化饮，降逆止呕，并疗寒热、咽痛等。后世论述半夏的性味，认为："概半夏乃四季之半，寒热为表里之半，故以此治彼；本品味辛，辛能散结，故治心下坚；平可下气，气下则火降；辛能燥能去湿，而治痰湿头眩，肠鸣多因于湿，湿去肠鸣可止；半夏藉其升降之力，辛散之功，可治咳逆胸胀，又能止汗。"可作参考。

由以上方证可把半夏的作用归纳如下：

（1）治疗伤寒寒热：与柴胡、黄芩、甘李根白皮等相伍，如大柴胡汤、小柴胡汤、柴胡加芒硝汤、柴胡加龙骨牡蛎汤方、六物黄芩汤、奔豚汤等方证。

（2）主心下坚满：半夏温中下气逐饮，与瓜蒌、人参相伍，可治心下痞硬坚满，如小陷胸汤、小柴胡汤、瓜蒌薤白半夏汤、半夏泻心汤、《外台》茯苓饮、旋覆代赭汤等方证。

（3）主下气，治胸胀咳逆，呕逆：半夏与干姜、细辛、五味子等药相伍，下气逐饮化痰治疗寒饮咳喘。如小青龙汤、射干麻黄汤、苓甘五味姜辛夏汤、苓甘五味姜辛夏杏汤、苓甘五味姜辛夏仁黄汤等方证；与干姜、生姜或竹叶相伍，降逆止呕，如厚朴生姜半夏甘草人参汤、干姜人参半夏丸、大小半夏汤、半夏干姜散、生姜半夏汤、葛根加半夏汤、黄芩加半夏生姜汤、竹叶石膏汤等方证。

（4）治咽喉肿痛：半夏与苦酒或甘草相配涤痰开痹，善治咽喉肿痛，如苦酒汤、半夏散及汤；与茯苓相伍治疗寒痰阻络之咽痛如半夏厚朴汤；与麦门冬相配，治疗火逆引起的咽喉肿痛，如麦门冬汤。

（5）治疗肠鸣：半夏下气逐饮，可治疗肠鸣。如旋覆代赭汤、生姜泻心汤、半夏泻心汤、附子粳米汤、黄连汤等方证。

【药物功用述要】

半夏，味辛，平。降逆性化饮祛痰药。温中化饮，降逆止呕，并疗寒热、咽痛等。凡有停饮而呕、恶、咳、悸、头晕、腹中雷鸣者，用之多效。胃气不振、胃有停饮而呕者均加半夏。

用法及用量：入煎剂，每用10～30克。

二、厚朴

【药物基本知识】

为木兰科植物厚朴或凹叶厚朴的根皮及树皮。《神农本草经》称厚朴；《广雅》称重皮；《吴普本草》称厚皮；《名医别录》称赤朴、厚朴子；《日华本草》称烈朴；《纲目》称厚朴实。

【解析所在方证】

1. **桂枝加厚朴杏子汤方证**（参见第二讲：一、桂枝）

厚朴于太阳太阴合病桂枝加厚朴杏子汤方证中，主理气化痰、消胀除满。

2. **厚朴七物汤方证**

厚朴七物汤方　厚朴半斤，枳实五枚，大黄三两，桂枝二两，生姜五两，大枣十枚，甘草三两。

上七味，以水一斗，煮取四升，温服八合，日三服。呕者加半夏五合，下利去大黄，寒多者加生姜至半斤。

《金匮要略·腹满寒疝宿食病》第9条：病腹满，发热十日，脉浮而数，饮食如故，厚朴七物汤主之。

解析：本方即厚朴三物汤与桂枝去芍药汤的合方，故治太阳阳明并病而现二方合并证。桂枝去芍药汤治发热、脉浮；以厚朴三物汤除腹满、大便干结。外感热未尽而出现腹满，可考虑用本方。发热脉浮数而不恶寒，已属可下证，因腹满，尤其上腹满时，可用本方。

厚朴于太阳阳明合病厚朴七物汤方证中，主除腹满、食毒。

3. **厚朴麻黄汤方证**

厚朴麻黄汤方　厚朴五两，麻黄四两，石膏如鸡子大，杏仁半升，半夏半升，干姜二两，细辛二两，小麦一升，五味子半升。

上九味，以水一斗二升，先煮小麦熟，去滓，内诸药，煮取三升，温服一升，日三服。

《金匮要略·肺痿肺痈咳嗽上气病》第8条：咳而脉浮者，厚朴麻黄汤主之。

解析：因咳而脉浮，故主用麻黄解表，此亦是小青龙加石膏汤的变剂，故主治亦相近似。加朴、杏去桂、芍，则偏于治喘满，但用大量小麦，养正则有余，逐水则不足，故不能治溢饮。本方适应证为小青龙加石膏汤证见胸满、短气者。临证应以外邪内饮、咳逆喘满而里实满者用之为妥。

厚朴于太阳阳明太阴合病厚朴麻黄汤方证中，主理气化痰、治咳喘。

4. **小承气汤方证**（参见第三讲：九、大黄）

厚朴于阳明病小承气汤方证中，主消胀行气。

5. **大承气汤方证**（参见第三讲：二、芒硝）

厚朴于阳明病大承气汤方证中，主消胀破结。

6. 厚朴三物（厚朴大黄汤）汤方证

厚朴三物（厚朴大黄汤）汤方：厚朴八两，大黄四两，枳实五枚。

上三味，以水一斗二升，先煮二味，取五升，内大黄，煮取三升，温服一升，以利为度。

《金匮要略·腹满寒疝宿食病》第11条：痛而闭者，厚朴三物汤主之。

《金匮要略·痰饮咳嗽病》第26条：支饮胸满者，厚朴大黄汤主之。

解析：本方即小承气汤增厚朴、枳实的用量，故治小承气汤证而胀满较剧者。本方适应证为胸腹胀满而痛、大便闭结者。

按：本方证与小承气汤证近似，大便不通腹胀满明显者，用本方。

厚朴于阳明病厚朴三物汤方证中，主消胀破结，合枳实主祛食毒、水毒。

7. 麻子仁丸方证（参见第三讲：八、麻子仁）

厚朴于阳明病麻子仁丸方证中，主消胀行气。

8. 栀子厚朴汤方证（参见第四讲：五、栀子）

厚朴于阳明病栀子厚朴汤方证中，主消胀行气。

9. 厚朴生姜半夏甘草人参汤方证

厚朴生姜半夏甘草人参汤方　厚朴（炙，去皮）半斤，生姜（切）半斤，半夏（洗）半升，甘草（炙）二两，人参一两。

上五味，以水一斗，煮取三升，去滓，温服一升，日三服。

《伤寒论》第66条：发汗后，腹胀满者，厚朴生姜半夏甘草人参汤主之。

解析：此于生姜半夏汤中加大量厚朴以消胀满，加甘草、人参以补中虚，故治生姜半夏汤证腹胀满而中气虚者。

厚朴于太阴病厚朴生姜半夏甘草人参汤方证中，主理气消胀满。

10. 半夏厚朴汤方证（参见第二讲：六、苏叶）

厚朴于太阳太阴合病半夏厚朴汤方证中，主宽中化滞，以消气结。

11. 枳实薤白桂枝汤方证（参见第七讲：四、枳实）

厚朴于太阳太阴阳明合病枳实薤白桂枝汤方证中，主理气化痰、除血痹。

12. 鳖甲煎丸方证（参见第八讲：三十、鳖甲）

厚朴于太阳少阳阳明合病鳖甲煎丸方证中，主宽中化滞以消虫积痞积。

13. 王不留行散方证（参见第八讲：十、王不留行）

厚朴于厥阴病王不留行散方证中，主理气行血，消血痹死肌。

【解读药味特点】

经方用厚朴见于以上13方证，《本经》谓：“厚朴，味苦，温。主治中风，伤寒，头痛，寒热，惊悸，气血痹，死肌，去三虫。”仲景书主要据其苦温，主治在太阴里证，用其温中化饮，理气宽中消胀满、止咳喘，如用于厚朴生姜半夏甘草人参汤方证。尚有不少用于六经合病证，如太阳太阴合病的半夏厚朴汤方证、桂枝加厚朴杏子汤方证等；太阴阳明合病的厚朴七物汤方证；太阳太阴阳明合病的枳实薤白桂枝汤方证、厚朴麻黄汤方证；太阳少阳阳明合病的鳖甲煎丸方证；厥阴病的王不留行散方证等。

值得注意的是，虽然厚朴性味苦温，却更多得是用于阳明里证，如栀子厚朴汤方证、麻子仁丸方证、厚朴三物汤方证、小承气汤方证、大承气汤方证等，厚朴在治疗阳明腑实证、阳明里热证上，起着关键作用。这里反映了经方用药配伍的巧妙经验，大承气汤、小承气汤、调胃承气汤、厚朴三物汤，都是治阳明重证，且为危及神志的重证，四方中都用大黄，量亦相同为四两，但大承气汤泻下作用最强，不单因有芒硝（调胃承气汤芒硝用半升，而大承气汤才仅用三合），大承气汤与调胃承气汤最大不同是后者无厚朴，可知加强泻下作用的是厚朴，厚朴伍枳实理气是大承气汤泻下作用强的关键，亦说明厚朴因伍大黄、芒硝等由主治太阴而变为主治阳明。

由此亦可知，经方以八纲为基础理论，在用药、辨方证历史长河中，由八纲发展为六经的过程，即经方治病是“本草石之寒温，量疾病之浅深”，即用药根据药物的八纲属性，来治疗病位、病情不同的证，而总结出六经证，即每味药的适应证不同则治疗不同的六经证，进一步由于配伍的不同而治疗不同的六经证，具体来讲，厚朴性味苦温，本主治在太阴，但伍大黄、芒硝、枳实等则变为主治阳明里实热。类似的方证变化是很多的，如胡希恕先生在讲桂枝加芍药汤时指出：“对太阳病误下，引邪入里而腹满为实满，痛为实痛，且表邪未解，故以桂枝汤解表，加重芍药用量而治腹满而缓挛痛，芍药性寒，治热不治寒，桂枝加芍药汤是太阳阳明合病证。”在讲小建中汤方证时指出：“小建中汤即桂枝加芍药再加饴糖，芍药治腹中拘挛痛，但芍药微寒，故加大量饴糖，甘味补中缓急制寒，则变为治太阳太阴合病证。”又如：人参、甘草、大枣、半夏、生姜本治在太阴，但配伍柴胡、黄芩则成小柴胡汤而治半表半里阳证少阳病证……以上由厚朴用于六经各方证的配伍规律，可启发我们分析各方证、各药的六经归属。

《本草汇言》曰：“厚朴，宽中化滞，平胃气之药也。凡气滞于中，郁而不散，食积于胃，羁而不行，或湿郁积而不去，湿痰聚而不清，用厚朴之温，可以燥湿，辛可以清痰，苦可以下气也。故前古主中风伤寒，头痛寒热，呕逆泻利，虫积痞积；或肺气胀满，痰涎喘嗽；或胃气壅滞，水谷不行，用此消食化痰，去湿散胀。”

【药物功用述要】

厚朴，味苦，温。温中化饮、理气消胀止咳药。主一切寒湿或热结腹痛胀满（湿毒水毒而致之胸腹满），痰结气壅之咳喘等。

用法及用量：入煎剂，每用10~30克。

三、橘皮

【药物基本知识】

为芸香科植物福橘或朱橘等多种橘类的果皮。《本经》称橘柚，又称橘皮；《食疗本草》称陈皮；《汤液本草》称红皮；《药谱》称贵老；《鸡峰普济方》称黄橘皮。

【解析所在方证】

1. 橘皮汤方证

橘皮汤方 橘皮四两，生姜半斤。

上二味，以水七升，煮取三升，温服一升，下咽即愈。

《金匮要略·呕吐哕下利病》第22条：干呕哕，若手足厥者，橘皮汤主之。

解析：橘皮温中理气，利水谷，止呕咳。生姜温中祛寒。两者为伍，治胃中冷、干呕哕甚而手足厥者。故本方适应证为干呕，纳差者。

按：本方是治呕逆、噫气的常用药剂，凡病程短、病轻用之多有效，如病久、胃虚明显见心下痞者，要加用人参，或选茯苓饮、橘皮竹茹汤等适证用之。

橘皮于太阴病橘皮汤方证中，主温中理气，利水谷，止呕逆。

2. 橘皮枳实生姜汤方证

橘皮枳实生姜汤方 橘皮一斤，枳实三两，生姜半斤。

上三味，以水五升，煮取二升，分温再服。《肘后》、《千金》云："治胸痹、胸中愊愊如满、噎塞习习如痒、喉中涩唾燥沫。"

《金匮要略·胸痹心痛短气病》第6条：胸痹，胸中气塞，短气，茯苓杏仁甘草汤主之；橘枳姜汤亦主之。

解析：此于橘皮汤增量橘皮，更加消胀破结的枳实，故治橘皮汤证逆满剧甚而心胸痞塞者。本方适应证为胸痹、短气、堵闷者。

按：短气胸闷不明显，属茯苓杏仁甘草汤。气塞胸闷明显，宜橘枳姜汤，临证宜审主客择一而用之。本方证可见于由胃病引起胸闷气短，也可用于由心肺疾病引起的胸闷气短。

橘皮于太阴病橘皮枳实生姜汤方证中，主行气宽中，消胀除满。

3. 橘皮竹茹汤方证

橘皮竹茹汤方 橘皮二斤，竹茹二升，大枣三十枚，生姜半斤，甘草五两，人参一两。

上六味，以水一斗，煮取三升，温服一升，日三服。

《金匮要略·呕吐哕下利病》第23条：哕逆者，橘皮竹茹汤主之。

解析：于橘皮汤重用橘皮，复加治咳逆上气的竹茹，和甘草、人参、大枣安中缓急，故治橘皮汤证哕逆剧烈而急迫者。本方适应证为胃虚呃逆，呕哕咳逆者。

按：本方加半夏治呕哕诸逆尤妙，百日咳哕逆者用之亦验。

橘皮于太阴病橘皮竹茹汤方证中，主温中行气，降逆下气止呕。

4. 《外台》茯苓饮方证（参见第七讲：八、茯苓）

橘皮于太阴病《外台》茯苓饮方证中，主宽中行气，消胀除满，增饮食。

【解读药味特点】

经方用橘皮见于以上4方证，《本经》谓："橘柚，味辛，温。主胸中瘕热逆气，利水谷，久服去臭，下气通神。一名橘皮。"仲景书用橘皮重在温中理气，消胀满，利水谷，止呕逆，主治在太阴里证，如以上4方证。

我国江南诸省多种橘，橘皮产量很多，多认为以广东化州产新会皮（又称陈皮）为佳，以陈年辛辣之气稍和者为佳。

【药物功用述要】

橘皮，味辛，温。宽中下气，除满增饮食，止咳逆。

用法及用量：入煎剂，每用15～30克。

四、枳实

【药物基本知识】

为芸香科植物酸橙或枸橘或香圆的幼果。《神农本草经》称枳实；《中药志》称钩头橙、皮头橙、臭橙、枸橘等。

【解析所在方证】

1. **桂枝生姜枳实汤方证**（参见第二讲：一、桂枝）

枳实于太阳阳明合病桂枝生姜枳实汤方证中，主宽中下气，除痞满。

2. **厚朴七物汤方证**（参见第七讲：二、厚朴）

枳实于太阳阳明病厚朴七物汤方证中，主理气消胀除满。

3. **大柴胡汤方证**（参见第四讲：二十八、柴胡）

枳实于少阳阳明病大柴胡汤方证中，主理气消胸腹胀满。

4. **小承气汤方证**（参见第三讲：九、大黄）

枳实于阳明病小承气汤方证中，主理气、祛水毒、食毒。

5. **大承气汤方证**（参见第三讲：二、芒硝）

枳实于阳明病大承气汤方证中，主理气、祛水毒、食毒。

6. **厚朴三物（厚朴大黄汤）汤方证**（参见第七讲：二、厚朴）

枳实于阳明病厚朴三物汤方证中，主消胀除满，兼祛水毒、食毒。

7. **麻子仁丸方证**（参见第三讲：八、麻子仁）

枳实于阳明病麻子仁丸方证中，主理气消胀满。

8. **枳实栀子豉汤方**

枳实栀子豉汤方 枳实（炙）三枚，栀子（擘）十四个，香豉（绵裹）一升。

上三味，以清浆水七升，空煮取四升，内枳实、栀子，煮取二升，下豉，更煮五六沸，去滓，温分再服，覆令微似汗。

《伤寒论》第393条：大病瘥后，劳复者，枳实栀子豉汤主之，若有宿食者，内大黄如博棋子五六枚，服之愈。

解析：此于栀子豉汤加消胀的枳实，故治栀子豉汤证而心下胀满者。主要见于胃肠疾病有热的胀满。

枳实于阳明病枳实栀子豉汤方证中，主理气除胀满。

9. **栀子大黄汤方证**（参见第四讲：五、栀子）

枳实于阳明病栀子大黄汤方证中，主行气导滞。

10. **栀子厚朴汤方**（参见第四讲：五、栀子）

枳实于阳明病栀子厚朴汤方证中，主消胀除满。

11. **橘皮枳实生姜汤方证**（参见第七讲：三、橘皮）

枳实于太阴病橘皮枳实生姜汤方证中，主行气消胀、破结除满。

12. **《外台》茯苓饮方证**（参见第七讲：八、茯苓）

枳实于太阴病《外台》茯苓饮方证中，主行气消胀、破结除满。

13. **枳术汤方证**

枳术汤方 枳实七枚，白术二两。

上二味，以水五升，煮取三升，分温三服。腹中软，即当散也。

《金匮要略·水气病》第30条：心下坚，大如盘，边如旋盘，水饮所作，枳术汤主之。

解析：枳实行气、破结而消胀满，伍以温中逐饮利尿的白术，故治里寒有水饮、心下坚满而小便不利者。本方适应证为心下坚满而边界清楚又见小便不利者。

枳实于阳明太阴合病枳术汤方证中，主行气、破结而消胀满。

14. **枳实芍药散方证**

枳实芍药散方 枳实（烧令黑，勿太过）、芍药等份。

上二味，杵为散，服方寸匕，日三服，并主痈脓，以麦粥下之。

《金匮要略·妇人产后病》第4条：产后腹痛，烦满不得卧，枳实芍药散主之。

《金匮要略·妇人产后病》第5条：师曰：产妇腹痛，法当以枳实芍药散，假令不愈者，此为腹中有干血着脐下，宜下瘀血汤主之。亦主经水不利。

解析：此于枳实伍以除血痹、治腹挛痛的芍药，故治血阻气滞而腹满痛者。下之以麦粥，亦不外于安中养正之意，故亦主痈脓。本方适应证为腹满挛痛或有心烦不安者。本方理气养血而解腹挛痛，不论男女皆可用之，但病久痛有定处、痛如刺者应加用祛瘀药，或用下瘀血汤。

对于麦粥，魏念庭认为是大麦粥，可从。

枳实于阳明病枳实芍药散方证中，主行气去滞，治腹痛。

15. **排脓散方证**

排脓散方 枳实十六枚，芍药六分，桔梗二分。

上三味，杵为散，取鸡子黄一枚，以药散与鸡子黄相等，揉和令相得，饮和服之，日一服。

解析：本方出自《金匮要略·疮痈肠痈浸淫病》篇，亦有方无证，从其方名和药物组成看，知为治疮痈之剂。此于枳实芍药散加排脓的桔梗、养血清热的鸡子黄，故治枳实芍药散证而有痈脓者。

枳实于阳明病排脓散方证中，主行气去滞。

16. 枳实薤白桂枝汤方证

枳实薤白桂枝汤方 枳实四枚，厚朴四两，薤白半斤，桂枝一两，瓜蒌实（捣）一枚。

上五味，以水五升，先煮枳实、厚朴，取二升，去滓，内诸药，煮数沸，分温三服。

《金匮要略·胸痹心痛短气病》第5条：胸痹，心中痞，留气结在胸，胸满胁下逆抢心，枳实薤白桂枝汤主之，人参汤亦主之。

解析：瓜蒌、枳实化痰清热；厚朴、薤白温中化饮而治胸痹；见胸满胁下逆抢心而加桂枝、枳实，重在降冲气。枳实，苦寒，祛逐结实之毒，而治胸满胸痹。

枳实于太阳太阴阳明合病枳实薤白桂枝汤方证中，主行气去滞，祛逐结实之毒，而治胸满胸痹。

17. 四逆散方证（参见第四讲：二十八、柴胡）

枳实于少阳病四逆散方证中，主清热，宽胸、降气除满。

【解读药味特点】

经方用枳实见于17方证。《本经》谓：“枳实：味苦，寒。主治大风在皮肤中，如麻豆苦痒，除寒热，热结，止痢，长肌肉，利五脏，益气，轻身。”可知为苦寒理气散结药，主治在阳明，与厚朴相类而常伍大黄、芒硝组成承气汤，治疗阳明里实热结、腹实证，即用于急性传染病、各种热性病或称水毒、食毒、痢疾肠胃炎等证。同时亦用于治疗六经合病，如太阳阳明合病的桂枝生姜枳实汤方证；少阳阳明合病的大柴胡汤方证；少阳病的四逆散方证；太阴阳明合病的枳术汤方证、厚朴七物汤方证、橘皮枳实生姜汤方证；太阴病的《外台》茯苓饮方证。

《药品化义》曰：“枳实专泄胃实，开导坚结，故主中脘以治血分，疗脐腹间实满，消痰癖，祛停水，逐宿食，破结胸，通便闭，非此不能也……为血分中之气药，惟此称最。”后世根据其不同的症状，配伍相应的药物，治疗颇为广泛。

另外，本药治心下痞满，类似柴胡证之胸胁苦满，但较之为强。本药治腹直肌拘挛类似芍药，但结实之度甚于芍药，而拘挛之度为轻。其治胸胁满又似厚朴，但本药以结实为主，胀满为客，厚朴以胀满为主，结实为客。

【药物功用述要】

枳实，味苦，寒。理气散结药。祛逐结实之毒（食、水毒），治胸腹满而痹痛，腹筋拘急。

用法及用量：入煎剂，每用6～15克，大剂量可用至30克。

五、椒目

【药物基本知识】

为芸香科植物花椒的种子。《本草经集注》称椒目；《赤水玄珠集》称川椒目。

【解析所在方证】

己椒苈黄丸方证

己椒苈黄丸方 防己、椒目、葶苈（熬）、大黄各一两。

上四味，末之，蜜丸如梧子大，先食饮服一丸，日三服，稍增。口中有津液，渴者，加芒硝半两。

《金匮要略·痰饮咳嗽病》第29条：腹满，口舌干燥，此肠间有水气，己椒苈黄丸主之。

解析：三药均属祛饮逐水之品，伍以大黄，故治腹中有水饮、二便不利者。本方亦可作煎剂，适应证为腹满、肠鸣、便干者。

本方不但治疗腹水亦治疗胸水，凡见二便不利的胸腹水证，有用本方的机会。

椒目于阳明病己椒苈黄丸方证中，主祛饮逐水。

【解读药味特点】

经方用椒目仅见于己椒苈黄丸方证，其主要作用是利水，《本经》无椒目记载。《千金方》有数方用椒目治疗水肿，甚者单用椒目以治“水气中满”；张璐的《本经逢原》谓：“椒目，苦平无毒……定喘下水。”《唐本草》认为：“椒目，苦，寒，无毒。”《本草求真》云：“椒目能行水。”《本草经集注》也提到：“椒目去水。”由上可知椒目有祛饮逐水、下气定喘之功。

【药物功用述要】

椒目，苦平（苦寒），祛饮逐水、下气定喘药。主治胸腹水、咳喘。

用法及用量：入煎剂，每用3～10克。

六、桔梗

【药物基本知识】

为桔梗科植物桔梗的根。《本经》称桔梗；《吴普本草》称符苨、白药、梗草、卢如、利如；《名医别录》称房图、荠苨；《丹溪心法》称苦梗；《本草纲目》又称苦桔梗；《江苏药物志》称大药。

【解析所在方证】

1. **薯蓣丸方证**（参见第六讲：二、薯蓣）

桔梗于厥阴病薯蓣丸方证中，与桂枝、杏仁引邪出表。

2. **桔梗白散方证**

桔梗白散方 巴豆（去皮心，熬黑，研如脂）一分，桔梗三分、贝母三分。

上三味，为散，内巴豆，更于臼中杵之，以白饮和服。强人半钱匕，羸者减之。病在膈上必吐，在膈下必利。不利，进热粥一杯；利不止，进冷粥一杯。身热、皮粟不解，欲引衣自覆；若以水潠之洗之，益令热劫不得去，当汗而不汗则烦。假令汗出已，腹中痛，与芍药三两如上法。

《伤寒论》第 141 条：寒实结胸，无热证者，与三物小陷胸汤，白散亦可服。

按：三物小陷胸汤当是三物白散之误，因小陷胸汤治热不治寒，其中必有错简，不少注家如章太炎等已考证其误，宜改之。

《金匮要略·肺痿肺痈咳嗽上气病》附方（五）：《外台》桔梗白散：治咳而胸满、振寒、脉数、咽干不渴、时出浊唾腥臭、久久吐脓如米粥者，为肺痈。

按：本条文与桔梗汤条条文同，都有排脓作用，但证有虚实，本方证以实为主宜攻，桔梗汤方证以虚为主则不可攻，临证须细辨。

解析：桔梗、贝母排脓，伍以温下的巴豆，故治痰饮凝结的寒实结胸，如肺痈、白喉以及其他咽喉肿痛、痰阻胸咽、或有痈脓之变，以至呼吸困难、饮食不下而无热证者。本方适应证为胸满、胸痛、咽痛、咳唾脓浊而属寒实证者。

按：桔梗白散，出《外台》第十卷肺痈门引仲景《伤寒论》第十八卷，故有的书方名为外台桔梗白散。

桔梗于阳明太阴合病桔梗白散方证中，主排脓血，除胸胁滞气，疗咽痛。

3. **排脓汤方证**（参见第六讲：五、甘草）

桔梗于少阳病排脓汤方证中，主排脓血祛痰，除胸胁滞气。

4. **排脓散方证**（参见第七讲：四、枳实）

桔梗于阳明病排脓散方证中，主排脓。

5. **桔梗汤方证**

桔梗汤方　桔梗一两，甘草二两。

上二味，以水三升，煮取一升，去滓，分温再服。

《伤寒论》第 311 条：少阴病二三日，咽痛者，可与甘草汤；不瘥，与桔梗汤。

《金匮要略·肺痿肺痈咳嗽上气病》第 12 条：咳而胸满振寒，脉数，咽干，不渴，时出浊唾腥臭，久久吐脓如米粥者，为肺痈，桔梗汤主之。

解析：桔梗味辛，微温而有排脓作用，并有治胸胁痛的功能，于甘草汤加入此味，故治甘草汤证而有上述的桔梗汤证者。本方适应证为咽痛、咳吐浓痰或胸痛者。

桔梗于少阳病桔梗汤方证中，主排脓血，利咽宽胸。

6. **侯氏黑散方证**（参见第二讲：九、菊花）

桔梗于厥阴病侯氏黑散方证中，主利咽宽胸，解半表半里邪热。

【解读药味特点】

经方用桔梗见于以上 6 方证，主治为排脓、利咽、宽胸，根据《伤寒论》第 311 条："少阴病二三日，咽痛者，可与甘草汤；不瘥，与桔梗汤。"可知其主治在半表半里少阳。《本经》谓："桔梗，味辛、微温。主治胸胁痛如刀刺，腹满，肠鸣幽幽，惊恐悸气。"记载了治胸胁痛、排脓作用，至汉代增加了善治咽痛的经验，进一步认识到主治在半表半里。胡希恕先生也认为：桔梗汤中用治肺痈，然肺痈用桔梗，不只为排脓，并亦治胸胁痛，临床于肝炎患者，诉肝区痛剧则常于适方加桔梗，确有效验。故《神农本草经》谓桔梗"治胸胁痛如刀刺"可信。这里要注意的是，半表半里阳证在一定情况下可转变为阴证，始候氏黑散方证，桔梗伍菊花、防风、桂枝引邪出表。

后世因桔梗治咽痛，因归肺脏功能，因谓有宣肺解表作用，《贯通》谓："桔梗能升能降，能散能泄。伤寒邪结胸胁，经脉阻塞而痛如刀刺，邪在中焦，升降失常则腹满，肠鸣幽幽。本品辛散升发，苦泄甘和……使邪解气和，诸证自消。"值得参考。

【药物功用述要】

桔梗，苦辛，微温。排脓、利咽、宽胸药。治胸痛如刺，浊唾脓血痰，或咽中肿痛者。

用法及用量：入煎剂，每用 3～10 克。

七、葶苈子

【药物基本知识】

为十字花科植物独行菜、北美独行菜或播娘蒿的种子。《神农本草经》称葶苈子、大室、大适；《名医别录》称丁历、蕇蒿；《广雅》称狗荠；《中药志》称辣麻麻子、羊辣罐等。

【解析所在方证】

1. **大陷胸丸方证**（参见第三讲：二、芒硝）

葶苈子于阳明病大陷胸丸方证中，主泻下胸廓停水。

2. **已椒苈黄丸方证**（参见第七讲：十六、防已）

葶苈子于阳明病已椒苈黄丸方证中，主祛饮逐水。

3. **葶苈大枣泻肺汤方证**

葶苈大枣泻肺汤方　葶苈熬令黄色，捣丸如弹丸大，大枣十二枚。

上先以水三升，煮枣取二升，去枣，内葶苈，煮取一升，顿服。

《金匮要略·肺痿肺痈咳嗽上气病》第 10 条：肺痈，喘不得卧，葶苈大枣泻肺汤主之。

《金匮要略·痰饮咳嗽病》第 27 条：支饮不得息，葶苈大枣泻肺汤主之。

解析：葶苈子，味辛，寒。《本经》谓："治癥瘕积聚结气，饮食寒热，破坚逐邪，通利水道。"即有清热下水消痰作用。服用枣汤与皂角丸用枣糕的取意同，是用毒药攻病勿使伤正的配伍。本方适应证为咳喘、吐黄浓痰偏实热证者。可见于痰实热咳喘、胸膜炎等症。

葶苈子于阳明病葶苈大枣泻肺汤方证中，主逐痰饮、清热定喘。

4. **牡蛎泽泻散方证**（参见第六讲：二十、牡蛎）

葶苈子于阳明病牡蛎泽泻散方证中，主下气逐水。

5. **鳖甲煎丸方证**（参见第八讲：三十、鳖甲）

葶苈子于太阳少阳阳明合病鳖甲煎丸方证中，主消癥瘕积聚。

【解读药味特点】

经方用葶苈子见于以上5方证，主下气逐水化痰、清热、消癥瘕积聚，主治在阳明里证，《本经》谓："葶苈，味辛，苦，寒。主癥瘕积聚、结气，饮食寒热，破坚逐邪，通利水道。"记载了逐水消痰积清里热的作用，至汉代积累了大陷胸丸、葶苈大枣泻肺汤等方证，治疗里热痰饮在上的结胸、支饮咳喘等证；又有里热痰饮在下的腹水肿满等证；还有里热在胸腹的癥瘕积聚证等。

后世对葶苈子的作用多据以上方证予以注释，如《本草经百种录》云："葶苈滑润而香，专泻肺气，肺为水源，故能泻肺即能泻水。凡积聚寒热从水气来者，此药主之。大黄之泻从中焦始，葶苈之泻从上焦始，故《伤寒论》中承气汤用大黄，而陷胸汤用葶苈也。"《贯通》中言："凡病肺实气闭，不能通调水道，而致膀胱气化不通，犹如水注，上窍闭而下窍不通也。水湿泛滥，可为喘满，为肿胀。水阻则气滞，气滞则血瘀，气、血、水互为影响，日久不愈，可为积为聚，或癥或瘕……本品气味俱厚，辛能散，苦能泻、大寒沉降。既入肺经、泻肺气之闭而下气逐水，又能兼入阳明，疏导胃腑而通便，使水上湿化，气行血畅，故能疗本经所列诸病。"

【药物功用述要】

葶苈子，味辛，寒。逐痰利饮、清热消积药。治壅塞上气，水饮咳喘，身体面目浮肿。

用法及用量：入煎剂，每用5～10克；研末服，每用3～6克。

八、茯苓

【药物基本知识】

为多孔菌科真菌茯苓的干燥菌核。《神农本草经》称茯苓、茯菟；《史记》称茯灵；《广雅》称茯蕶；《唐本草》称伏苓、伏菟；《记事珠》称松腴；《酉阳杂俎》称绛晨伏胎；《本草纲目》称茯兔；《中药志》称云苓、野苓、不死面；《中国药用真菌》称玉灵、万灵精；《广西中药志》称松薯、松木薯、松苓。

【解析所在方证】

1. **桂枝去桂加茯苓白术汤方证**（参见第二讲：四、生姜）

茯苓于太阳太阴合病桂枝去桂加茯苓白术汤方证中，主利水除饮。

2. 苓桂术甘汤方证

苓桂术甘汤方 茯苓四两，桂枝（去皮）三两，白术、甘草（炙）各二两。

上四味，以水六升，煮取三升，去滓，分温三服。

《伤寒论》第 67 条：伤寒，若吐、若下后，心下逆满、气上冲胸、起则头眩、脉沉紧，发汗则动经，身为振振摇者，茯苓桂枝白术甘草汤主之。

《伤寒论》第 160 条：伤寒吐下后，发汗、虚烦、脉甚微，八九日心下痞硬、胁下痛、气上冲咽喉、眩冒、经脉动惕者，久而成痿。

《金匮要略·痰饮咳嗽病》第 16 条：心下有痰饮，胸胁支满，目眩，苓桂术甘汤主之。

《金匮要略·痰饮咳嗽病》第 17 条：夫短气有微饮，当从小便去之，苓桂术甘汤主之，肾气丸亦主之。

解析：平素有水饮的人，若患外感而误施吐下，更容易使表不解气上冲，水饮随气冲上犯，而产生气上冲胸、心下逆满，起则头眩等症，即本方证的主症。此时就用本方解外邪、降气冲、逐水饮。若发汗，激动水饮，反而会出现身为振振摇的变症。

桂枝甘草汤合白术、茯苓治外邪里饮证，而见心下逆满、痞硬、胸胁支满、气上冲胸、气上冲咽喉、目眩、起则头眩等症。

茯苓于太阳太阴合病苓桂术甘汤方证中，主利尿逐饮。

3. 苓桂枣甘汤方证

苓桂枣甘汤方 茯苓半斤，桂枝（去皮）四两，甘草（炙）二两，大枣（擘）十五枚。

上四味，以甘澜水一斗，先煮茯苓，减二升，内诸药，煮取三升，去滓，温服一升，日三服。

作甘澜水法：取水二斗，置大盆内，以杓扬之，水上有珠子五六千颗相逐，取用之。

《伤寒论》第 65 条：发汗后，其人脐下悸者，欲作奔豚，茯苓桂枝甘草大枣汤主之。

《金匮要略·奔豚气病》第 5 条：发汗后，脐下悸者，欲作奔豚，茯苓桂枝甘草大枣汤主之。

解析：本方是由桂枝甘草汤加大枣和大量茯苓，并增加桂枝用量而成。本方和苓桂术甘汤看似无大出入，但在主治上大异其趣。即方中无白术，则知胃无停饮或少停饮，故不治心下痞硬和眩冒；改加大枣，则擅治腹挛急；增大茯苓用量，则擅治悸烦；增量桂枝，则加重治冲气。故本方的适应证是外寒内饮呈现桂枝甘草汤证而心下悸、腹挛急、气上冲较甚者。

茯苓于太阳太阴合病苓桂枣甘汤方证中，主治气上冲引发的心悸。

4. 茯苓甘草汤方证

茯苓甘草汤方 茯苓二两，桂枝（去皮）二两，甘草（炙）一两，生姜（切）三两。

上四味，以水四升，煮取二升，去滓，分温三服。

《伤寒论》第73条：伤寒，汗出而渴者，五苓散主之；不渴者，茯苓甘草汤主之。

按：分析文义，本条有漏字处，即“伤寒，汗出”后，似脱漏“脉浮数，小便不利”七字；“不渴”后，似脱漏“而呕”二字，不然则无法理解。

《伤寒论》第356条：伤寒厥而心下悸，宜先治水，当服茯苓甘草汤，却治其厥，不尔，水渍入胃，必作利也。

解析：本方也是桂枝甘草汤变方，即桂枝甘草汤加茯苓、生姜而成。茯苓伍生姜治呕及心悸，合桂枝、甘草则治表不解里有水气之证，症见呕而小便不利、心下悸者。故本方适应证为桂枝甘草汤证又见呕逆者。

本方证常见于失眠而心悸者。对神经官能症出现本方证，增量茯苓加生龙牡有良效。

茯苓于太阳太阴合病茯苓甘草汤方证中，主逐饮，治心中悸动不安。

5. 茯苓泽泻汤方证

茯苓泽泻汤方 茯苓半斤，泽泻四两，甘草二两，桂枝二两，白术三两，生姜四两。

上六味，以水一斗，煮取三升，内泽泻，再煮取二升半，温服八合，日三服。

按：方后用法说明应为“上六味，以水一斗，先煮五味，煮取三升，内泽泻”为宜。后下泽泻，魏念庭谓：“服法后煮泽泻，取其阴性以利水，不宜煮之太过也。”其观点仅做参考。

《金匮要略·呕吐哕下利病》第20条：胃反，吐而渴欲饮水者，茯苓泽泻汤主之。

解析：本方是由茯苓甘草汤加倍茯苓用量，又加泽泻、白术而成，即用五苓散去猪苓利水、止渴治其标，又用白术、甘草、生姜温药健胃治其本，胃气恢复则不再停水，使本方大大加强了逐饮利尿的作用，故本方在解表（用桂枝、生姜）的同时大力利水（苓、泽、术），其适应证是胃虚有留饮、呕吐、渴欲饮水而小便不利者。

茯苓于太阳太阴合病茯苓泽泻汤方证中，主利尿逐饮。

6. 桂苓五味甘草汤方证

苓桂五味甘草汤方 茯苓四两，桂枝（去皮）四两，甘草（炙）三两，五味子半升。

上四味，以水八升，煮取三升，去滓，分三温服。

《金匮要略·痰饮咳嗽病》第32条：青龙汤下已，多唾，口燥，寸脉沉，尺脉微，手足厥逆，气从小腹上冲胸咽，手足痹，其面翕热如醉状，因复下流阴股，小便难，时复冒者，与茯苓桂枝五味甘草汤治其气冲。

解析：桂枝合甘草解表，同时以茯苓治里饮，五味子治咳逆上气，故治疗桂枝甘草汤证见咳逆上气者。

茯苓于太阳太阴合病桂苓五味甘草汤方证中，主治痰饮咳逆。

7. 五苓散方证

五苓散方　猪苓（去皮）十八铢，泽泻一两六铢，白术十八铢，茯苓十八铢，桂枝（去皮）半两。

上五味，捣为散，以白饮和服方寸匕，日三服。多饮暖水，汗出愈。如法将息。按：以上量作煎剂也可，但水逆证仍以散服佳。

《伤寒论》第71条：太阳病，发汗后，大汗出、胃中干、烦躁不得眠、欲得饮水者，少少与饮之，令胃气和则愈；若脉浮、小便不利、微热消渴者，五苓散主之。

《伤寒论》第72条：发汗已，脉浮数、烦渴者，五苓散主之。

《伤寒论》第73条：伤寒，汗出而渴者，五苓散主之；不渴者，茯苓甘草汤主之。

《伤寒论》第74条：中风发热，六七日不解而烦，有表里证，渴欲饮水，水入则吐者，名曰水逆，五苓散主之。

《伤寒论》第141条：病在阳，应以汗解之，反以冷水潠之、若灌之，其热被劫不得去，弥更益烦，肉上粟起，意欲饮水，反不渴者，服文蛤散，若不瘥者，与五苓散。

《伤寒论》第156条：本以下之，故心下痞，与泻心汤，痞不解，其人渴而口燥烦、小便不利者，五苓散主之。

《伤寒论》第244条：太阳病，寸缓、关浮、尺弱，其人发热、汗出，复恶寒，不呕，但心下痞者，此以医下之也；如其不下者，病人不恶寒而渴者，此转属阳明也；小便数者，大便必硬，不更衣十日，无所苦也，渴欲饮水，少少与之，但以法救之；渴者，宜五苓散。

《伤寒论》第386条：霍乱，头痛、发热、身疼痛、热多欲饮水者，五苓散主之；寒多不用水者，理中丸主之。

《金匮要略·痰饮咳嗽病》第31条：假令瘦人脐下有悸，吐涎沫而癫眩，此水也，五苓散主之。

解析：本方集猪苓、茯苓、泽泻、白术诸利尿药，重在逐内饮，泽泻用量独重，取其甘寒为方中的主药，以解其烦渴。复用桂枝不但解外，而且能降气冲，使水不上犯而下行，五味配伍，解外利水，故治脉浮有热、气冲水逆、渴而小便不利者。本方适应证为太阳表虚证兼见心下停饮、小便不利者。常见于急慢性外邪内饮证。

茯苓于太阳太阴阳明合病五苓散方证中，主逐饮利尿。

8. **防己茯苓汤方证**（参见第七讲：十六、防己）

茯苓于太阳太阴合病防己茯苓汤方证中，主利尿逐水。

9. **桂枝茯苓丸方证**（参见第二讲：一、桂枝）

茯苓于太阳太阴阳明合病桂枝茯苓丸方证中，主治心中惊悸不安。

10. **真武汤方证**（参见第二讲：四、生姜）

茯苓于少阴太阴合病真武汤方证中，主利水，兼治心下悸、头眩。

11. **木防己去石膏加茯苓芒硝汤方证**（参见第七讲：十六、防己））

茯苓于太阳太阴阳明合病木防己去石膏加茯苓芒硝汤方证中，主利小便。

12. **柴胡加龙骨牡蛎汤方证**（参见第四讲：二十八、柴胡）

茯苓于太阳少阳阳明合病柴胡加龙骨牡蛎汤方证中，主利小便，治悸烦。

13. **猪苓汤方证**（参见第七讲：九、猪苓）

茯苓于阳明病猪苓汤方证中，主利尿。

14. **茯苓戎盐汤方证**

茯苓戎盐汤方　茯苓半斤，白术二两，戎盐弹丸大一枚。

上三味，先将茯苓、白术以水五升，煎取三升，入戎盐再煎，分温三服。

《金匮要略·消渴小便不利淋病》第12条：小便不利，蒲灰散主之，滑石白鱼散、茯苓戎盐汤并主之。

解析：茯苓、白术利小便，戎盐解热润下，本方的适应证是小便淋沥不通而心下悸者。

茯苓于太阴阳明合病茯苓戎盐汤方证中，主利小便。

15. **茯苓四逆汤方证**

茯苓四逆汤方　茯苓四两，人参一两，附子（生用，去皮，破八片）一枚，甘草（炙）二两，干姜一两半。

上五味，以水五升，煮取三升，去滓，温服七合，日二服。

《伤寒论》第69条：发汗，若下之，病仍不解，烦躁者，茯苓四逆汤主之。

解析：本方是四逆加人参汤又加茯苓，故治四逆加人参汤证，心下悸、烦躁而小便不利者。

茯苓于太阴病茯苓四逆汤方证中，主利小便，兼治心烦、心悸。

16. **薯蓣丸方**（参见第六讲：二、薯蓣）

茯苓于厥阴病薯蓣丸方证中，主利湿除饮，宁心。

17. **附子汤方证**（参见第五讲：一、附子）

茯苓于太阴病附子汤方证中，主利小便以逐留饮。

18. 赤丸方证（参见第五讲：三、乌头）

茯苓于太阴病赤丸方证中，主逐饮化痰。

19. 瓜蒌瞿麦丸方证（参见第六讲：十五、天花粉）

茯苓于厥阴病瓜蒌瞿麦丸方证中，主利小便。

20. 小半夏加茯苓汤方（参见第七讲：一、半夏）

茯苓于太阴病小半夏加茯苓汤方证中，主逐饮，治心悸、头眩。

21. 半夏厚朴汤方证（参见第七讲：一、半夏）

茯苓于太阳太阴合病半夏厚朴汤方证中，主逐饮化痰。

22. 《外台》茯苓饮方证

《外台》茯苓饮方 茯苓、人参、白术各三两，枳实二两，橘皮二两半，生姜四两。

上六味，水六升，煮取一升八合，分温三服，如人行八九里进之。

《金匮要略·痰饮咳嗽病》附方：《外台》茯苓饮：治心胸中有停痰宿水，自吐出水后，心胸间虚，气满不能食，消痰气，令能食。

解析：本方是橘皮枳实生姜汤加健胃的人参、利尿的苓、术，故治橘枳姜汤证心下痞硬、小便不利或有停饮者。本方适应证为胸满、腹胀、心下痞、纳差、小便不利者。

茯苓于太阴病《外台》茯苓饮方证中，主消痰气、利尿。

按：本方加半夏则效尤捷，不问其吐水与否，若用于以心胸满不能食为主症的胃炎、胃下垂以及溃疡诸病，均有良验。此与旋覆代赭汤均属常用的治胃良方。本方证亦常有噫气，但患者以噫气为快，且大便多溏，与旋覆代赭汤证苦于噫气不除、大便虚秘者显异。心胸满甚，可酌增橘枳用量；痛剧可加延胡索。

23. 当归芍药散方证（参见第八讲：一、当归）

茯苓于太阴病当归芍药散方证中，主利水气。

24. 八味（肾气）丸方证（参见第二讲：一、桂枝）

茯苓于厥阴病八味（肾气）丸方证中，主利小便。

25. 酸枣仁汤方证（参见第八讲：七、酸枣仁）

茯苓于太阴阳明合病酸枣仁汤方证中，主解烦安悸。

26. 猪苓散方证（参见第七讲：九、猪苓）

茯苓于太阴阳明合病猪苓散方证中，主祛水饮。

27. 甘草干姜茯苓白术汤方证（参见第六讲：五、甘草）

茯苓于太阴病甘草干姜茯苓白术汤方证中，主温化寒饮、祛湿。

28. 茯苓杏仁甘草汤方证

茯苓杏仁甘草汤方 茯苓三两，杏仁五十个，甘草一两。

上三味，以水一斗，煮取五升，温服一升，日三服，不瘥更服。

《金匮要略·胸痹心痛短气病》第6条：胸痹，胸中气塞，短气，茯苓杏仁甘草汤主之，橘枳姜汤亦主之。

解析：茯苓利尿祛饮，杏仁下气定喘，甘草缓急，故此治心下有水气、痰饮而短气胸闷喘急、小便不利者。

茯苓于太阴太阳合病茯苓杏仁甘草汤方证中，主利尿祛饮。

29. 苓甘五味姜辛汤方证

苓甘五味姜辛汤方 茯苓四两，甘草三两，干姜三两，细辛三两，五味子半升。

上五味，以水八升，煮取三升，温服半升，日三服。

《金匮要略·痰饮咳嗽病》第37条：冲气即低，而反更咳胸满者，用桂苓五味甘草汤去桂，加干姜、细辛治其咳满。

解析：本方是由桂苓五味甘草汤去桂枝加干姜、细辛而成。细辛、干姜温中逐饮；五味子性酸温，益气止咳，并敛细辛、干姜的辛散，这三味常在一起配伍治寒饮咳逆。茯苓、甘草亦益气化痰祛饮，故五味配合，共治病属太阴里虚寒无表证的痰饮咳而胸满、口不渴者。

茯苓于太阴病苓甘五味姜辛汤方证中，主祛痰饮。

30. 苓甘五味姜辛夏汤方证

苓甘五味姜辛夏汤方 茯苓四两，甘草二两、细辛二两、干姜二两，五味子半升，半夏半升。

上六味，以水八升，煮取三升，去滓，温服半升，日三服。

《金匮要略·痰饮咳嗽病》第38条：咳满即止，而更复渴，冲气复发者，以细辛、干姜为热药也，服之当遂渴，而渴反止者，为支饮也。支饮者，法当冒，冒者必呕，呕者复内半夏，以去其水。

解析：本方是由苓甘五味姜辛汤加半夏而成。半夏逐饮止呕，降逆治咳，加于苓甘五味姜辛汤中，故治疗该方证见饮多而呕逆者。本方适应证为咳而胸满、吐稀白痰、头晕呕逆者。

茯苓于太阴病苓甘五味姜辛夏汤方证中，主祛痰饮。

31. 苓甘五味姜辛夏杏汤方证

苓甘五味姜辛夏杏汤方 茯苓四两，甘草三两，五味子半升，干姜三两，细辛三两，半夏半升，杏仁（去皮尖）半升。

上七味，以水一斗，煮取三升，去滓，温服半升，日三服。

《金匮要略·痰饮咳嗽病》第39条：水去呕止，其人形肿者，加杏仁主之。其证应内麻黄，以其人遂痹，故不内之。若逆而内之者，必厥。所以然者，以其人血虚，麻黄发其阳故也。

解析：本方是由苓甘五味姜辛夏汤加杏仁而成。杏仁温化寒饮、降逆止咳并有解表作用，这里主要用其解表及逐水气，故本方的适应证是苓甘五味姜辛夏汤证而兼见头面、四肢浮肿者。

茯苓于太阴太阳合病苓甘五味姜辛夏杏汤方证中，主解表祛痰饮。

32. **苓甘五味姜辛夏仁黄汤方证**

苓甘五味姜辛夏仁黄汤方　茯苓四两，甘草三两，五味子半升，干姜三两，细辛三两，半夏半升，杏仁半升，大黄三两。

上八味，以水一斗，煮取三升，去滓，温服半升，日三服。

《金匮要略·痰饮咳嗽病》第40条：若面热如醉，此为胃热上冲熏其面，加大黄以利之。

解析：本方即苓甘五味姜辛夏杏汤再加大黄而成。大黄苦寒清热、泻下攻实，有通便作用，这里主要用其通便作用，来治疗苓甘五味姜辛夏杏汤证兼见大便难者。本方证为太阴阳明合病，慢性支气管炎出现本方证的机会颇多，尤以老年患者更多见，也见于青壮年。

茯苓于太阴阳明太阳合病苓甘五味姜辛夏仁黄汤方证中，主祛痰饮。

33. **葵子茯苓散方证**（参见第七讲：十九、冬葵子）

茯苓于太阴病葵子茯苓散方证中，主治里虚水停。

34. **麻黄升麻汤方证**（参见第二讲：二、麻黄）

茯苓于厥阴病麻黄升麻汤方证中，主利水。

35. **侯氏黑散方证**（参见第二讲：九、菊花）

茯苓于厥阴病侯氏黑散方证中，主利湿。

【解读药味特点】

经方用茯苓见于以上34方证，主要作用是利湿祛饮，止心动悸，安神定志，其应用皆宗于《本经》："茯苓，味甘，平。主胸胁逆气，忧恚惊邪恐悸，心下结痛，寒热烦满咳逆，止口焦舌干，利小便。久服安魂养神，不饥延年。"其主要特点是利饮祛湿，因能"主胸胁逆气，忧恚惊邪恐悸，心下结痛，寒热烦满咳逆，口焦舌干，利小便。久服安魂养神。"其主治在太阴里证，故能适用于外台茯苓饮方证、甘草干姜茯苓白术汤方证、苓甘五味姜辛汤方证等。通过配伍相应的药，可适应治疗六经各证，如太阳太阴合病的苓桂术甘汤方证、茯苓甘草汤方证、苓甘五味姜辛夏杏汤方证等；如少阴太阴合病的真武汤方证；太阳太阴阳明合病的五苓散方证、苓甘五味姜辛夏仁黄汤方证；厥阴病的麻黄升麻汤方证、八味丸方证、侯氏黑散方证、瓜蒌瞿麦丸方证；太阴阳明合病的葵子茯苓散方证等。

茯苓与白术都是利饮祛湿药，但白术以治头晕眩及肌肤湿痹或肌肤瞤动为特长；而茯苓以治心下悸动及安神定志为特长。

【药物功用述要】

茯苓，味甘，平。利饮祛湿、祛胃内停水、安神药。主治心下悸动或结痛、小便不利，湿痹疼痛。

用法及用量：入煎剂，每用10～15克。

九、猪苓

【药物基本知识】

为多孔菌科真菌猪苓的干燥菌核。《神农本草经》称猪苓、假猪屎；《庄子》称豕橐；《韩黎昌集》称豨苓；《图经本草》称地乌桃；《东北药物志》称野猪食；《四川中药志》称猪屎苓。

【解析所在方证】

1. **五苓散方证**（参见第七讲：八、茯苓）

猪苓于太阳太阴阳明合病五苓散方证中，主利小便。

2. **猪苓汤方证**

猪苓汤方　猪苓（去皮）、茯苓、泽泻、滑石（碎）、阿胶各一两。

上五味，以水四升，先煮四味，取二升，去滓，内阿胶烊消，温服七合，日三服。

《伤寒论》第223条：阳明病，脉浮而紧，咽燥，口苦，腹满而喘，发热汗出，不恶寒反恶热，身重。若发汗则躁，心愦愦反谵语；若加温针，必怵惕烦躁不得眠；若下之，则胃中空虚，客气动膈，心中懊侬。舌上苔者，栀子豉汤主之；若渴欲饮水、口干舌燥者，白虎加人参汤主之；若脉浮、发热、渴欲饮水、小便不利者，猪苓汤主之。

《伤寒论》第224条：阳明病，汗出多而渴者，不可与猪苓汤，以汗多胃中燥，猪苓汤复利其小便故也。

《伤寒论》第319条：少阴病，下利六七日，咳而呕、渴，心烦、不得眠者，猪苓汤主之。

解析：猪苓为一寒性作用较强的利尿药，有消炎解渴作用，与茯苓、泽泻、滑石为伍，协力清热利尿，复用阿胶止血润燥，故治里热小便不利或淋沥或尿血而渴欲饮水者。

猪苓于阳明病猪苓汤方证中，主清热利尿。

3. **猪苓散方证**

猪苓散方　猪苓、茯苓、白术各等份。

上三味，杵为散，饮服方寸匕，日三服。

《金匮要略·呕吐哕下利病》第13条：呕吐而病在膈上，后思水者，解，急与之，思水者，猪苓散主之。

解析：三物均为利水药，但茯苓、白术均主水在胃，而猪苓则主渴，合而为方温中利水，故治胃中有水饮渴而小便不利者。本方适应证为呕渴而小便不利者。

猪苓于太阴阳明合病猪苓散方证中，主止渴逐饮。

【解读药味特点】

经方用猪苓见于以上3方证，主利饮清热止渴，《本经》谓："猪苓，味甘，平。主治痎疟，解毒，辟蛊疰不祥，利水道。久服轻身耐老。"《本草汇言》曰："甘淡又能渗利……分解表阳里阴之气，而利小便，故前古主痎疟，解蛊毒。"即本药主要因其甘淡利水，能使湿热邪气从小便解，而治疗痎疟，蛊毒之病。仲景书中主用于阳明里证，如猪苓汤方证；或阳明太阴合病证，如猪苓散方证；或太阳太阴阳明合病外邪里饮证，如五苓散方证等。

猪苓、泽泻、茯苓、白术都是利尿药，但同中有异：前三味分别为甘平、甘寒、甘平，而白术则甘温。且猪苓解热止渴作用尤强；泽泻侧重主头晕眩冒；茯苓治心悸及筋肉痉挛，以水毒为患的诸神经症状；白术主利湿而生津液，能通二便，更主肌肉风湿。

【药物功用述要】

猪苓，味甘，平。解热去湿、去肿胀、消炎、止渴、缓和凉性利尿药。可治热性淋证、小便不利、疟疾及结核性水气病，并用于腹满急痛、肿胀、淋浊等。

用法及用量：入煎剂，每用5~10克。

十、泽泻

【药物基本知识】

为泽泻科植物泽泻的块茎。《神农本草经》称泽泻、水泻、鹄泻、芒芋；《名医别录》称及泻；《尔雅》称牛唇、蕮；《本草纲目》称禹孙；《典术》称泽芝；《中药志》称水白菜；《中药大辞典》称水泽、耳泽；《药材资料汇编》称天鹅蛋、天秃。

【解析所在方证】

1. **茯苓泽泻汤方证**（参见第七讲：八、茯苓）

泽泻于太阳太阴合病茯苓泽泻汤方证中，主利尿逐饮。

2. **五苓散方证**（参见第七讲：八、茯苓）

泽泻于太阳太阴阳明合病五苓散方证中，主逐饮清热。

3. **猪苓汤方证**（参见第七讲：九、猪苓）

泽泻于阳明病猪苓汤方证中，主逐饮清热。

4. **牡蛎泽泻散方证**（参见第六讲：二十、牡蛎）

泽泻于阳明病牡蛎泽泻散方证中，主利尿清热。

5. **当归芍药散方证**（参见第八讲：一、当归）

泽泻于太阴病当归芍药散方证中，主利水。

6. **八味（肾气）丸方证**（见桂枝）

泽泻于厥阴病八味（肾气）丸方证中，主逐水、利小便，以祛水毒。

7. 泽泻汤方证

泽泻汤方 泽泻五两，白术二两。

上二味，以水二升，煮取一升，分温再服。

《金匮要略·痰饮咳嗽病》第25条：心下有支饮，其人苦冒眩，泽泻汤主之。

解析：泽泻与白术虽均属利尿健胃药，但泽泻性寒，宜于热证，而白术性温，宜于寒证。泽泻较白术尤长于治水毒性的头冒眩，今取二药合用，故治里虚胃中有水饮，小便不利而冒眩者。本方适应证为心下停饮见眩晕、小便不利者。

头目眩晕是常见证，本方证常见于内分泌功能失调、动脉硬化、高血压等病伴有心下停饮和小便不利者。

泽泻于太阴阳明合病泽泻汤方证中，主利水，以治头目眩晕。

【解读药味特点】

经方用泽泻见于以上7方证，其主要作用是利湿、利水、清热、止渴。《本经》谓："泽泻，味甘，寒。主治风寒湿痹，乳难，消水，养五脏，益气力，肥健。久服耳目聪明，不饥延年，轻身，面生光，能行水上。"由于味甘，寒，故主治在阳明，如猪苓汤方证、牡蛎泽泻散方证；又用于太阴阳明合病，如泽泻汤方证、茯苓泽泻汤方证；又用于太阳太阴阳明合病，如五苓散方证；亦用于太阴病，如当归芍药散方证；还用于厥阴病，如八味丸方证。

泽泻、白术、茯苓利尿方面之比较：泽泻性寒能祛湿热及止渴，即有祛湿邪而生新水之作用，虽与茯苓同为利尿药，但适于热证；而白术适于寒证；茯苓则适于寒热虚实各证。

胡希恕先生用药经验：泽泻有通大便作用，故大便干时用量大，大便溏时用量小或不用。

【药物功用述要】

泽泻，味甘，寒。寒性利尿药。祛湿邪而生新水，去湿热消渴。主治头眩，耳虚鸣，止泄利。适用于眩冒而渴，小便频数或不利者。

用法及用量：入煎剂，每用6~18克。

十一、通草

【药物基本知识】

为五加科植物通脱木的茎髓。《本经》称通草，又称附支；《尔雅》称离南、活苋、倚商；《山海经》称寇脱；《本草汇言》称葱草；《药性切用》称白通草；《草木便方》称通花；《中国树木分类学》称花草；《四川中药志》称大通草；《贵州民间方药集》称通大海、泡通；《湖南药物志》称五加风、宽肠、大通塔、大木通、五角加皮、通花五加、大叶五加皮。

【解析所在方证】

1. **当归四逆汤方证**（参见第八讲：一、当归）

通草于太阳太阴合病当归四逆汤方证中，主通利血脉。

2. **当归四逆加吴茱萸生姜汤方证**（参见第八讲：一、当归）

通草于太阳太阴合病当归四逆加吴茱萸生姜汤方证中，主通利血脉。

【解读药味特点】

经方用通草见于以上2方证，主为温通利血脉，其用宗于《本经》谓："通草，味辛，平。主去恶虫，除脾胃寒热，通利九窍、血脉、关节，令人不忘。"《本草经疏》曰："通草者，即木通也。"后世本草亦多认为"汉代通草即今之木通"，观今用之木通苦寒之极，与《本经》味辛、平大相径庭，分析当归四逆汤和当归四逆加吴茱萸生姜汤两方证，通草皆于太阳太阴合病中，起通利血脉作用，是不宜用苦寒的，即只宜用通草，不宜用木通。

【药物功用述要】

通草，性辛，平。利湿通络药。主通利血脉，利关节，并治痈疽恶疮。

用法及用量：入煎剂，每用5~10克。

十二、薏苡仁

【药物基本知识】

为禾本科植物薏苡的种仁。《本经》称薏苡仁，又称解蠡；《别录》称起实、赣米；《千金·食治》称感米；《本草图经》称薏珠子；《救荒本草》称回回米、草珠儿、菩提子、赣珠；《滇南本草》称必提珠；《纲目》称芑实；《药品化义》称薏米；《本草崇原》称米仁；《植物名汇》称草珠子；《中药形性经验鉴别法》称六谷米；《贵州民间方药集》称珠珠米；《福建民间草药》称胶念珠；《广西中兽医药植》称尿塘珠、老鸦珠；《江苏植药志》称菩提珠；《东北药植志》称药玉米、水玉米、沟子米；《中药志》称六谷子；《广西药志》称裕米；《湖南药物志》称尿端子、尿珠子、催生子、蓼茶子；《闽东本草》称益米。

【解析所在方证】

1. **麻黄杏仁薏苡甘草汤方证**（参见第二讲：二、麻黄）

薏苡仁于太阳阳明合病麻黄杏仁薏苡甘草汤方证中，主利湿除痹。

2. **千金苇茎汤方证**（参见第四讲：四、苇茎）

薏苡仁于阳明太阴合病千金苇茎汤方证中，主除湿排脓。

3. **薏苡附子败酱散方证**

薏苡附子败酱散方 薏苡仁十分，附子二分，败酱五分。

上三味，杵为末，取方寸匕，以水二升煎之减半，顿服。

按：上方按比例作汤剂尤良。

《金匮要略·疮痈肠痈浸淫病》第3条：肠痈之为病，其身甲错，腹皮急，按之濡如肿状，腹无积聚，身无热，脉数，此为肠内有痈脓，薏苡附子败酱散主之。

解析：薏苡仁、败酱草清热、排脓、消肿，稍加附子以振郁滞之气，而利痈脓之排出，因治瘀血痈脓之变。本方适应证为肠痈腹痛，皮肤甲错或皮肤肿痒流黄水者。

薏苡仁于阳明太阴合病薏苡附子败酱散方证中，主清热利湿、排脓、解凝、利小便。

4. **薏苡附子散方证**

薏苡附子散方　薏苡仁十五两，大附子（炮）十枚。

上二味，杵为散，服方寸匕，日三服。

《金匮要略·胸痹心痛短气病》第7条：胸痹，缓急者，薏苡附子散主之。

解析：薏苡仁味甘，微寒，有利尿排脓、消炎、止痛、解痹、解痉等作用，今与附子为伍，以治湿痹痛，与术、附配伍同法（道理相同），不过薏苡仁有解凝作用，治顽固湿痹胜于术。本方附子用量大，故重在祛寒除湿，适用于湿痹兼标热者。本方适应证为寒湿痹痛，胸痹疼痛，时缓时急者。可单独用于治疗胸痹，也可以用于治疗关节痛，还可用于湿疹、疮疡或与其他方合用。

薏苡仁于阳明太阴合病薏苡附子散方证中，主利湿解痉，除痹止痛。

【解读药味特点】

经方用薏苡仁见于以上4方证，有利湿、除痹、排脓、解凝作用，其用宗于《本经》："薏苡仁，味甘，微寒。主治筋急拘挛，不可屈伸，风湿痹，下气。久服轻身益气。其根，下三虫。"因其性味甘，微寒，故主治在阳明里证，但湿无阳则不能化，故也常配附子用于阳明太阴合病，如薏苡附子散、薏苡附子败酱散、千金苇茎汤等方证。又薏苡仁善于祛湿，配伍解表药而善治有表证的顽固的风湿，如麻杏苡甘汤方证。因其能治顽固的风湿痹证，汤本求真谓其为解凝性利尿药。胡希恕先生谓"白术、薏苡仁皆利湿，祛湿薏苡仁胜于白术"，用于少阴病顽固痹痛证时，常以桂枝附子汤等方证中加薏苡仁。笔者前几日（2009年12月23日）治一中学生，一月来每天发热38℃，但感身重、无力，与麻杏苡甘汤，一周而愈。徐大椿在《神农本草经百种录》提到："薏苡仁甘淡冲和，质类米谷，又体重力厚，故能补益胃气，舒筋除湿。中虚故又能通降湿热使下行。盖凡筋急痹痛等疾，皆痿证之类，……故能已诸疾也。"

【药物功用述要】

薏苡仁，味甘，微寒。清热利湿、排脓、解凝、利小便药。主治疮疡痈肿、利淋、风湿痹痛。

用法及用量：入煎剂，每用10～30克。亦可做粥食用。

十三、茵陈

【药物基本知识】

为菊科植物茵陈的幼嫩茎叶。《本经》称茵陈蒿；《吴普本草》称因尘；《广雅》

称马先；《雷公炮炙论》称茵陈蒿；《本草经集注》称茵陈；《本草拾遗》称因陈篙；《本经逢原》称绵茵陈；《广西中兽医药植》称绒蒿、细叶青蒿；《江苏植药志》称臭蒿、安吕草；《山东中药》称婆婆蒿；《湖南药物志》称野兰蒿。

【解析所在方证】

1. 茵陈蒿汤方证

茵陈蒿汤方 茵陈蒿六两，栀子（擘）十四枚，大黄（去皮）二两。

上三味，以水一斗，先煮茵陈，减六升，内二味，煮取三升，去滓，分温三服。小便当利，尿如皂荚汁状，色正赤，一宿腹减，黄从小便去也。

《伤寒论》第236条：阳明病，发热、汗出者，此为热越，不能发黄也。但头汗出，身无汗，剂颈而还，小便不利，渴引水浆者，此为瘀热在里，身必发黄，茵陈蒿汤主之。

《伤寒论》第260条：伤寒七八日，身黄如橘子色，小便不利，腹微满者，茵陈蒿汤主之。

《金匮要略·黄疸病》第13条：谷疸之为病，寒热不食，食即头眩，心胸不安，久久发黄为谷疸，茵陈蒿汤主之。

解析：茵陈，《本经》谓："味苦，平。主治风寒湿热邪气，热结黄疸。"有除湿解热作用，与栀子协力以祛黄除烦，伍以通便的大黄，故治黄疸（阳黄）见烦躁、小便不利而大便难者。

茵陈于阳明病茵陈蒿汤方证中，主利湿清热祛黄。

2. 茵陈五苓散方证

茵陈五苓散方 茵陈蒿末十分，五苓散五分。

上二物和，先食饮方寸匕，日三服。

《金匮要略·黄疸病》第20条：黄疸病，茵陈五苓散主之。

解析：于五苓散加茵陈以祛黄，故治五苓散证而发黄者。

茵陈于太阳太阴阳明合病茵陈五苓散方证中，主利湿清热祛黄。

【解读药味特点】

经方用茵陈见于以上2方证，主利湿清热祛黄，主治在阳明里证，但配伍解表药亦用于太阳太阴阳明合病，如茵陈五苓散方证。《本经》谓："茵陈，味苦，平。主风寒湿热邪气，热结黄疸，久服轻身益气耐老。"《医学衷中参西录》又云："茵陈者，青蒿之嫩苗也……其性颇似柴胡，实较柴胡之力柔和，凡欲提出少阳之邪，而其人身弱阴虚不任柴胡之升散者，皆可以茵陈代之。"由上可知，茵陈主要作用为疗黄疸，利湿清热而祛黄，后人在此基础上多有发挥，如茵陈五苓散、茵陈术附汤、茵陈附子干姜汤、茵陈四逆汤等。

【药物功用述要】

茵陈，味苦，平。利湿清热祛黄药。主治里湿热黄疸、外邪里饮黄疸。

用法及用量：入煎剂，每用10~30克。外用适量。

十四、瞿麦

【药物基本知识】

为石竹科植物瞿麦和石竹的带花全草。《本经》称瞿麦，又称巨句麦；《别录》称大兰；《千金方》称山瞿麦；《圣济总录》称南天竹草；《医林纂要》称剪绒花；《山东中药》称竹节草。

【解析所在方证】

1. **瓜蒌瞿麦丸方证**（参见第六讲：十五、天花粉）

瞿麦于厥阴病瓜蒌瞿麦丸方证中，主利小便。

2. **鳖甲煎丸方证**（参见第八讲：三十、鳖甲）

瞿麦于太阳少阳阳明合病鳖甲煎丸方证中，主利水通经。

【解读药味特点】

经方用瞿麦仅见于以上2方证，主为利水通经作用，《本经》谓："瞿麦，味苦，寒。主治关格，诸癃结，小便不通，出刺，决痈肿，明目去翳，破胎堕子，下闭血。"瓜蒌瞿麦丸用瞿麦即传承了"诸癃结，小便不通"作用；鳖甲煎丸用瞿麦则沿用了"下闭血"的作用。

【药物功用述要】

瞿麦，味苦，寒。利尿通淋，破血通经药。主治小便淋沥不通、瘀血水结。

用法及用量：入煎剂，每用10~15克。

十五、石韦

【药物基本知识】

为水龙骨科植物石韦、庐山石韦、毡毛石韦、有柄石韦、北京石韦或西南石韦的叶。《本经》称石韦，又称石韀；《别录》称石皮；《滇南本草》称石韦；《纲目》称金星草、石兰；《分类草药性》称生扯拢；《福建民间草药》称虹霓剑草、石剑、潭剑；《中药材手册》称金汤匙、石背柳。

【解析所在方证】

鳖甲煎丸方证（参见第八讲：三十、鳖甲）

石韦于太阳少阳阳明合病鳖甲煎丸方证中，主泻水消瘀。

【解读药味特点】

经方用石韦仅见于鳖甲丸方证，《本经》谓："石韦，味苦，平。主治劳热邪气，五癃闭不通，利小便水道。"与瞿麦皆用于鳖甲丸方证，其性能大致与瞿麦相似，后世有用于治石淋、尿路结石者，可资参考。

【药物功用述要】

石韦，味苦，平。利水清热药。长于利水通淋，常用于淋痛、尿血、尿路结石、肺热咳嗽等症。

用法及用量：入煎剂，每用5~10克。

十六、防己

【药物基本知识】

为防己科植物粉防己或木防己植物广防己的根。《本经》称防己，又称解离；《本草蒙筌》称载君行；《纲目》称石解。

注意：近代所用关防己，不能做防己用。

【解析所在方证】

1. 防己地黄汤方证

防己地黄汤方　防己一钱，桂枝三钱，防风三钱，甘草二钱。

上四味，以酒一杯，浸之一宿，绞取汁，生地黄二斤，㕮咀，蒸之如斗米饭久，以铜器盛其汁，更绞地黄汁和，分再服。

《金匮要略·中风历节病》附方：防己地黄汤治病如狂状，妄行独语不休，无寒热，其脉浮。

解析：桂枝、防风、甘草辛温解表，防己苦辛平，治“寒热诸痫”。生地量独重，用于养血清热止妄行、独语不休。可知本方用于血虚里热重而表热轻者，即太阳阳明合病兼血虚血瘀证。

防己于太阳阳明合病防己地黄汤方证中，主利水清热定痫。

2. 防己茯苓汤方证

防己茯苓汤方　防己三两，黄芪三两，桂枝三两，茯苓六两，甘草二两。

上五味，以水六升，煮取二升，分温三服。

《金匮要略·水气病》第22条：皮水为病，四肢肿，水气在皮肤中，四肢聂聂动者，防己茯苓汤主之。

解析：防己、茯苓利尿逐水，复以黄芪补虚实表，桂枝、甘草降冲气而和荣卫，表气实荣卫调则不使水气复留于皮中。此治皮水的正法，茯苓重用在于利水，故治表虚气冲，水居皮中不去，水气相搏而四肢聂聂动者。本方适应证为表虚之外邪内饮见四肢浮肿、聂聂动者。

防己于太阳太阴合病防己茯苓汤方证中，主利水饮。

3. 防己黄芪汤方证

防己黄芪汤方　防己一两，黄芪一两一分，甘草（炙）半两，白术三分。

上剉麻豆大，每抄五钱匕，生姜四片，大枣一枚，水盏半，煎八分，去滓，温服，良久再服。服后当如虫行皮中，从腰下如冰，后坐被上，又以被绕腰以下，温令微汗瘥。

《金匮要略·水气病》第20条：风水，脉浮，身重，汗出恶风者，防己黄芪汤主之。

《金匮要略·水气病》附方：《外台》防己黄芪汤治风水，脉浮为在表，其人或头汗出，表无他病，病者但下重，从腰以上和，腰以下当肿及阴，难以屈伸。

解析：脉浮为病在外，身重为有湿，表虚不固，故汗出而恶风。此风水是表虚湿停，故用防己黄芪汤固表解表利水。

按：此脉浮汗出恶风，有似桂枝汤证，是由于表虚不固，故重用黄芪补虚即治。又此恶风极其敏感，虽居密室亦感风寒的来袭，与桂枝汤证亦易区别。

黄芪、甘草、大枣、生姜补中益气实表。防己、白术逐湿利水以除邪，故此治风湿风水、表虚汗出而恶风者。值得注意的是，本方与上方虽均主水气浮肿，但本方无桂枝、茯苓，故不治气冲肉瞤。因有白术、生姜、大枣，增量黄芪，则治胃虚于里而气更不足于外，见身重、汗出恶风的证候者。本方只有生姜发汗解表，却众用芪、草、枣、术补中益气固表，故本方证的表虚比桂枝汤证更甚，当属太阳太阴合病的表虚证。

按：以黄芪为主药的本方证，其特点是恶风特别明显，虽居密室亦感风寒的来袭，比桂枝汤证的恶风更加明显。

防己于太阳太阴合病防己黄芪汤方证中，主逐湿、利水。

4. 木防己汤方证

木防己汤方　木防己四两，石膏（鸡子大）十二枚，桂枝二两，人参四两。

上四味，以水六升，煮取二升，分温再服。

《金匮要略·痰饮咳嗽病》第24条：膈间支饮，其人喘满，心下痞坚，面色黧黑，其脉沉紧，得之数十日，医吐下之不愈，木防己汤主之；虚者即愈，实者三日复发，复与不愈者，宜木防己汤去石膏加茯苓芒硝汤主之。

解析：木防己逐水饮，佐人参以治心下痞硬，桂枝以治气上冲，石膏解烦渴而主喘满，故治水饮、其人喘满、心下痞硬而烦渴欲饮者。本方证很似久咳喘出现的肺心病而见肝脾肿大症。又适用于心脏病胸闷、心悸无面色黧黑、心下痞坚者。对水饮引起的神经系统病变也有效。

《本草拾遗》："汉（防己）主水气，木（防己）主风气，宣通。"故汉防己偏于利水消肿，木防己偏于祛风湿止痛；若症偏于下部，湿重于风者，多用汉防己；症偏于上部，风重于湿者，多用木防己。

木防己于太阳太阴阳明合病木防己汤方证中，主逐水饮。

5. 木防己去石膏加茯苓芒硝汤方证

木防己去石膏加茯苓芒硝汤方　木防己、桂枝各二两，人参、茯苓各四两，芒硝三合。

上五味，以水六升，煮取二升，去滓，内芒硝，再微煎，分温再服，微利则愈。

《金匮要略·痰饮咳嗽病》第24条：膈间支饮，其人喘满，心下痞坚，面色黧黑，其脉沉紧。得之数十日，医吐下之不愈，木防己汤主之；虚者即愈，实者三日复发，复与不愈者，宜木防己汤去石膏加茯苓芒硝汤主之。

解析：茯苓利小便，芒硝除坚满，于木防己汤去石膏加此二味，故治木防己汤证心下痞坚甚、二便不利而烦渴者。

木防己于太阳太阴阳明合病木防己去石膏加茯苓芒硝汤方证中，主逐水饮。

6. 己椒苈黄丸方证

己椒苈黄丸方 防己、椒目、葶苈子（熬）、大黄各一两。

上四味，末之，蜜丸如梧子大，先食饮服一丸，日三服，稍增。口中有津液，渴者，加芒硝半两。

《金匮要略·痰饮咳嗽病》第29条：腹满，口舌干燥，此肠间有水气，己椒苈黄丸主之。

解析：三药均属祛饮逐水之品，伍以大黄，故治腹中有水饮、二便不利者。本方亦可作煎剂。

防己于阳明病己椒苈黄丸方证中，主祛肠间水气。

【解读药味特点】

经方用防己见于以上6方证，《本经》谓："防己，味辛，平。主治风寒温疟，热气诸痫，除邪，利大小便。"可知主在利水清热，主治在阳明里证，如己椒苈黄丸方证；亦常用于太阳阳明合病证，如防己地黄汤方证；或用于太阳太阴合病证，如防己黄芪汤方证；或用于太阳太阴阳明合病证，如木防己汤方证、木防己去石膏加茯苓芒硝汤方证；胡希恕先生在应用己椒苈黄丸时体会到，防己、椒目等有利肠间水气作用，值得参考。

又防己主"寒热诸痫"，防己地黄汤治"如狂状，妄行独语不休"，主用大剂生地活血凉血清热外，佐用防己利水清热，阳明热除不扰神明，痰饮去则神清是主要原因。

【药物功用述要】

防己，味辛，平。利水逐饮清热药。主治膈间支饮、肠间水气、喘满、癫痫等。

用法及用量：入煎剂，每用10～15克。

十七、赤小豆

【药物基本知识】

为豆科植物赤小豆或赤豆的种子。《本经》称赤小豆；《日华子本草》称赤豆；《纲目》称红豆；《本草原始》称红小豆；《陆川本草》称小红绿豆、虱牳豆；《中药材手册》称朱赤豆；《药材学》称金红小豆、朱小豆。

【解析所在方证】

1. **麻黄连翘赤小豆汤方证**（参见第二讲：二、麻黄）

赤小豆于太阳阳明病麻黄连翘赤小豆汤方证中，主清热利湿。

2. **瓜蒂散方证**（参见第三讲：一、瓜蒂）

赤小豆于阳明病瓜蒂散方证中，主祛湿除热。

3. **赤小豆当归散方证**

赤小豆当归散方 赤小豆（浸令发芽，曝干）三升，当归（按：当归原无剂量，《千金》、《外台》为三两）

上二味，杵为散，浆水服方寸匕，日三服。

《金匮要略·百合狐惑阴阳毒病》第13条：病者脉数，无热，微烦，默默但欲卧，汗出，初得三四日，目赤如鸠眼，七八日目四眦黑，若能食者，脓已成也，赤小豆当归散主之。

《金匮要略·惊悸吐衄下血胸满瘀血病》第16条：下血，先血后便，此近血也，赤小豆当归散主之。

解析：赤小豆，《本经》谓：甘，平。《养生要集》谓：味苦，温。主排痈肿脓血。当归，《本经》谓：味甘，温。主养血祛瘀，治诸疮有痈脓恶血者。本方利湿活血排脓排毒，不但能治肛门疾病，也能治泌尿系统疾病，还用于皮肤病。

赤小豆于太阴病赤小豆当归散方证中，主消肿排脓。

【解读药味特点】

经方用赤小豆见于以上3方证，主祛湿排脓清热，《本经》谓："赤小豆，主下水，排痈肿脓血。"赤小豆在《本经》未单独列条而附于大豆黄卷条，其性味亦随大豆黄卷谓："味甘，平。"可知其作用主在下水、利湿，因其下水、利湿而能排脓清热。因其性甘、平，配伍苦寒而治在阳明，如瓜蒂散方证、麻黄连翘赤小豆汤方证；配伍甘、温而治在太阴，如赤小豆当归散方证。

【药物功用述要】

赤小豆，味甘，平。下水利湿药。下水消肿，利小便，排脓血。适用于体表黄肿、痈肿、脓血、痔疮下血等。

用法及用量：入煎剂，每用10~30克。外用适量。

十八、泽漆

【药物基本知识】

为大戟科植物泽漆的全草。《本经》称泽漆；《广雅》称泰茎；《履巉岩本草》称猫儿眼睛草、五凤灵枝；《纲目》称五风草、绿叶绿花草；《质问本草》称凉伞草；

《贵州民间方药集》称五盏灯、五朵云；《福建民间草药》称白种乳草《江苏植药志》称五点草、五灯头草、乳浆草；《山东中药》称肿手棵、马虎眼；《四川中药志》称倒毒伞、一把伞；《泉州本草》称乳草；江西《草药手册》称龙虎草、铁骨伞。

【解析所在方证】

泽漆汤方证

泽漆汤方 半夏半升，紫参（一作紫菀）五两，泽漆三斤（以东流水五斗煮取一斗五升），生姜五两，白前五两，甘草、黄芩、桂枝、人参各三两。

上九味，㕮咀，内泽漆中，煮取五升，温服五合，至夜尽。

《金匮要略·肺痿肺痈咳嗽上气病》第8条：咳而脉浮者，厚朴麻黄汤主之；脉沉者，泽漆汤主之。

解析：本方为柴胡桂枝汤去柴胡、芍药、大枣，加泽漆、紫参、白前而成。泽漆又名猫儿眼睛草、马虎眼、乳草、五凤灵枝等，味苦，微寒，主皮肤热，大腹水气，四肢面目浮肿。本方用其利水于下，复以半夏、生姜逐饮于上，使顽疾宿饮不得复留。另以参、草安中，黄芩除热，紫参、白前散结止咳，桂枝镇气冲，故此治痰饮在半表半里咳逆者。本方适应证为咳喘吐黄痰、口渴、浮肿者；痰饮咳逆若胃虚有寒热而身现浮肿者，宜本方。

泽漆于太阳少阳阳明合病泽漆汤方证中，主利水逐饮，化痰止咳。

【解读药味特点】

经方用泽漆仅见泽漆汤方证，其主治在阳明，因配伍柴胡、黄芩、人参、桂枝等，用于治疗三阳合病的咳喘见四肢面目浮肿者。《本经》谓："泽漆，味苦，微寒。主治皮肤热，大腹水气，四肢面目浮肿，丈夫阴气不足。"可知为利水清热药。李时珍谓其："利水，功同大戟。"《本草汇言》谓其"主治功力，与大戟同，较之大戟，泽漆稍和缓而不其伤元气也"。故可治大腹水气、四肢面目浮肿。水湿弥漫，阻碍正常津液的运行疏散。故有水气者，皆有阴津不足之象。泽漆直夺病所，利水消肿，阴津恢复。民间常用其治腹水或咳喘见浮肿者。

【药物功用述要】

泽漆，味苦，微寒。利水消肿较大戟温和之药。常用于腹水、咳喘见四肢面目浮肿者。

用法及用量：入煎剂，每用5～10克。外用适量。可熬膏供内服或外用。

十九、冬葵子

【药物基本知识】

为锦葵科植物冬葵的种子。《本经》称冬葵子，又称冬葵；《诗经》称葵；《说文》称葵菜；《纲目》称滑菜；《群芳谱》称卫足；《植物名实图考》称冬寒菜；《分类草药性》称冬苋菜；《金匮要略》称葵子；《妇人良方》称葵菜子。

【解析所在方证】

葵子茯苓散方证

葵子茯苓散方 葵子一斤，茯苓三两。

上二味，杵为散，饮服方寸匕，日三服，小便利则愈。

《金匮要略·妇人妊娠病》第8条：妊娠有水气，身重，小便不利，洒淅恶寒，起即头眩，葵子茯苓散主之。

解析：葵子，即冬葵子，味甘，寒，《本经》谓："主治五脏六腑寒热羸瘦，五癃，利小便。"可知有强壮作用，与茯苓为伍，用治里虚水停的妊娠有水气、小便不利者最为稳妥。本方不只用于妊娠浮肿，男性、女性非妊娠者有是证者皆可用之。又据小便不利，用于泌尿系疾病皆可。

冬葵子于太阴病葵子茯苓散方证中，主利小便。

【解读药味特点】

经方用冬葵子仅见于葵子茯苓散方证，《本经》谓："冬葵子，味甘，寒。主治五脏六腑寒热，羸瘦，五癃，利小便，久服坚骨，长肌肉，轻身延年。"仲景书用其治妇人水肿，可知其有强壮作用。妇人水肿，用药利尿，可有堕胎之患，独冬葵子，虽性滑利窍，但本药味甘，尚有强壮补益作用，故可治疗妊娠小便不利。《千金方》用其治疗虚劳尿血，其补益作用可见一斑。汤本求真在《皇汉医学》中认为其是一位黏滑性利尿药，兼有缓下作用。

【药物功用述要】

冬葵子，味甘，寒。强壮利尿通淋药。主治男女各种淋证或有虚热者。

用法及用量：入煎剂，每用10~15克。

二十、白鱼

【药物基本知识】

为衣鱼科昆虫衣鱼的全虫。即书纸中蠹虫，亦居衣帛中，故亦称衣鱼。《本经》称衣鱼，又称白鱼；《尔雅》称蟫、白鱼；郭璞注《尔雅》称蛃；《圣惠方》称壁鱼；《尔雅翼》称蠹虫；《陆川本草》称绞剪虫。

【解析所在方证】

滑石白鱼散方证（参见第四讲：十九、滑石）

滑石白鱼散方 滑石二分，乱发（烧）二分，白鱼二分。

上三味，杵为散，饮服方寸匕，日三服。

《金匮要略·消渴小便不利淋病》第12条：小便不利，蒲灰散主之，滑石白鱼散、茯苓戎盐汤并主之。

解析：白鱼即书纸中蠹虫，亦居衣帛中，故亦称衣鱼，《本草纲目》收此方于衣鱼条下可知。发乃血之余，乱发烧之即血余炭，能消瘀通小便，《神农本草经》记载："治妇人疝瘕，小便不利。"又治妇人无故尿血。白鱼去水气，理血脉。滑石清热利湿，故共起利尿清热止血作用。本方证适用于小便不利而尿道灼热或尿血者。

白鱼于阳明病滑石白鱼散方证中，主去水气，理血脉。

【解读药味特点】

经方用白鱼仅见于滑石白鱼散方证，《本经》谓："衣鱼，味咸，温，无毒。主治妇人疝瘕，小便不利，小儿中风项强，背起摩之。一名白鱼。"可知为主小便不利而有活血作用药，配伍血余炭、滑石，治疗小便不利、尿道涩痛者。

【药物功用述要】

白鱼，味咸，温。利尿活血药。主去水气，消疝瘕，理血脉。治疗小便淋沥、尿血、涩痛。

用法及用量：入煎剂，每用6~10克。散剂适量。

二十一、戎盐

【药物基本知识】

为卤化物类矿物石盐的结晶。《本经》称戎盐；《别录》称胡盐；《唐本草》称秃登盐、阴土盐；《石药尔雅》称石盐、寒盐、冰石；《日华子本草》称羌盐；《本草图经》称青盐；《地质矿物学大辞典》称岩盐；《中药志》称大青盐。

【解析所在方证】

茯苓戎盐汤方证（参见第七讲：八、茯苓）

茯苓戎盐汤方　茯苓半斤，白术二两，戎盐弹丸大一枚。

上三味，先将茯苓、白术以水五升，煎取三升，入戎盐再煎，分温三服。

《金匮要略·消渴小便不利淋病》第12条：小便不利，蒲灰散主之，滑石白鱼散、茯苓戎盐汤并主之。

解析：茯苓、白术利小便，戎盐解热润下，小便不利，热明显者用蒲灰散、滑石白鱼散；上热下寒者用茯苓戎盐汤，本方的适应证是小便淋沥不通、口干而心下悸者。

戎盐于太阴阳明合病茯苓戎盐汤方证中，主解热润下。

【解读药味特点】

经方用戎盐仅见于茯苓戎盐汤方证，《本经》谓："戎盐，主明目、目痛、益气、坚肌骨、去毒虫。大盐令人吐。"戎盐，其味咸，寒。可知为清热作用药，用于茯苓戎盐汤方证为清上热而润下。本方证与五苓散相似，不同者，五苓散有外证，而本方无，故用茯苓、白术温下利水，而以戎盐清上热润下。因咸能软坚，汤本求真还认为其除五脏癥结，除心腹积聚，为一味解凝性利尿药。后世常用其外洗、热熨治筋骨挫伤。

【药物功用述要】

戎盐，味咸，寒。利小便、解热、壮筋骨药。内服利尿清热，外用明目，坚筋骨，除心腹痛。

用法及用量：入煎剂，每用5~10克。外洗熨适量。

二十二、贝母

【药物基本知识】

为百合科植物卷叶贝母、乌花贝母或棱砂贝母的鳞茎。《诗经》称虻；《管子》称黄虻；《尔雅》称莔；《本经》称贝母，又称空草；《广雅》称贝父、药实；《别录》称苦花、苦菜、勤母。

【解析所在方证】

1. **当归贝母苦参丸方证**（参见第八讲：一、当归）

贝母于阳明合病当归贝母苦参丸方证中，主利尿通淋。

2. **桔梗白散方证**（参见第七讲：六、桔梗）

贝母于阳明太阴合病桔梗白散方证中，主祛痰排脓。

【解读药味特点】

经方用贝母见于以上2方证，主祛痰排脓、利尿通淋。《本经》谓："贝母，味辛，平。主治伤寒，烦热，淋沥，邪气，疝瘕，喉痹，乳难，金创，风痉。"强调了辛能散结、清热除烦的作用，据此，仲景书中用其配伍苦参、当归而治阳明病的妊娠小便淋沥；配伍巴豆、桔梗而治太阴阳明合病的肺痈、咽肿等。

【药物功用述要】

贝母，味辛，平。祛痰、利尿、清热药。治肺痈、喉痹、小便不利。

用法及用量：入煎剂，每用3~10克。研末服1~2克。

二十三、竹茹

【药物基本知识】

为禾本科植物淡竹的茎杆除去外皮后刮下的中间层。《金匮要略》称竹皮；《本草经集注》称青竹茹；《别录》称淡竹皮茹；《食疗本草》称淡竹茹；《草木便方》称麻巴；《上海常用中草药》称竹二青。

【解析所在方证】

1. **竹皮大丸方证**

竹皮大丸方 生竹茹二分，石膏二分，桂枝一分，甘草七分，白薇一分。

上五味，末之，枣肉和丸，弹子大，以饮服一丸，日三夜二服。有热者倍白薇；烦喘者加柏实一分。

《金匮要略·妇人产后病》第9条：妇人乳中虚、烦乱、呕逆，安中益气，竹皮大丸主之。

解析：本方治疗妇人新产不久，密室乳子时期，汗多津伤，气血未复的乳中虚症。这里的乳中虚，不是真正的虚热，而是太阳阳明合并之热，相对于阳明里实的大便难来说为里虚、中虚。故以桂枝甘草汤加大枣解太阳之表，降冲下气而平呕逆，重用甘草以益气；又用竹茹，伍以石膏、白薇清阳明里热以解烦乱。

竹茹于太阳阳明合病竹皮大丸方证中，主清热除烦，下气，安胃止呃。

2. **橘皮竹茹汤方证**（参见第七：三、橘皮）

竹茹于太阴病橘皮竹茹汤方证中，主咳逆，安胃降逆。

【解读药味特点】

经方用竹茹见于以上2方证，主在清热除烦，安胃降逆，化痰止咳等。《本经》中只提到竹叶，没有本药的论述。《医学入门》谓："治虚烦不眠，伤寒劳复，阴筋肿缩腹痛，妊娠因惊心痛，小儿痫口噤，体热。"《本草汇言》中提到："竹茹，清热化痰，下气止呃之药也。如前古治肺热热甚，咳逆上气，呕哕寒热及血溢崩中诸证。此药甘寒而降，善除阳明一切火热痰气为疾，用之立安，如诸病非因胃热切勿用。"由上2方证可以看出，竹茹性味与竹叶相近，即味甘，平，有清热化痰、除烦止呕、下气止呃的作用。

【药物功用述要】

竹茹，味甘，平。清热化痰，除烦止呕，下气止呃。

用法及用量：入煎剂，每用6～10g，生用清化痰热，姜汁炙用止呕。

二十四、皂荚

【药物基本知识】

为豆科植物皂荚的果实。《本经》称皂荚；《广志》称鸡栖子；《肘后方》称皂角；《千金方》称大皂荚；《本草图经》称长皂荚；《外丹本草》称悬刀；《仁斋直指方》称长皂荚；《纲目》称大皂角。

【解析所在方证】

1. **桂枝去芍药加皂荚汤方证**（参见第二讲：一、桂枝）

皂荚于太阳太阴合病桂枝去芍药加皂荚汤方证中，主温化寒饮。

2. **皂荚丸方证**

皂荚丸方　皂荚（刮去皮，酥炙）八两。

上一味，末之，蜜丸如梧子大，以枣糕和汤服三丸，日三夜一服。

《金匮要略·肺痿肺痈咳嗽上气病》第7条：咳逆上气，时时吐浊，但坐不得眠，皂荚丸主之。

解析：皂荚辛温，下水利窍，佐用枣糕以缓其峻猛，故治里虚寒饮阻滞而咳逆上气吐痰者和急慢性咳喘病吐痰多者。

皂荚于太阴病方证中，主温化寒饮，下水利窍。

【解读药味特点】

经方用皂荚见于以上2方证，皆宗于《本经》："皂荚，味辛、咸，温。主治风痹死肌，邪气，风头泪出，利九窍，杀鬼精物。”主温化寒饮，辛开通窍，主治在太阴，如皂荚丸方证；若配伍解表药桂枝等，则治疗太阳太阴合病，如桂枝去芍药加皂荚汤方证。本品除温化寒饮外，还具有辛散走窜，功专通窍的特点，入鼻则嚏，入喉则吐，服之豁痰导滞，祛湿除垢，二便利，而九窍通；因其性燥烈，可除湿杀虫，消肿止痒，故云“杀鬼精物”。主要用于顽痰壅盛，喘急胀满及中风口噤，癫痫痰盛，关窍阻闭的病证，为强烈的祛痰、通窍之品。内服或捣碎外敷可消肿止痒，用治痈肿疮毒，风疠疥癣功效亦良。

【药物功用述要】

皂荚，味辛、咸，温。温化寒饮、通窍、除湿杀虫、消肿止痒药。主治顽痰壅盛、喘急胀满、中风口噤、癫痫痰盛、关窍阻闭等病。

用法及用量：入煎剂，每用2~6克。焙焦研末服：1~1.5克。外用适量。

二十五、旋覆花

【药物基本知识】

为菊科植物旋覆花、线叶旋覆花或大花旋覆花等的头状花序。《本经》称旋覆花，又称戴椹；候宁极《药谱》称飞天蕊；《本草图经》称金钱花；《小儿卫生总微论方》称野油花；《纲目》称滴滴金、夏菊；《花史》称金钱菊；《群芳谱》称艾菊迭罗黄；《岭南采药录》称满天星；《铁岭县志》称六月菊；《南京民间药草》称黄熟花；《贵州民间方药集》称水葵花、金盏花；《新疆药材》称覆花；《河北药材》称小黄花；《山东中药》称猫耳朵花、驴耳朵花；《上海常用中草药》称金沸花、伏花、全福花。

【解析所在方证】

旋覆代赭汤方证

旋覆代赭汤方 旋覆花三两，人参二两，生姜五两，代赭石一两，甘草（炙）三两，半夏（洗）半升，大枣（擘）十二枚。

上七味，以水一斗，煮取六升，去滓，再煎取三升，温服一升，日三服。

《伤寒论》第161条：伤寒发汗、若吐、若下，解后，心下痞硬，噫气不除者，旋覆代赭汤主之。

解析：旋覆花温中健胃而下结气，代赭石镇虚逆，半夏、生姜降饮逆，人参、甘草、大枣安中养正，故此治胃虚有饮而有诸呕逆证者。本方适应证为心下痞、噫气呕逆者。

胃虚极，客气结于心下，大便不通，气逆不降者，不限于噫气一症，呕哕噎膈诸症本方亦有良效。但心下不痞硬者，用之则不验。常以本方加乌贼骨，治十二指肠溃疡心下痞硬、疼痛、噫气而大便秘者亦验。

旋覆花于太阴病旋覆代赭汤方证中，主温中化饮散结气。

2. 旋覆花汤方证

旋覆花汤方　旋覆花三两，葱十四茎，新绛少许。

上三味，以水三升，煮取一升，顿服之。

《金匮要略·五脏风寒积聚病》第7条：肝着，其人常欲蹈其胸上，先未苦时，但欲饮热，旋覆花汤主之。

解析：本方名见《金匮要略·五脏风寒积聚病》篇，但无药物记载。该方又见于《金匮要略·妇人杂病》篇，有具体药物记载，却谓治"妇人则半产漏下"，这样使人不但难于理解该方证，而且对相关的方证如白通汤、白通加猪胆汁汤方证亦难于理解。后世注家见肝着，以肝主血推论，认为是气血瘀滞在肝，又因有新绛，则推论本方以活血为主，却视而不见旋覆花、葱白作用，实大误。因此理解旋覆花汤方证很是关键，这里首先看葱白，葱白为辛温发汗药，方中用十四茎，可知是要大力发汗。《神农本草经》认为葱白"味辛，温。主明目，补中不足"，尚有温中化饮作用。再看旋覆花，大家都熟悉为降气化痰药，为温中下气药，这样可知两者组成所治为：外邪里饮，这里很显然，此适应证与半夏厚朴汤方证和小青龙汤方证非常相似，即为外邪里饮证！新绛至今不明是何物，用量少许，即便是活血药亦不是主药。故所谓肝着者，即外邪里饮证也，但欲饮热者，里寒也。肝着是外邪束表引起胸胁紧满常欲捶打其胸之证。

旋覆花于太阳太阴合病旋覆花汤方证中，主温中化饮，散胸中痰结。

【解读药味特点】

经方用旋覆花仅见于2方证，《本经》谓："旋覆花，味咸、温。主治结气，胁下满，惊悸，除水，去五脏间寒热．补中下气。"明确为降气化痰、补中下气化饮药。其主治在太阴证见噫气呕吐，胃脘痞硬等症，如旋覆代赭汤方证；若配伍葱白、苏叶、桂枝等解表药，则治外邪里饮证症见恶寒、身痛、胸闷、胸痛等症，如旋覆花汤方证。

【药物功用述要】

旋覆花，咸，温。温中化饮、降逆散结、健胃消胀满药。主噫气呕吐，胃脘痞塞，咳逆。

用法及用量：入煎剂，每用3～10克。因本品有绒毛，易刺激咽喉作痒而致呛咳呕吐，故常蜜炙或布包入煎。

二十六、紫菀

【药物基本知识】

为菊科植物紫菀的根及根茎。《本经》称紫菀；《吴普本草》称青菀；《别录》称紫蒨；《斗门方》称返魂草根、夜牵牛；《本草述》称紫菀茸。

【解析所在方证】

射干麻黄汤方证（参见第四讲：十三、射干）

紫菀于太阳阳明太阴合病射干麻黄汤方证中，主咳逆上气。

泽漆汤方证（参见第七讲：十八、泽漆）

紫菀于太阳少阳阳明合病泽漆汤方证中，主散结止咳。

【解读药味特点】

经方用紫菀见于以上2方证，主治咳逆上气，宗于《本经》："紫菀，味苦，温。主治咳逆上气，胸中寒热结气，去蛊毒，痿蹶，安五脏。"以其苦温，主在温化寒饮，其主治在太阴，但常配伍麻黄、射干等，而用于太阳阳明太阴合病，如射干麻黄汤方证；亦常配伍黄芩、柴胡、泽漆等，用于太阳少阳阳明合病，如泽漆汤方证。

【药物功用述要】

紫菀，味苦，温。温化寒饮药。主治咳逆上气、胸闷气结。

用法及用量：入煎剂，每用5～10克。

二十七、款冬花

【药物基本知识】

为菊科植物款冬的花蕾。《本经》称款冬，又称橐吾、颗东、虎须、菟奚；《万氏家抄方》称冬花；《疮疡经验全书》称款花；《本草崇原集说》称看灯花；《山西中药志》称艾冬花；《中药志》称九九花。

【解析所在方证】

射干麻黄汤方证（参见第四讲：十三、射干）

款冬花于太阳太阴阳明合病射干麻黄汤方证中，主咳逆上气。

【解读药味特点】

经方用款冬花仅见于射干麻黄汤方证，《本经》谓："款冬花，味辛，温。主治咳逆上气，善喘，喉痹，诸惊痫，寒热邪气。"射干麻黄汤正是用其辛温降逆来治疗咳喘，与紫菀、旋覆花相类，主治在太阴，但配伍麻黄、桂枝等而用于太阳太阴合病的咳喘。

紫菀、款冬花二者都是温性止咳化痰药，一般共同入药，但也略有不同。《本经疏证》："盖凡吐脓血失音者，及风寒水气盛者，多不甚用款冬，但用紫菀。款冬则每同温剂、补剂用者为多。"汤本求真谓两药为温性之镇咳祛痰药，紫菀尚有和血作用。

【药物功用述要】

款冬花，味辛，温。润肺消痰，止咳定喘药。主治里饮及外邪里饮咳喘。

用法及用量：入煎剂，每用5～10克。

二十八、白前

【药物基本知识】

为萝藦科柳叶白前或芫花叶白前的根及根茎。《别录》称白前；《唐本草》称石蓝、嗽药。

【解析所在方证】

泽漆汤方证（参见第七讲：十八、泽漆）

白前于太阳少阳阳明合病泽漆汤方证中，主散结止咳。

【解读药味特点】

《本经》中没有对白前的论述，仲景书中也只有在泽漆汤中出现过一次，但后世对其应用较为广泛，认为其性味辛甘，微温。《名医别录》云："白前，味甘，微温。主治胸胁逆气，咳嗽上气。"《本草纲目》："长于降气，肺气壅实而有痰者宜之。"《本草汇言》："疗喉间喘呼，为治咳之首剂；宽膈之满闷，为降气之上品。"综上可知，本药甘温化痰，降逆治咳喘，除胸膈满闷。

【药物功用述要】

白前，味甘，微温。降气化痰，宽胸理气药。主治咳喘、胸满闷。

用法及用量：入煎剂，每用3～10克。

二十九、桑白皮

【药物基本知识】

为桑科植物桑除去栓皮的根皮。《本经》称桑根白皮；《药性论》称桑白皮；孟诜《食疗本草》称桑根皮、桑皮；《山西中药志》称白桑皮。

【解析所在方证】

王不留行散方证（参见第八讲：十、王不留行）

桑白皮于厥阴病王不留行散方证中，主利气消瘀，烧灰存性者，为止血也。

【解读药味特点】

经方用桑白皮仅见于王不留行散方证，且仅为外用。《本经》谓："桑根白皮，味甘，寒。主治伤中，五劳六极，羸瘦，崩中脉绝，补虚益气。叶，主除寒热，出汗。桑耳黑者，主女子漏下赤白汁，血病癥瘕积聚，阴痛。阴阳寒热，无子。"可知为甘寒补益之药，常用于有热之咳喘或浮肿者。

现代临床多用其清肺止咳，化痰利水。至于疗崩中治脉绝的功效则鲜有人用。殊不知，仲圣用药莫不遵《本经》之旨。再看《千金方》用桑白皮烧黑为末，酒服之，治崩中，也是意出《本经》。而《本草纲目》："泻肺，利大小肠，降气散血。"其论述已渐远离法度，今用药无效者，于此当深思。

【药物功用述要】

桑白皮，味甘，寒。清热化痰利水药。主治咳喘浮肿，烧灰止血，可治崩中脉绝。

用法及用量：入煎剂，每用5～15克，大剂量可用至30克。

三十、海藻

【药物基本知识】

为马尾藻科植物海蒿子或羊栖菜的全草。《尔雅》称海萝、荨；《本经》称海藻，又称落首；《别录》称薄；《罗源县志》称乌菜；《中药材手册》称海带花。

【解析所在方证】

牡蛎泽泻散方证（参见第六讲：二十、牡蛎）

海藻于阳明病牡蛎汤方证中，主散结利水。

【解读药味特点】

经方用海藻仅见于牡蛎泽泻散方证，《神农本草经》谓："海藻，味苦，寒。主治瘿瘤气，颈下核，破散结气，痈肿癥瘕坚气，腹中上下鸣，下十二水肿。"可知主苦寒清热散结利水，治阳明里证。对此张寿颐说得较详："痈肿癥瘕，多由血热瘀滞而生；腹鸣水肿，更多湿热停顿之候，凡此诸症之属于阳实有余者，固可治之，而正气不及，清阳不运诸证，不可概施。"后世多用其软坚化痰可能来源于此。

【药物功用述要】

海藻，味苦，寒。散结化痰、解凝性利尿药。治水毒凝结、颈下硬核痛、痈肿、癥瘕积聚、瘿瘤、疝气下坠、脚气、浮肿。

用法及用量：入煎剂，每用 10 ~ 15 克。

三十一、冬瓜子

【药物基本知识】

为葫芦科植物冬瓜的种子。《神农本草经》称白瓜子，又称水芝；《金匮要略》称瓜子、瓜瓣；《别录》称冬瓜仁；《唐本草》称冬瓜子；《楚荆岁时记》称瓜犀。

【解析所在方证】

1. **大黄牡丹皮汤方证**（参见第三讲：九、大黄）

冬瓜子于阳明病大黄牡丹皮汤方证中，主祛湿排脓，治痈肿。

2. **千金苇茎汤方证**（参见第四讲：四、苇茎）

冬瓜子于太阴阳明合病千金苇茎汤方证中，主祛湿排脓。

【解读药味特点】

经方用冬瓜子见于以上 2 方证，《神农本草经》谓："白瓜子，味甘，平。主令人悦泽，好颜色，益气，不饥，久服轻身耐老。"可知为甘平补中益气药，因有祛湿排脓作用。其主治在太阴，故用于阳明太阴合病千金苇茎汤方证健中以排脓；亦用于阳明病大黄牡丹皮汤方证健中以排脓；以其有益气排脓祛湿作用，可使人皮肤润泽，外用亦有一定作用，《本经逢原》曰："瓜子治肠痈，去面黑鼾，润肌肤，及作面脂，即本经悦泽好颜色之用也。"

【药物功用述要】

冬瓜子，味甘，平。健中益气、祛湿排脓药。主治肠痈、肺痈、咳喘吐浊痰、皮肤暗斑。

用法及用量：入煎剂，每用 10～15 克。

三十二、蜀漆

【药物基本知识】

为虎耳草科植物黄常山的嫩枝叶。《本经》称蜀漆；《日华子本草》称鸡屎草、鸭屎草。

【解析所在方证】

1. **桂枝去芍药加蜀漆龙骨牡蛎救逆汤方证**（参见第二讲：一、桂枝）

蜀漆于太阳太阴阳明合病桂枝去芍药加蜀漆龙骨牡蛎救逆汤方证中，主攻逐痰饮而安神。

2. **牡蛎汤方证**（参见第六讲：二十、牡蛎）

蜀漆于阳明病牡蛎汤方证中，主祛痰逐饮。

3. **牡蛎泽泻散方证**（参见第六讲：二十、牡蛎）

蜀漆于阳明病牡蛎泽泻散方证中，主利尿逐饮。

4. **蜀漆散方证**

蜀漆散方　蜀漆（洗去腥）、云母（烧二日夜）、龙骨等份。

上三味，杵为散，未发前以浆水服半钱。温疟加蜀漆半分，临发时服一钱匕。

《金匮要略·疟病》第 5 条：疟多寒者，名曰牝疟，蜀漆散主之。

解析：蜀漆，味辛，平。为常山的嫩枝叶，即常山苗。其功能为引吐除饮，为截疟要药。云母，《本经》谓："味甘，平。主治身皮死肌，中风寒热，如在车船上，除邪气，安五脏，益子精，明目。"为补中镇静之药。龙骨，味甘，平。《本经》谓："主治咳逆，……小儿热气惊痫。"《别录》谓："疗心腹烦满，……养精神，定魂魄，安五脏。"可知亦为补中镇静之药，故本方治里虚寒饮的牝疟胸腹动悸或烦惊者。本方主逐饮化痰，适应证为疟寒多热少者。

蜀漆于太阴病蜀漆散方证中，主涌吐、豁痰、祛饮而截疟。

【解读药味特点】

经方用蜀漆见于以上 4 方证，主攻逐水饮，消散痰结以治疟、咳逆、惊狂，此宗于《神农本草经》谓："蜀漆，味辛、平。主治疟及咳逆寒热，腹中癥坚，痞结，积聚，邪气，蛊毒，鬼注。"以其性味辛，平，主治在太阴，但配伍桂枝、甘草、牡蛎、龙骨，是用其祛痰之功，达温阳降气、重镇安神之效，如桂枝去芍药加蜀漆龙骨牡蛎救逆汤；配伍商陆根、泽泻，则用于痰湿等病理产物而引起的痞结、积聚、腹中癥坚，功在散结消肿，利尿逐饮，如牡蛎泽泻散；配伍云母，龙骨，正是用于痰湿等病理产物而引起的诸疟，如蜀漆散。

除用于以上方证外，还用于慢性、顽固性咳喘。张路玉曰："蜀漆性专逐湿追痰，……对于痰湿等病理产物而引起的诸疟、积聚、腹中癥坚尤效……尤其对咳逆有痰，痰多者更为适宜。"

【药物功用述要】

蜀漆，即常山苗，味辛，平。祛饮逐痰、安神、截疟药。主治寒热疟、咳喘、惊狂、胸腹及脐下悸动。

用法及用量：入煎剂，每用6～10克。散剂：适量。

三十三、矾石

【药物基本知识】

为矿物明矾石经加工提炼制成的结晶。《山海经》称石涅；《本经》称矾石、羽涅；《吴普本草》称羽泽；郭璞注《山海经》称涅石；《本草经集注》称矾石；《药性论》称理石；《纲目》称白君、明矾、雪矾、云母矾、生矾。

【解析所在方证】

1. 矾石汤方证

矾石汤方 矾石二两。

上一味，以浆水一斗五升，煎三五沸，浸脚良。

《金匮要略·中风历节病》第12条：矾石汤，治脚气冲心。

按：本条为附方之一，南京中医学院出版的《金匮要略译释》编为第12条。

解析：矾石收涩，用以浸脚，可有燥湿祛水之效，可能为宋人所附。本方适应证为脚气痿弱不仁、气上冲心者。

矾石于阳明病矾石汤方证中，主收涩燥湿。

2. 硝石矾石散方证（参见第三讲：二、芒硝）

矾石于阳明太阴合病硝石矾石散方证中，主燥湿祛热，又祛瘀而治黄疸。

3. 侯氏黑散方证（参见第二讲：九、菊花）

矾石于厥阴病侯氏黑散方证中，主燥湿。

【解读药味特点】

经方用矾石见于以上3方证，主收涩燥湿，其用宗于《神农本草经》："矾石，味酸，寒。主治寒热，泄利，白沃，阴蚀，恶疮，目痛，坚骨齿，炼饵服之，轻身，不老增年。"可知其主治在阳明，如矾石汤方证；但配伍大麦补中，则治阳明太阴合病，如硝石矾石散方证；若配伍黄芩、桂枝、干姜等，则治厥阴病，如侯氏黑散方证。

【药物功用述要】

矾石，味酸，寒。功擅收涩燥湿、止泻、止血、解毒、杀虫。主治癫痫、黄疸、肝病、白带、阴蚀恶疮、疥癣、虫伤。

用法及用量：入丸散，每用1～3克。外用适量，研末撒；或调敷或化水洗。

三十四、瓜蒌

【药物基本知识】

为葫芦科植物瓜蒌的果实。《诗经》称果裸；《吕氏春秋》称王蓉；《本经》称瓜蒌，又称地蒌；《吴普本草》称泽巨、泽冶；《广雅》称王白；郭璞注《尔雅》称天瓜；《穆天子传》称苽；《针灸甲乙经》称瓜蒌；《别录》称泽姑、黄瓜；《东医宝鉴》称天圆子；《医林纂要》称柿瓜；《贵州民间方药集》称野苦瓜；《浙江中药手册》称杜瓜、大肚瓜；《四川中药志》称药瓜；《广东中药》称鸭屎瓜。

【解析所在方证】

1. **小陷胸汤方证**（参见第四讲：八、黄连）

瓜蒌实于阳明病小陷胸汤方证中，主清热化痰，利气宽胸。

2. **瓜蒌薤白白酒汤方证**

瓜蒌薤白白酒汤方　瓜蒌实（捣），薤白半升，白酒七升。

上三味，同煮，取二升，分温再服。

按：不能饮白酒者，可以黄酒代之。

《金匮要略·胸痹心痛短气病》第3条：胸痹之病，喘息咳唾，胸背痛，短气，寸口脉沉而迟，关上小紧数，瓜蒌薤白白酒汤主之。

按：心一动则三部脉皆动，寸关尺可有形象的不同，但绝无至数的互异。若寸脉迟，关上亦不可能数，数当是弦之误，宜改之。

解析：瓜蒌苦寒清热，开胸逐痰止嗽，薤白味辛，温，伍瓜蒌化痰散结止痛，合以为方，故治胸痹痛而喘息咳唾者。煎以白酒，更使药力畅行无阻也。本方适应证为胸闷、胸背痛、短气或喘息者。

瓜蒌于阳明太阴合病瓜蒌薤白白酒汤方证中，主逐痰宽胸。

3. **瓜蒌薤白半夏汤方证**

瓜蒌薤白半夏汤方　瓜蒌实（捣）一枚，薤白三两，半夏半升，白酒一斗。

上四味，同煮，取四升，温服一升，日三服。

按：不能饮白酒者，可以黄酒代之。

《金匮要略·胸痹心痛短气病》第4条：胸痹不得卧，心痛彻背者，瓜蒌薤白半夏汤主之。

解析：此于瓜蒌薤白白酒汤减少薤白量，而加大量温中下气逐饮的半夏，故治瓜蒌薤白白酒汤证，饮逆较甚而喘息咳唾更剧者。本方适应证为胸闷心痛、咳逆短气甚者。

瓜蒌于阳明太阴合病瓜蒌薤白半夏汤方证中，主逐痰宽胸。

4. **枳实薤白桂枝汤方证**（参见第七讲：四、枳实）

瓜蒌于太阳太阴阳明合病枳实薤白桂枝汤方证中，主开胸祛痰下水。

【解读药味特点】

经方用瓜蒌见于以上4方证，主逐痰、理气、宽胸，清热除烦满，其用宗于《本经》："瓜蒌，味苦，寒。主治消渴，身热烦满，大热，补虚安中，续绝伤。"仲景书用其主治在阳明，时珍曰："张仲景治胸痹痛引心背，咳唾喘息，及结胸满痛，皆用瓜蒌实。乃取其甘寒不犯胃气，能降上焦之火，使痰气下降也。"陈修园曰："《金匮》取治胸痹，《伤寒论》取治结胸，盖以能开胸前之结也。"日人吉益东洞在《药征》中提到："瓜蒌实治胸痹，兼治痰饮。"汤本求真认为："其为一味解凝药。依其解凝作用，而治痰结、痈肿疮毒、结胸等。"

综上，瓜蒌实味苦，寒，清热化痰，利气宽胸，治主阳明，如小陷汤方证；若伍薤白、半夏等，则治阳明太阴合病，如瓜蒌薤白白酒汤方证、瓜蒌薤白半夏汤方证；若配桂枝等，则治太阳阳明太阴合病，如枳实薤白桂枝汤方证。

【药物功用述要】

瓜蒌，味苦，寒。除痰清热、理气宽胸药。主治胸痹心痛短气，痰饮喘咳等。

用法及用量：入煎剂，全瓜蒌每用30～45克，瓜蒌皮每用10～15克，瓜蒌仁10～15克，打碎入煎。

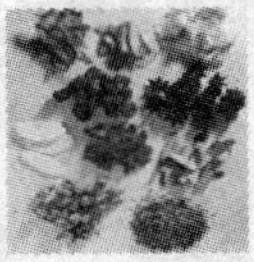

第八讲 理血药

一、当归

【药物基本知识】

为伞形科植物当归的根。《本经》称当归，又称干归；《尔雅》称薜、山蕲、白蕲；崔豹《古今注》称文无。

【解析所在方证】

1. **乌梅丸方证**（参见第九讲：一、乌梅）

当归于厥阴病乌梅丸方证中，主温下补血。

2. **当归四逆汤方证**

当归四逆汤方 当归三两，桂枝（去皮）三两，芍药三两，细辛三两，甘草（炙）二两，通草二两，大枣（擘）二十五枚（一法，十二枚）。

上七味，以水八升，煮取三升，去滓，温服一升，日三服。

《伤寒论》第351条：手足厥寒，脉细欲绝者，当归四逆汤主之。

解析：本方为桂枝汤去生姜加当归、细辛、通草而成。当归甘温补血通脉，通草有通利血脉的作用，细辛辛温化寒饮，《神农本草经》谓“主治百节拘急，风湿痹痛，死肌”。故治桂枝汤证，又见因血虚寒饮而致手足厥寒而脉细欲绝者，故本方证当亦属外寒内饮证。本方适应证为手足凉表虚而里寒不甚者。本方治冻疮、脉管炎，所谓“死肌”有验，亦由于寒重在肢体。

当归于太阳太阴合病当归四逆汤方证中，主温补气血、通脉。

3. **当归四逆加吴茱萸生姜汤方证**

当归四逆加吴茱萸生姜汤方 当归三两，桂枝（去皮）三两，芍药三两，细辛三两，甘草（炙）二两，通草二两，大枣二十五枚，吴茱萸二升，生姜（切）半斤。

上九味，以水六升，清酒六升和，煮取五升，去滓，温分五服。（一方，水酒各四升）

《伤寒论》第352条：若其人内有久寒者，宜当归四逆加吴茱萸生姜汤主之。

解析：以桂枝汤解外，当归、吴茱萸、生姜、细辛、通草温化寒饮而养血，故治当归四逆汤证里寒更重者。

当归于太阳太阴合病当归四逆加吴茱萸生姜汤方证中，主温补气血、通脉。

4. **麻黄升麻汤方证**（参见第二讲：二、麻黄）

当归于厥阴病麻黄升麻汤方证中，主温下养血活血。

5. **赤小豆当归散方证**（参见第七讲：十七、赤小豆）

当归于太阴病赤小豆当归散方证中，主养血活血。

6. **升麻鳖甲汤方证**（参见第四讲：十四、升麻）

当归于太阳阳明合病升麻鳖甲汤方证中，主和血祛瘀。

7. **升麻鳖甲去雄黄蜀椒汤方证**（参见第四讲：十四、升麻）

当归于阳明病升麻鳖甲去雄黄蜀椒汤方证中，主和血祛瘀。

8. **侯氏黑散方证**（参见第二讲：九、菊花）

当归于厥阴病侯氏黑散方证中，主养血活血。

9. **《古今录验》续命汤方证**（参见第二讲：二、麻黄）

当归于太阳太阴阳明合病续命汤方证中，主和血祛瘀。

10. **薯蓣丸方证**（参见第六讲：二、薯蓣）

当归于厥阴病薯蓣丸方证中，主养血活血。

11. **奔豚汤方证**（参见第四讲：二十六、甘李根白皮）

当归于少阳病奔豚汤方证中，主养血活血。

12. **当归生姜羊肉汤方证**

当归生姜羊肉汤方　当归二两，生姜五两，羊肉一斤。

上三味，以水八升，煮取二升，温服七合，日三服。

《金匮要略·妇人产后病》第3条：产后腹中疞痛，当归生姜羊肉汤主之，并治腹中寒疝虚劳不足。

《金匮要略·腹满寒疝宿食病》第18条：寒疝，腹中痛及胁痛里急者，当归生姜羊肉汤主之。

解析：当归活血定痛，生姜、羊肉温中养正补虚，故治血虚津枯而腹中痛者。

当归于太阴病当归生姜羊肉汤方证中，主养血活血、定痛。

13. **芎归胶艾汤方证**（参见第八讲：三、川芎）

当归于太阴阳明合病芎归胶艾汤方证中，主养血活血、定痛、止血。

14. **当归芍药散方证**

当归芍药散方　当归三两，川芎三两，芍药一斤，茯苓四两，白术四两，泽泻半斤。

上六味，杵为散，取方寸匕，酒和，日三服。

《金匮要略·妇人妊娠病》第5条：妇人怀妊，腹中疞痛，当归芍药散主之。

解析：芍药缓挛急而治腹痛，当归、川芎调经血并兼补虚，茯苓、白术、泽泻利小便而逐水气，故治血虚血瘀及水湿停滞的腹中急痛症，其人或冒眩，或心下悸、或小便不利而有血虚水盛的表现者。

当归于太阴病当归芍药散方证中，主温中补血、活血止痛。

15. 当归贝母苦参丸方证

当归贝母苦参丸方　当归、贝母、苦参各四两。

上三味，末之，炼蜜为丸如小豆大，饮服三丸，加至十丸。

《金匮要略·妇人妊娠病》第7条：妊娠，小便难，饮食如故，当归贝母苦参丸主之。

解析：苦参，苦寒，尤能除热消炎，《神农本草经》认为有治“溺有余沥”和“逐水”作用。贝母亦治“淋沥、邪气”。用当归以和血止痛，故三药合治津血枯燥而小便艰涩或灼热痛者。

当归于阳明病当归贝母苦参丸方证中，主和血止痛。

16. 当归散方证

当归散方　当归、黄芩、芍药、川芎各一斤，白术半斤。

上五味，杵为散，酒服方寸匕，日再服。妊娠常服即易产，胎无疾苦，产后百病悉主之。

《金匮要略·妇人妊娠病》第9条：妇人妊娠，宜常服当归散。

解析：妊娠无病无须服药，乱服药无益。如有本方适应证可服本方，本方是当归芍药散去茯苓、泽泻，减芍药和白术的用量而加黄芩，故治当归芍药散证腹痛较轻，无水饮或少有水饮而较烦热者。

当归于少阳病当归散方证中，主温中补血活血。

17. 《千金》内补当归建中汤方证

《千金》内补当归建中汤方　当归四两，桂枝（去皮）三两，芍药六两，生姜（切）三两，甘草（炙）二两，大枣十二枚。

上六味，以水一斗，煮取三升，分温三服，一日令尽。若大虚加饴糖六两，汤成内之，于火上暖令饴消。若去血过多，崩伤衄不止，加地黄六两、阿胶二两，合八味，汤成内阿胶。若无当归，以川芎代之；若无生姜，以干姜代之。

《金匮要略·妇人产后病》附方（二）：《千金》内补当归建中汤，治妇人产后虚羸不足，腹中刺痛不止，吸吸少气，或苦少腹拘急，挛痛引腰背，不能食饮，产后一月，日得服四五剂为善。令人强壮，宜。

解析：此于桂枝加芍药汤或小建中汤中加补血作用的当归，故治疗该方证而有血虚证候者。

当归于太阴病当归建中汤方证中，主温中补血、活血止痛。

18. 温经汤方证（参见第五讲：五、吴茱萸）

当归于厥阴病温经汤方证中，主温中补血调经。

【解读药味特点】

经方用当归见于以上 18 方证，主温中补血活血，其用宗于《神农本草经》："当归，味甘，温。主治咳逆上气，温疟寒热洗洗在皮肤中，妇人漏下绝子，诸恶疮疡，金疮，煮饮之。"以其味甘，温，故主治在太阴，如当归芍药散方证、当归生姜羊肉汤方证、赤小豆当归散方证等，但伍以相适应药味而治疗六经各证，如太阳阳明合病的升麻鳖甲汤方证；阳明病的当归贝母苦参丸方证、升麻鳖甲去雄黄蜀椒汤方证；太阳太阴合病的当归四逆汤方证、当归四逆加吴茱萸生姜汤方证；少阳病的奔豚汤证、当归散方证；厥阴病的温经汤方证、薯蓣丸方证、侯氏黑散方证、麻黄升麻汤方证、乌梅丸方证。

后世广用当归，认识体会较多，如《医学启源》谓："当归其用有三：心经本药一也，和血二也，治诸病夜甚三也。"《本草汇言》亦曰："诸病夜甚者，血病也，宜用之，诸病虚冷者，阳无所附也，宜用之。"《本草正》曰："当归，其味甘而重，故专能补血，其气轻而辛，故又能行血，补中有动，行中有补，诚血中之气药，亦血中之圣药也。"对其推崇备至，临床应用广泛。

【药物功用述要】

当归，味甘，温。温性补血活血、润燥滑肠药。主治虚寒胃腹疼痛、痛经、月经不调、崩漏、癥瘕积聚、痿痹、痈疽疮疡、跌仆损伤、虚寒性便秘等。

用法及用量：入煎剂，每用 5～15 克；浸酒、熬膏或入丸散适量。

二、芍药

【药物基本知识】

为毛茛科植物芍药的根。《诗经》称芍药；《韩诗》内传称离草；《本经》称芍药；《吴普本草》称余容、其积、解仓；崔豹《古今注》称可离；《别录》称犁食、铤；《胡本草》称没骨花；《清异录》称婪尾春；《纲目》称将离。六朝以后始分赤白两种，《神农本草经集注》称白芍药；《安期生服炼法》称金芍药；《药品化义》称白芍。

【解析所在方证】

1. **桂枝汤方证**（参见第二讲：一、桂枝）

芍药于太阳病桂枝汤方证中，主养血和营卫。

2. **桂枝加厚朴杏子汤方证**（参见第二讲：一、桂枝）

芍药于太阳太阴合病桂枝加厚朴杏子汤方证中，主养血和营卫。

3. **桂枝加葛根汤方证**（参见第二讲：一、桂枝）

芍药于太阳病桂枝加葛根汤方证中，主养血和营卫。

4. **桂枝加附子汤方证**（参见第二讲：一、桂枝）

芍药于少阴病桂枝加附子汤方证中，主养血和营卫。

5. **桂枝麻黄各半汤方证**（参见第二讲：一、桂枝）

芍药于太阳病桂枝麻黄各半汤方证中，主养血和营卫。

6. **桂枝二麻黄一汤方证**（参见第二讲：一、桂枝）

芍药于太阳病桂枝二麻黄一汤方证中，主养血和营卫。

7. **桂枝二越婢一汤方证**（参见第二讲：一、桂枝）

芍药于太阳阳明合病桂枝二越婢一汤方证中，主养血和营卫。

8. **桂枝去桂加茯苓白术汤方证**（参见第二讲：四、生姜）

芍药于太阳太阴合病桂枝去桂加茯苓白术汤方证中，主养血和营卫。

9. **芍药甘草汤方证**

芍药甘草汤方 芍药、甘草（炙）各四两。

上二味，以水三升，煮取一升五合，去滓，分温再服。

《伤寒论》第29条：伤寒脉浮、自汗出、小便数、心烦、微恶寒、脚挛急，反与桂枝汤以攻其表，此误也，得之便厥、咽中干、烦躁吐逆者，做甘草干姜汤与之，以复其阳。若厥愈足温者，更做芍药甘草汤与之，其脚即伸；若胃气不和谵语者，少与调胃承气汤；若重发汗，复加烧针者，四逆汤主之。

解析：此于甘草汤加芍药，故治甘草汤证腹挛痛，或其他体部挛急者。甘草，《本经》谓："味甘，平。主治五脏六府寒热邪气，坚筋骨，长肌肉。"《别录》称"甘草温中下气……通经脉，利血气，解百毒"。《药性论》谓："主腹中冷痛。"可见是补中益气、温中、解毒之药，与芍药伍用更能温中养血，缓急止痛。本方适应证为四肢、胃腹等处挛急疼痛者。

芍药于太阴阳明合病芍药甘草汤方证中，主养血生津、缓急止痛。

10. **芍药甘草附子汤方证**

芍药甘草附子汤方 芍药、甘草（炙）各三两，附子（炮，去皮，破八片）一枚。

上三味，以水五升，煮取一升五合，去滓，分温三服。

《伤寒论》第68条：发汗病不解，反恶寒者，虚故也，芍药甘草附子汤主之。

解析：此于芍药甘草汤更加附子，故治芍药甘草汤证而更里虚寒者。甘草温中益气，芍药苦平和血，两者合则养血生津利肌筋，治腹挛痛及肌拘挛，加附子则治津血虚又见里虚寒者。以药测证，因甘草、附子辛温治在太阴，芍药苦寒治在阳明，故本方证当属阳明太阴合病

芍药于太阴阳明合病芍药甘草汤方证中，主养血生津、缓急止痛。

11. **葛根汤方证**（参见第二讲：三、葛根）

芍药于太阳病葛根汤方证中，主养血缓挛急。

12. 葛根加半夏汤方证（参见第二讲：三、葛根）

芍药于太阳太阴合病葛根加半夏汤方证中，主养血缓挛急。

13. 小青龙汤方证（参见第二讲：二、麻黄）

芍药于太阳太阴合病小青龙汤方证中，主养血和营卫。

14. 桂枝加芍药生姜各一两人参三两新加汤方证（参见第二讲：一、桂枝）

芍药于太阴太阳合病桂枝加芍药生姜各一两人参三两新加汤方证中，主养血生津、缓急止痛。

15. 真武汤方证（参见第二讲：四、生姜）

芍药于少阴太阴合病真武汤方证中，主养血和营卫。

16. 小建中汤方证（参见第二讲：一、桂枝）

芍药于太阳太阴合病小建中汤方证中，主养血缓急止痛。

17. 大柴胡汤方证（参见第四讲：二十八、柴胡）

芍药于少阳阳明合病大柴胡汤方证中，主缓急止痛。

18. 柴胡桂枝汤方证（参见第四讲：二十八、柴胡）

芍药于少阳太阳合病柴胡桂枝汤方证中，主和营卫、缓急止痛。

19. 桂枝人参汤方证（参见第二讲：一、桂枝）

芍药于太阳太阴合病桂枝人参汤方证中，主和营卫解表。

20. 黄芩汤方证（参见第四讲：七、黄芩）

芍药于少阳阳明合病黄芩汤方证中，主清热、缓急迫止利。

21. 黄芩加半夏生姜汤方证（参见第四讲：七、黄芩）

芍药于少阳阳明合病黄芩汤方证中，主清热、缓急迫止利。

22. 麻子仁丸方证（参见第三讲：八、麻子仁）

芍药于阳明病麻子仁丸方证中，主养血缓急迫。

23. 桂枝加芍药汤方证（参见第二讲：一、桂枝）

芍药于太阳阳明合病桂枝加芍药汤方证中，主养血，治腹满痛。

24. 桂枝加大黄汤方证（参见第二讲：一、桂枝）

芍药于太阳阳明合病桂枝加大黄汤方证中，主养血，治腹满痛。

25. 黄连阿胶汤方证（参见第四讲：八、黄连）

芍药于阳明病黄连阿胶汤方证中，主清热、缓急迫止利。

26. 附子汤方证（参见第五讲：一、附子）

芍药于太阴病附子汤方证中，主缓急止痛。

27. 四逆散方证（参见第四讲：二十八、柴胡）

芍药于少阳病四逆散汤方证中，主清热、缓急止痛。

28. 当归四逆汤方证（参见第八讲：一、当归）

芍药于太阳太阴合病当归四逆汤方证中，主养血和营卫。

29. 当归四逆加吴茱萸生姜汤方证（参见第八讲：一、当归）

芍药于太阳太阴合病当归四逆加吴茱萸生姜汤方证中，主养血和营卫。

30. 麻黄升麻汤方证（参见第二讲：二、麻黄）

芍药于厥阴病麻黄升麻汤方证中，主养血、缓急止痛。

31. 栝楼桂枝汤方证（参见第六讲：十五、天花粉）

芍药于太阳阳明合病栝楼桂枝汤方证中，主养血和营卫。

32. 鳖甲煎丸方证（参见第八讲：三十、鳖甲）

芍药于太阳少阳阳明合病鳖甲煎丸方证中，主养血活血，调和营卫。

33. 桂枝芍药知母汤方证（参见第二讲：一、桂枝）

芍药于少阴太阴合病桂枝芍药知母汤方证中，主养血和营卫，治痹痛。

34. 黄芪桂枝五物汤方证（参见第二讲：十一、黄芪）

芍药于太阳病黄芪桂枝五物汤方证中，主养血和营卫。

35. 桂枝加龙骨牡蛎汤方证（参见第二讲：一、桂枝）

芍药于太阳阳明合病桂枝加龙骨牡蛎汤方证中，主养血和营卫。

36. 黄芪建中汤方证（参见第二讲：十一、黄芪）

芍药于太阳太阴合病黄芪桂枝五物汤方证中，主养血、缓急止痛。

37. 薯蓣丸方证（参见第六讲：二、薯蓣）

芍药于厥阴病薯蓣丸方证中，主养血活血。

38. 大黄䗪虫丸方证（参见第三讲：九、大黄）

芍药于阳明病大黄䗪虫丸方证中，主养血活血。

39. 小青龙加石膏汤方证（参见第二讲：二、麻黄）

芍药于太阳太阴合病小青龙汤方证中，主养血和营卫。

40. 奔豚汤方证（参见第四讲：甘李根白皮）

芍药于少阳病奔豚汤方证中，主养血清热。

41. 桂枝加桂汤方证（参见第二讲：一、桂枝）

芍药于太阳病桂枝加桂汤方证中，主养血和营卫。

42. 乌头桂枝汤方证（参见第五讲：三、乌头）

芍药于少阴病乌头桂枝汤方证中，主养血和营卫。

43. 桂枝加黄芪汤方证（参见第二讲：一、桂枝）

芍药于太阳病桂枝加黄芪汤方证中，主养血和营卫。

44. 黄芪芍药桂枝苦酒汤方证（参见第二讲：十一、黄芪）

芍药于太阳阳明合病黄芪芍药桂枝苦酒汤方证中，主养血和营卫。

45. 王不留行散方证（参见第八讲：十、王不留行）

芍药于厥阴病王不留行散方证中，主养血清热。

46. 桂枝茯苓丸方证（参见第二讲：一、桂枝）

芍药于太阳太阴阳明合病桂枝茯苓丸方证中，主养血活血，治腹满痛。

47. 芎归胶艾汤方证（参见第八讲：二、川芎）

芍药于太阴阳明合病芎归胶艾汤方证中，主养血清热。

48. 当归芍药散方证（参见第八讲：一、当归）

芍药于太阴病当归芍药散方证中，主补血活血止痛。

49. 当归散方证（参见第八讲：一、当归）

芍药于少阳病当归散方证中，主补血活血清热。

50. 枳实芍药散方证（参见第七讲：四、枳实）

芍药于阳明病枳实芍药散方证中，主养血活血清热。

51. 温经汤方证（参见第五讲：五、吴茱萸）

芍药于厥阴病温经汤方证中，主养血活血清热。

52. 排脓散方证（参见第七讲：四、枳实）

芍药于阳明病排脓散方证中，主养血活血清热。

53. 土瓜根散方证（参见第四讲：二十四、土瓜根）

芍药于太阳阳明合病土瓜根散方证中，主调营卫解外。

54. 甘遂半夏汤方证（参见第三讲：九、大黄）

芍药于阳明病甘遂半夏汤方证中，主缓急消胀满。

【解读药味特点】

经方用芍药见于以上54方证，主养血活血、清热、调和营卫，其用宗于《神农本草经》：“芍药，味苦，平。主治邪气腹痛，除血痹，破坚积，寒热，疝瘕，止痛，利小便，益气。”以其味苦，故主治在阳明，如麻子仁丸方证、黄连阿胶鸡子黄汤方证、排脓散、甘遂半夏汤方证等；但伍以相适应药味可用于太阳阳明合病，如桂枝加芍药汤方证、桂枝加大黄汤方证、土瓜根散方证等；亦可用于三阳合病，如鳖甲煎丸方证；亦可用于太阴病，如当归芍药散方证、附子汤方证等；亦可用于太阳太阴合病，如小建中汤方证、黄芪建中汤方证、当归四逆汤方证等；亦可用于少阳病，如四逆散方证、当归散方证、奔豚汤方证等；亦可用于厥阴病，如温经汤方证、薯蓣丸方证、八味丸方证、王不留行散方证等；亦可用于太阳太阴阳明合病，如桂枝茯苓丸方证、小青龙加石膏汤方证等；亦可用于阳明太阴合病，如枳实芍药散方证、芍药甘草汤方证、芍药甘草附子汤方证、芎归胶艾汤方证等。

芍药与当归常同用于养血活血，但芍药为寒性，有清热凉血作用，主治在实热阳明，有治腹满痛、缓拘挛特点；当归为温性，有温中祛寒作用，主治在虚寒太阴，有治寒疝、通脉、调经作用。

六朝以后，芍药始有赤白之分，今日临床习惯养血者用白芍，破瘀者用赤芍。

【药物功用述要】

芍药，味苦，平。养血活血、清热凉血、缓挛急药。主治腹满痛、癥瘕积聚、痹痛、筋肌拘挛等。

用法及用量：入煎剂，每用10~30克；或入丸散适量。

三、川芎

【药物基本知识】

为伞形科植物川芎的根茎。《左传》称山鞠穷；《本经》称芎䓖；《汤液本草》称川芎；《吴普本草》称香果；《别录》称胡䓖；陶弘景称马衔芎䓖；《本草图经》称京芎、雀脑芎；《珍珠囊》称贯芎；《丹溪心法》称抚芎；《本草蒙筌》称台芎；《纲目》称西芎。

【解析所在方证】

1. **侯氏黑散方证**（参见第二讲：九、菊花）

川芎于厥阴病侯氏黑散方证中，主养血活血。

2. **薯蓣丸方证**（参见第六讲：二、薯蓣）

川芎于厥阴病薯蓣丸方证中，主养血活血。

3. **酸枣仁汤方证**（参见第八讲：七、酸枣仁）

川芎于太阴阳明合病酸枣仁汤方证中，主养血活血。

4. **奔豚汤方证**（参见第四讲：二十六、甘李根白皮）

川芎于少阳病奔豚汤方证中，主养血活血。

5. **白术散方证**（参见第六讲：三、白术）

川芎于太阴太阳合病白术散方证中，主养血活血。

6. **当归散方证**（参见第八讲：一、当归）

川芎于少阳病当归散方证中，主养血活血。

7. **当归芍药散方证**（参见第八讲：一、当归）

川芎于太阴病当归芍药散方证中，主养血活血。

8. **芎归胶艾汤方证**

芎归胶艾汤方　川芎二两，阿胶二两，甘草二两，艾叶三两，当归三两，芍药四两，干地黄。

上七味，以水五升，清酒三升，合煮取三升，去滓，内胶令消尽，温服一升，日三服，不瘥更作。

《金匮要略·妇人妊娠病》第4条：师曰：妇人有漏下者，有半产后因续下血都不绝者，有妊娠下血者。假令妊娠腹中痛，为胞阻，胶艾汤主之。

解析：妇人漏下即子宫出血，半产即流产，是因血虚血瘀生热而致胎动不安，治疗宜芎归胶艾汤养血活血清热。本方证为里血虚生瘀生热证，故主以川芎、当归温中养血，并以地黄、芍药、阿胶养血清热，血得温补，血足瘀去热清，则无出血胎动之害。艾叶、清酒辛温温中止痛、助血分药生血养血。

川芎于太阴阳明合病芎归胶艾汤方证中，主养血活血。

9. **温经汤方证**（参见第五讲：五、吴茱萸）

川芎于厥阴病温经汤方证中，主温下养血活血。

【解读药味特点】

经方用川芎见于以上9方证，主温中活血养血，其用宗于《本经》："芎䓖，味辛，温。主治中风入脑头痛，寒痹，筋挛缓急，金创，妇人血闭无子。"其主治在太阴，如当归芍药散方证；而更多用于六经合病，如少阳病的奔豚汤方证、当归散方证；如太阴阳明合病的芎归胶艾汤方证、酸枣仁汤方证；如太阳太阴合病的白术散方证；如厥阴病的温经汤方证、侯氏黑散方证、薯蓣丸方证。

后世对川芎认识应用较广，如《本草汇言》谓："芎䓖，上行头目，下调经水，中开郁结，血中气药。"《本草衍义》谓："芎䓖，今人所用最多，头面风不可阙也，然须以他药佐之。"多注重其活血行血作用。

【药物功用述要】

川芎，味辛，温。为温性强壮活血补血药。主治胸腹寒痛、寒痹筋挛、月经不调、经闭、头痛眩晕、产后腹痛、痈疽疮疡等。

用法及用量：入煎剂，每用5~10克；浸酒、熬膏或入丸散适量。

四、红花

【药物基本知识】

为菊科植物红花的花。《金匮要略》称红蓝花；《本草图经》称红花；《四川植物志》称刺红花；《陕西中药志》称草红花。

【解析所在方证】

红蓝花酒方证

红蓝花酒汤方　红蓝花一两。

上一味，以酒一大升，煎减半，顿服一半，未去再服。

《金匮要略·妇人杂病》第16条：妇人六十二种风，腹中血气刺痛，红蓝花酒主之。

解析：此处六十二种风未详，主证腹中刺痛，当为瘀血，以红花辛温活血药，用酒煎则活血作用更强，因此本方有活血通经止痛作用。

红花于太阴病红蓝花酒方证中，主温中活血。

【解读药味特点】

经方用红花仅见于红蓝花酒方证，《本经》未载，《唐本草》简略记述："治口噤不语，血结，产后诸疾。"《开宝本草》所载较为详细谓："味辛，温，无毒。主产后血晕口噤，腹内恶血不尽、绞痛，胎死腹中，并酒煮服。亦主蛊毒下血。”可知为辛温活血通经，祛瘀止痛之药，其主治在太阴。主治经闭、癥瘕、难产、死胎，产后恶露不行、瘀血作痛，痈肿，跌仆损伤。不但可内服，而且可外用。如《外台秘要》记载：“治一切肿：红蓝花，熟揉捣取汁服之。”《海上集验方》记载：“治喉痹壅塞不通者：红蓝花捣绞取汁一小升，服之。”《云南中草药》记载：“治褥疮：红花适量，泡酒外搽。”

近代红花分草红花与西藏红花（亦称西红花），以西红花为上品，认为西红花不但有活血祛瘀作用，还有补血作用。其治疗作用与用量和煎服法有关，如《本草衍义补遗》谓：“红花，破留血，养血，多用则破血，少用则养血。”《本草述钩元》还说“红蓝花，养血水煎，破血酒煮”。

【药物功用述要】

红花味辛，温。活血祛瘀通经药。主治瘀血作痛、经闭、癥瘕、产后恶露不行、痈肿、跌仆损伤。

用法及用量：入煎剂，每用3～10克；入散剂或浸酒，鲜者捣汁。外用：研末撒。

五、干地黄

【药物基本知识】

为玄参科植物地黄的根茎。《尔雅》称苄；《本经》称干地黄，又称地髓；《别录》称芑；《本草衍义》称牛奶子；《救荒本草》称婆婆奶；《植物名实图考》称狗奶子；《本草正义》称原生地，《中药志》称干生地。本植物的新鲜根茎即鲜地黄，蒸熟的根茎为熟地黄。

【解析所在方证】

1. 八味（肾气）丸方证

八味（肾气）丸方　干地黄八两，山茱萸四两，薯蓣四两，茯苓三两，丹皮三两，泽泻三两，桂枝一两，附子（炮）一两。

上八味，末之，炼蜜和丸，梧子大，酒下十五丸，日再服。

《金匮要略·中风历节病》附方：崔氏八味丸：治脚气上入，少腹不仁。

《金匮要略·血痹虚劳病》第15条：虚劳腰痛，少腹拘急，小便不利者，八味肾气丸主之。

《金匮要略·痰饮咳嗽病》第17条：夫短气有微饮，当从小便去之，苓桂术甘汤主之，肾气丸亦主之。

《金匮要略·消渴小便利淋病》第4条：男子消渴，小便反多，以饮一斗，小便一斗，肾气丸主之。

《金匮要略·妇人杂病》第19条：问曰：妇人病饮食如故，烦热不得卧，而反倚息何也？师曰：此名转胞，不得溺也。以胞系了戾，故致此病，但利小便则愈，宜肾气丸主之。

解析：上有消渴，下有小便不利、少腹拘急不仁，外有腰痛，显然为上热下寒、血虚水盛半表半里阴虚寒之证，当为厥阴病所属，故以干地黄、丹皮、山茱萸生津，养血活血，清上热，止消渴；以山药、泽泻、茯苓利湿于下，又重用附子温下祛寒饮，用桂枝温中并引邪出外，正是厥阴病治剂，其适应证为：消渴、下焦痿痹、少腹不仁、小便不利或失禁、腰腿酸软、痹痛、虚热烦者。

干地黄于厥阴病八味丸方证中，主养血活血清上热。

2. **芎归胶艾汤方证**（参见第八讲：三、川芎）

干地黄于太阴阳明合病芎归胶艾汤方证中，主养血活血、清热止血。

3. **黄土汤方证**（参见第八讲：十六、灶心土）

干地黄于厥阴病黄土汤方证中，主养血活血、清热止血。

4. **防己地黄汤方证**（参见第七讲：十六、防己）

干地黄于太阳阳明合病防己地黄汤方证中，主养血活血清热。

5. **百合地黄汤方证**（参见第四讲：二十、百合）

干地黄于阳明病百合地黄汤方证中，主养血清热。

6. **薯蓣丸方证**（参见第六讲：二、薯蓣）

干地黄于厥阴病薯蓣丸方证中，主养血清上热。

7. **大黄䗪虫丸方证**（参见第三讲：九、大黄）

干地黄于阳明病大黄䗪虫丸方证中，主养血清热。

8. **炙甘草汤方证**（参见第六讲：五、甘草）

干地黄于太阴太阳阳明合病炙甘草汤方证中，主养血活血清热。

9. **《千金》三物黄芩汤方证**（参见第四讲：七、黄芩）

干地黄于阳明病《千金》三物黄芩汤方证中，主养血清热。

【解读药味特点】

经方用干地黄见于以上9方证，主养血、活血、清热、止血，其用宗于《本经》："干地黄，味甘，寒。主治折跌，绝筋，伤中，逐血痹，填骨髓，长肌肉。作汤除寒热积聚，除痹。生者尤良。"以其味甘寒，故主治在阳明，如百合地黄汤方证、大黄䗪虫丸方证；但伍以相应药味而治疗合病证，如太阳阳明合病的防己地黄汤方证；太阴阳明合病的芎归胶艾汤方证；太阴阳明太阳合病的炙甘草汤方证；厥阴病的薯蓣丸方证、肾气丸方证、黄土汤方证等。

后世把干地黄亦认作养血活血凉血药，但更认为是补肾水之药，张景岳用熟炙者，更强调其补阴主治在肾。而经方主用其治阳明里热。

胡希恕先生由经方方证认识本药，认为干地黄为凉性养血活血药，故认为干地黄有清阳明里热作用，更据防己地黄汤治"病如狂状，妄行独语不休治"，重用生地解烦行瘀，以治癫狂等疾，说明干地黄治癫狂不惟活血养血，更重要者在清阳明里热，试看神昏、谵语、癫狂多为阳明实热可知，是经方治精神症主要着眼点。

当归、芍药、川芎、生地四者皆养血活血，当归、川芎性温而主治在太阴；芍药、生地性凉而治在阳明，是经方用药的主要区别点。各药又有其特点，如当归补血温经力显，川芎活血力宏；生地养血活血清热突出，芍药养血清热养肌筋而有缓挛急作用。

【药物功用述要】

干地黄，味甘，寒。养血、活血、清热、止血药。主治阳明里热或半表半里热、消渴、吐衄、下血、血崩、月经不调、胎动不安、癫狂、血痹虚劳等。

用法及用量：入煎剂，每用10~30克。

六、新绛

【药物基本知识】

新绛原药未详，多认为由茜草染制的绯帛，《别录》记载茜草“可以染绛”，因此新绛经煎煮后，其发挥治疗作用的主要应为茜草。茜草为茜草科植物的根及根茎。《本经》称茜草根、茜根；《土宿本草》称血见愁；《格致余论》称过山龙；《纲目拾遗》称地苏木、活血丹；《贵州民间方药集》称红龙须根；《河南中药手册》称沙茜秧根；《江苏植药志》称五爪龙、满江红、九龙根；《山东中药》称红棵子根、小孩拳、娃娃拳、拉拉秧子根；《浙江民间草药》小活血龙；《闽东本草》称土丹参、四方红根子；《江苏药材志》称红茜根。

【解析所在方证】

旋覆花汤方证

旋覆花汤方　旋覆花三两，葱十四茎，新绛少许。

上三味，以水三升，煮取一升，顿服之。

《金匮要略·五脏风寒积聚病》第7条：肝着，其人常欲蹈其胸上，先未苦时，但欲饮热，旋覆花汤主之。

解析：肝着，后世多认为是气滞血瘀之肝病，以药测证当知，实是外邪里饮之胸痹证。旋覆花，《本经》谓：“味咸，温。主治结气，胁下满，惊悸，除水，去五脏间寒热，补中，下气。”为温中下气药。葱，辛温散寒，为有力的发汗解表药，更值得注意的是，在本方中葱用十四茎，可知主在发汗解表。新绛行血用少许，可知不是主药。三药协力，温中发汗同时祛饮，稍佐以新绛活血，治外邪里饮的肝着（气血郁结而胸中痞满之胸痹）。

新绛于太阳太阴合病旋覆花汤方证中，主活血祛瘀。

【解读药味特点】

经方用新绛仅见于旋覆花汤方证，新绛多认为是茜草的功能，《本经》谓：“茜根，味苦，寒。主治寒湿风痹，黄疸，补中。”可知为苦寒活血凉血药，其主治在阳明，但于旋覆花汤方证中，主活血祛瘀，佐旋覆花祛饮并除饮停化热。后世认为茜草为凉血活血、祛瘀通经、止血药，《本草经疏》指出：“茜根，行血凉血之要药。

主痹及疸。疸有五，此其为治，盖指蓄血发黄，而不专于湿热者也。痹者血病，行血软坚，则痹自愈。”

【药物功用述要】

新绛，味苦，寒。活血祛瘀、通经止血药。主治吐衄下血、血崩、经闭、风湿痹痛、跌打损伤、瘀滞肿痈、黄疸、咳喘。

用法及用量：入煎剂，每用6～10克。或入丸散。

七、酸枣仁

【药物基本知识】

为鼠李科植物酸枣的种子。《诗经》称棘；《尔雅》称樲；《本经》称酸枣；陶弘景称山枣；《药品化义》称枣仁；《雷公炮炙论》称酸枣仁；任防《述异记》称野枣；《江苏植药志》称酸枣核。

【解析所在方证】

酸枣仁汤方证

酸枣仁汤方　酸枣仁二升，甘草一两，知母二两，茯苓二两，川芎二两。

上五味，以水八升，煮酸枣仁得六升，内诸药，煮取三升，分温三服。

《金匮要略·血痹虚劳病》第17条：虚劳，虚烦不得眠，酸枣仁汤主之。

解析：虚劳虚烦，暗示血虚而致的心烦悸、不得眠，这种失眠症宜用酸枣仁汤治疗。酸枣仁为一收敛性的强壮药，尤其有强壮神经和安神的作用，本方用为主要药，取其补虚敛神以安眠，复以川芎、甘草、茯苓补中和血缓急，知母、茯苓解烦安悸，故治里虚而致血亏的虚烦不得眠而心悸者。

酸枣仁于太阴阳明合病酸枣仁汤方证中，主养血安神。

【解读药味特点】

经方用酸枣仁仅见于酸枣仁汤，《本经》谓：“酸枣，味酸，平。主治心腹寒热，邪结气，四肢酸疼，湿痹。久服安五脏，轻身延年。”可知为甘酸平而偏于养血安神之药。以其味酸，因有敛汗功效，临床用于自汗、盗汗有效。

近代普遍认为枣仁有安眠作用，有凡见失眠即投者。胡希恕先生认为，酸枣仁适用于血虚不眠者，湿热寒饮者用之效不佳，临床验证不诬。

【药物功用述要】

酸枣仁，味酸，平。养血安神敛汗药。主治血虚不眠、自汗盗汗、惊悸不安。

用法及用量：入煎剂，每用10～15克。或入丸散。

八、柏子仁

【药物基本知识】

为柏科植物侧柏的干燥成熟种仁。《本经》称柏实；《唐本草》称柏子仁；《本草经集注》称柏仁、柏子；《日华子本草》称侧柏子。

【解析所在方证】

竹皮大丸方证

竹皮大丸方 生竹茹二分，石膏二分，桂枝一分，甘草七分，白薇一分。

上五味，末之，枣肉和丸，弹子大，以饮服一丸，日三夜二服。有热者倍白薇；烦喘者加柏实一分。

《金匮要略·妇人产后病》第9条：妇人乳中虚、烦乱、呕逆，安中益气，竹皮大丸主之。

解析：产后血虚生热，烦乱呕逆，故以桂枝甘草汤加大枣解太阳之表，降冲下气而平呕逆，而重用甘草以益气；又用竹茹，伍以石膏、白薇清阳明里热以解烦乱，故为两解表里之剂。当里热而烦喘者，加柏子仁清里热而治烦喘。

柏子仁于太阳阳明合病竹皮大丸方证中，主清里热润下。

【解读药味特点】

经方用柏子仁仅见于竹皮大丸方证，主清热除烦而治烦喘，《本经》谓："柏实，味甘，平。主治惊悸，安五脏，益气，除湿痹。久服，令人悦泽美色，耳目聪明，不饥不老，轻身延年。"可知具有宁心安神作用，因能治烦喘。

后世本草认为柏子仁是一味性质平和的养血安神药，在镇静的同时又兼有一定的补益、润肠通便作用，正如《纲目》所指出："柏子仁，……宜乎滋养之剂用之。"临床常用于健忘、失眠、便秘、肠风下血。还有以其为主治血虚月经不通，如《妇人大全良方》的柏子仁丸。

【药物功用述要】

柏子仁，味甘，平。养血安神、滋养润肠药。主治惊悸、失眠、遗精、盗汗、月经不调、便秘等。

用法及用量：入煎剂，每用6～15克。或入丸散。

九、紫参

【药物基本知识】

紫参首载于《本经》，又称牡蒙，宋以后记载不详，近代多认为是草河车、重楼（百合科植物），但近代所称草河车、重楼，《本经》称蚤休（百合科植物），故是否与紫参为一物，有待考证。

【解析所在方证】

1. **泽漆汤方证**（参见第七讲：十八、泽漆）

紫参于太阳少阳阳明合病泽漆汤方证中，主逐饮散结，化痰止咳。

2. **紫参汤方证**

紫参汤方 紫参半斤，甘草三两。

上二味，以水五升，先煮紫参，取二升，内甘草，煮取一升半，分温三服。

《金匮要略·呕吐哕下利病》第23条：下利肺痛，紫参汤主之。

解析：下利和肺痈皆现阳明里热者多，紫参有清热化饮作，故伍甘草清热排脓为治。但胡希恕先生认为有错简，其大意为：据《神农本草经》记载，紫参为苦寒药，作用近似柴胡，“治心腹积聚、寒热邪气、利大小便”，既利小便，也通大便，可见其治下利，当为热利滞下不爽一类。但以紫参配伍甘草治疗肺痈，不可理解，恐有错简。

紫参于阳明病紫参汤方证中，主清里热化饮。

【解读药味特点】

经方用紫参见于以上两方证，主清热化饮，主治在阳明，其用宗于《本经》：“紫参，味苦，辛，寒。主治心腹积聚，寒热邪气，通九窍，利大小便。”本品在《别录》有记载谓：“紫参，微寒，无毒。疗肠胃大热，唾血衄血，肠中聚血，痈肿诸疮，止渴益精。”后世本草记载不详。近代多以草河车、重楼、蚤休代之，有待考证。

【药物功用述要】

紫参，味苦，辛，寒。清热化饮排脓药。主治里热、咳喘、吐痰、脓血。

用法及用量：入煎剂，每用6～15克。或入丸散。

十、王不留行

【药物基本知识】

为石竹科植物麦蓝菜的干燥成熟种子。《本经》称王不留行；《吴普本草》称不留行、王不留行；《日华子本草》称剪金花、禁宫花；《稗史》称金剪刀草；《纲目》称金盏银台；《甘泉县志》称麦蓝子。

【解析所在方证】

王不留行散方证

王不留行散方　王不留行（八月八日采）十分，蒴藋细叶（七月七日采）十分，桑东南根白皮（三月三日采）十分，甘草十分，川椒（除目及闭口，去汗）三分，黄芩二分，干姜二分，芍药二分，厚朴二分。

上九味，桑根白皮以上三味烧灰存性，勿令灰过，各别杵筛，合制之为散，服方寸匕。小疮即粉之，大疮但服之，产后亦可服。如风寒，桑东根勿取之，前三物皆阴干百日。

《金匮要略·疮痈肠痈浸淫病》第6条：病金疮，王不留行散主之。

解析：方中称川椒可知，本方证很可能是宋人加入。王不留行，《本经》谓：“味苦，平。主金疮，止血逐痛，出刺，除风痹内寒。”为本方的主药，佐以桑白皮、蒴藋叶利气消瘀，烧灰存性者，为止血也。复用甘草解毒缓痛，芍药、黄芩以清血热，川椒温中解表。干姜、厚朴温中祛寒有助行瘀也，故治血虚血瘀、寒热错杂的金疮之剂。

王不留行于厥阴病王不留行散方证中，主活血止血。

【解读药味特点】

经方用王不留行仅见于王不留行散，其用宗于《本经》："王不留行，味苦，平。主治金疮，止血逐痛，出刺，除风痹内寒。"为一平性活血止血药，有行血通经、催生下乳、消肿敛疮疮之功。《本草求真》言："瘀血不行，得此则行；出血不止，得此则止。"后世因其通利之性，用其通乳、通淋亦有效验。

【药物功用述要】

王不留行，味苦，平。活血止血、通经消肿药。主治血瘀经闭、难产、产后乳汁不下、血淋、痈肿及金疮出血等。

用法及用量：入煎剂，每用6~10克。或入丸散。

十一、牡丹皮

【药物基本知识】

为毛茛科植物牡丹的根皮。《本经》称牡丹，又称鹿韭、鼠姑；《广雅》称白术；《唐本草》称百两金、吴牡丹；《开元天宝遗事》称木芍药；《洛阳名园记》称花王；《群芳谱》称洛阳花。《纲目》称牡丹根皮；《本草正》称丹皮；《贵州民间方药集》称丹根。

【解析所在方证】

1. **八味（肾气）丸方证**（参见第八讲：五、干地黄）

牡丹皮于厥阴病八味丸方证中，主活血清上热。

2. **鳖甲煎丸方证**（参见第八讲：三十、干地黄）

牡丹皮于太阳少阳阳明合病鳖甲煎丸方证中，主活血清上热。

3. **桂枝茯苓丸方证**（参见第二讲：一、桂枝）

牡丹皮于太阳阳明合病桂枝茯苓丸方证中，主活血清上热。

4. **温经汤方证**（参见第五讲：五、吴茱萸）

牡丹皮于厥阴病温经汤方证中，主活血清上热。

5. **大黄牡丹皮汤方证**（参见第三讲：九、大黄）

牡丹皮于阳明病大黄牡丹皮汤方证中，主祛瘀清里热。

【解读药味特点】

经方用牡丹皮见于以上5方证，主活血祛瘀清热，其用宗于《本经》："牡丹，味辛，寒。主治寒热，中风，瘛疭、痉、惊痫，邪气，除癥坚，瘀血留舍肠胃，安五脏，治痈疮。"以其性寒，故主治在阳明，如大黄牡丹皮汤方证；以其活血清热，故也用于厥阴病、太阳阳明合病、太阳少阳阳明合病的瘀血、上热，如温经汤方证、八味（肾气）丸方证、桂枝茯苓丸方证、鳖甲煎丸方证等。

【药物功用述要】

牡丹皮，味辛，寒。凉血、活血、清热药。主治阳明里热或合病里热、半表半里热之瘀血证、中风瘛疭、癥坚、经闭、肿痈、跌打损伤。

用法及用量：入煎剂，每用6～10克。或入丸散。

十二、乱发

【药物基本知识】

为人的头发。《本经》称发髲；《金匮要略》称乱发；《本草蒙筌》称血余。

【解析所在方证】

1. **滑石白鱼散方证**（参见第四讲：十九、滑石）

乱发于阳明病滑石白鱼散方证中，主利尿通淋。

2. **猪膏发煎**（参见第六讲：十四、猪膏）

乱发于阳明病猪膏发煎方证中，主通便、利血脉、祛黄。

【解读药味特点】

经方用乱发见于以上2方证，主利尿通淋、利血通便，主治在阳明，其用宗于《本经》："发髲，味苦，温。主治五癃，关格不得小便，利水道，治小儿痫，大人痓。"有利尿、通便、消瘀、祛黄之功，后世更重视其活血止血作用。主治吐血，鼻衄，齿龈出血，血痢，血淋，崩漏等。

【药物功用述要】

乱发，味苦，温。养血润燥，通利二便、通淋、消瘀、祛黄、止血药。主治淋证、吐衄、崩漏。

用法及用量：入煎剂，每用6～10克。或入丸散。

十三、侧柏叶

【药物基本知识】

为柏科植物侧柏的嫩枝与叶。《本经》有柏子仁而无柏叶记载。《金匮要略》称柏叶；《药性论》称侧柏；《滇南本草》称扁柏；《闽东本草》称丛柏叶。一些文献又称崖柏、香柏、黄心柏、扁松、云片柏，松蟠、片松、喜柏等。

【解析所在方证】

柏叶汤方证

柏叶汤方　柏叶、干姜各三两，艾叶三把。

上三味，以水五升，取马通汁一升，合煮取一升，分温再服。

按：《外台》引张仲景《伤寒论》作：青柏叶三两，干姜二两切，艾三把，右三味以水五升，煮取一升，去滓，别绞取新马通汁一升，相合煎，取一升，绵滤之，温分再服。马通是马粪汁也，一方有阿胶，无艾。

《金匮要略·惊悸吐衄下血胸满瘀血病》第14条：吐血不止者，柏叶汤主之。

解析：吐血不止者，已暗示用各种办法治疗吐血不止，此吐血为上热下寒证，故重在温下寒而止血，故主用干姜、艾叶、马通汁温下摄血，复以柏叶止血。马通汁即马粪取水化开，以布滤汁澄清，此物亦善治吐衄，故本方实一强有力的止血药，但性偏温，宜于寒证，而不宜于热证。又马通汁秽臭难服，可以黄土汁代之，或加阿胶更佳。

侧柏叶于太阴阳明合病柏叶汤方证中，主清热止血。

【解读药味特点】

经方用侧柏叶仅见于柏叶汤方证，主要用于清上热止血，其主治在阳明里证，但当出血证陷于阴证时，可伍用相应药味治疗其合病证，如柏叶汤方证，即是上热下寒的太阴阳明合病证。

《本经》只载有柏子仁，而无柏叶记载。后世本草著作认为其性凉或寒，《别录》谓柏叶："味苦，微温，无毒，主吐血、衄血、痢血、崩中赤白。轻身益气，令人耐寒暑，去湿痹，生肌。"以其苦寒清热凉血止血作用，用其治疗痢疾、肺结核、胃肠出血等，亦有外用治疗秃发、疖疮、烫伤等。同时注意到，因其苦寒利于热证而不宜于寒证，如《本草述》所言"多食亦能倒胃"，极少数人还可出现浮肿、皮疹等过敏性反应，正说明经方用其主治阳明之理。

【药物功用述要】

侧柏叶，味苦，寒。凉血清热止血药。主治吐衄、血痢、崩中、咳嗽、风湿痹、皮肤疖疮、烫伤等。

用法及用量：入煎剂，每用10～30克；外用酒浸、粉适量。

十四、艾叶

【药物基本知识】

为菊科植物艾的干燥叶。《诗经》称艾；《尔雅》称冰台；郭璞注《尔雅》称艾蒿；《别录》称医草；《埤雅》称灸草；《蕲艾传》称蕲艾；《纲目》称黄草；《医林纂要》称家艾；《本草求原》称甜艾。一些文献又称：有草蓬、艾蓬、狼尾蒿子、香艾、野莲头、阿及艾等。

【解析所在方证】

1. **柏叶汤方证**（参见第八讲：十三、侧柏叶）

艾叶于太阴阳明合病柏叶汤方证中，主温中止血。

2. **芎归胶艾汤方证**（参见第八讲：三、川芎）

艾叶于太阴阳明合病芎归胶艾汤方证中，主温中止血。

3. **桂枝加桂汤方证**（参见第二讲：一、桂枝）

《伤寒论》第117条：烧针令其汗，针处被寒，核起而赤者，必发奔豚。气从少腹上冲心者，灸其核上各一壮，与桂枝加桂汤，更加桂二两也。

艾叶于太阳病桂枝加桂汤方证中，以灸祛寒解表。

【解读药味特点】

《本经》未记载艾叶，经方用艾叶仅见于以上3方证，主为温中祛寒、止痛止血，其主治在太阴，但多数血证多兼见热证，而呈上热下寒之阳明太阴合病，故常伍以当归、干姜治之，如柏叶汤方证、芎归胶艾汤方证。值得注意的，《伤寒论》记载了以艾灸患处，有祛寒解表作用，如桂枝加桂汤方证。

汤本求真认为“本药为温性收敛性止血药，兼有强壮作用”，很是简明贴切。

后世本草认为其苦辛温，主要具有温经、理气血、逐寒湿、止血与安胎之功用。不但用其内服，还广其外用，如《别录》谓：“味苦，微温，无毒。主灸百病。可作煎，止下痢，吐血，下部匿疮，妇人漏血。利阴气，生肌肉，辟风寒，使人有子。”陶弘景谓：“捣叶以灸百病，亦止伤血。汁又杀蛔虫。苦酒煎叶疗癣。”

值得注意的是，我们的祖先在远古即用其做灸药，故《别录》称“主灸百病”，治疗诸多虚寒证、并突出其保健益寿作用，形成独特的艾灸学体系。

【药物功用述要】

艾叶，味苦辛，温。温中祛寒止血止利药。主心腹冷痛、泄泻转筋、久痢、下血、吐衄、月经不调、崩漏、带下、痈疡、疥癣等。

用法及用量：入煎剂，每用6～10克；入丸、散或捣汁；外用：捣绒作炷或制成艾条熏灸，捣敷、煎水外熏洗或炒热温熨。

十五、蒲黄

【药物基本知识】

为香蒲科植物长包香蒲、狭叶香蒲、宽叶香蒲或其同属多种植物的花粉。《本经》称蒲黄；陶弘景称蒲厘花粉；《江苏植物志》称蒲花；《新疆药材》称蒲棒花粉；《药材学》称蒲草黄。

【解析所在方证】

蒲灰散方证

蒲灰散方　蒲灰七分，滑石三分。

上二味，杵为散，饮服方寸匕，日三服。

《金匮要略·消渴小便利淋病》第12条：小便不利，蒲灰散主之，滑石白鱼散、茯苓戎盐汤并主之。

解析：蒲灰为蒲席烧灰或蒲草烧成的灰（可用蒲黄粉代之），有祛湿利小便及止血作用。滑石利湿清热、通九窍，两味合则治小便赤涩不利或尿血者。

蒲黄于阳明病蒲灰散方证中，主利尿祛瘀止血。

【解读药味特点】

经方用蒲黄（蒲灰）仅见于蒲灰散方证，主利尿祛瘀止血，主治在阳明，其用宗于《本经》：“蒲黄，味甘，平。主治心腹膀胱寒热，利小便，止血，消瘀血。”后世用蒲黄更重视其活血祛瘀止血作用，如《本草汇言》谓：“蒲黄，性凉而利，能洁膀胱之原，清小肠之气，故小便不通，前人所必用也。至于治血之方，血之上者可清，血之下者可利，血之滞者可行，血之行者可止。凡生用则性凉，行血而兼消；炒用则味涩，调血而且止也。”即用其活血祛瘀、止血、通淋。主治吐血，衄血，咯血，崩漏，外伤出血，经闭痛经，脘腹刺痛，跌仆肿痛，血淋涩痛等。

【药物功用述要】

蒲黄，味甘，平。活血祛瘀、止血、通淋药。主治小便不利、淋沥、吐衄、崩漏、外伤出血、经闭痛经、脘腹刺痛、跌仆肿痛等。

用法及用量：入煎剂，每用6～10克；或入丸、散。

十六、灶心土

【药物基本知识】

为久经柴草熏烧的灶底中心的土块。《金匮要略》称灶心土；《雷公炮炙论》称伏龙肝；,《肘后方》称釜下土；《补缺肘后方》称釜月下土；《纲目》称灶心土。

【解析所在方证】

黄土汤方证

黄土汤方　甘草、干地黄、白术、附子（炮）、阿胶、黄芩各三两，灶心土半斤。

上七味，以水八升，煮取三升，分温二服。

《金匮要略·惊悸吐衄下血胸满瘀血病》第15条：下血，先便后血，此远血也，黄土汤主之。

解析：灶心土，也称伏龙肝，为温性收敛药而有止血的作用，伍以生地、阿胶养血清热协力止血，佐以甘草、白术理中燥湿。既用附子之大温，又用黄芩之苦寒，故治诸失血阴阳寒热交错互见而陷于半表半里阴者。本方适应证为大便溏而下血黑紫，兼见四肢冷痹反心烦热者。

灶心土于厥阴病黄土汤方证中，主温下止血。

【解读药味特点】

经方用灶心土仅见于黄土汤方证，为温下止血，治疗上热下寒之下血。《别录》载其“味辛，微温。主妇人崩中，吐血，止咳逆，止血，消痈肿毒气”。后世多用其温中燥湿，止呕止血之功，主治呕吐反胃，腹痛泄泻，吐血、衄血、便血、尿血，妇女妊娠恶阻，崩漏带下，痈肿溃疡等。

【药物功用述要】

灶心土，味辛，微温。温中燥湿，止呕止血药。主治吐衄、便血、尿血、呕吐反胃，腹痛泄泻，妇女妊娠恶阻，崩漏带下，痈肿溃疡等。

用法及用量：入煎剂，每用15～50克；外用适量。

十七、人尿

【药物基本知识】

人尿，首载于《伤寒论》、《别录》，取健康人的小便，去头尾，用中间一段。一般以10岁以下儿童的小便为佳，名为“童便”。

【解析所在方证】

白通加猪胆汁汤方证

白通加猪胆汁汤方 葱四茎，干姜一两，附子（生，去皮，破八片）一枚，人尿五合，猪胆汁一合。

上五味，以水三升，煮取一升，去滓，内胆汁、人尿，和令相得，分温再服。若无胆，亦可用。

《伤寒论》第315条：少阴病，下利，脉微者，与白通汤；利不止、厥逆无脉、干呕、烦者，白通加猪胆汁汤主之。服汤，脉暴出者死，微续者生。

解析：本条有错简，应是通脉四逆加猪胆汁汤方证（参见《胡希恕讲伤寒杂病论》），主要依据是葱白为发汗药，利不止，津液伤至极，厥逆无脉，无再发汗之理；更重要者，厥逆无脉急需干姜、生附子回阳，白通汤中干姜、附子用量比四逆汤还小，更比不上通脉四逆汤，人尿、猪胆汁虽能强心，但毕竟苦寒有碍回阳，故白通加猪胆汁汤应是通脉四逆加猪胆汁汤为是。

附：通脉四逆加猪胆汁汤方证

通脉四逆加猪胆汁汤方：甘草（炙）二两，干姜三两（强人可四两），附子（生用，去皮，破八片）大者一枚，人尿五合，猪胆汁一合。

上四味，以水三升，煮取一升二合，去滓，内猪胆汁、人尿，分温再服，其脉即来。无猪胆以羊胆代之。

《伤寒论》第390条：吐已下断，汗出而厥，四肢拘急不解，脉微欲绝者，通脉四逆加猪胆汁汤主之。

解析：猪胆汁为一有力的苦味亢奋药，苦寒清热，而有强心作用。当病重里虚寒甚，心衰脉微欲绝，而有虚热上浮呈太阴阳明合病时，治以附子强心通脉为主，同时用猪胆汁、人尿清上热辅以强心、止呕除烦，共救病于危急。

人尿于太阴阳明合病通脉四逆加猪胆汁汤方证中，主亢奋以振心衰。

【解读药味特点】

经方用人尿仅见于白通加猪胆汁汤（通脉四逆加猪胆汁汤）方证，主亢奋心功、而除虚热烦躁，其主治在阳明。《本经》未记载人尿，后世多认为其性味咸，凉，或咸，寒。故多用作滋阴降火、止血消瘀药，治疗劳伤咳嗽、吐血、衄血、产后血瘀、晕厥、跌打损伤、血瘀作痛等。

【药物功用述要】

人尿，味咸，凉。清热活血、止血、强心药。主治劳伤咳嗽、吐血、衄血、产后血瘀、晕厥、跌打损伤、血瘀作痛等。

用法及用量：内服：取新鲜者50～100毫升或和汤药内。

十八、阿胶

【药物基本知识】

为马科动物驴的皮去毛后熬制而成的胶块。《本经》称阿胶，又称傅致胶；陶弘景称盆覆胶；《千金·食治》称驴皮胶。

【解析所在方证】

1. **黄连阿胶汤方证**（参见第四讲：八、黄连）

阿胶于阳明病黄连阿胶汤方证中，主养血清热。

2. **猪苓汤方证**（参见第七讲：九、猪苓）

阿胶于阳明病猪苓汤方证中，主止血润燥。

3. **白头翁加甘草阿胶汤方证**（参见第四讲：十五、白头翁）

阿胶于阳明病白头翁加甘草阿胶汤方证中，主养血止血清热。

4. **薯蓣丸方证**（参见第六讲：二、薯蓣）

阿胶于厥阴病薯蓣丸方证中，主养血润燥。

5. **鳖甲煎丸方证**（参见第八讲：三十、鳖甲）

阿胶于太阳少阳阳明合病鳖甲煎丸方证中，主养血润燥清热。

6. **芎归胶艾汤方证**（参见第八讲：三、川芎）

阿胶于太阴阳明合病芎归胶艾汤方证中，主养血止血。

7. **温经汤方证**（参见第五讲：五、吴茱萸）

阿胶于厥阴病温经汤方证中，主养血润燥。

8. **黄土汤方证**（参见第八讲：十六、灶心土）

阿胶于厥阴病黄土汤方证中，主养血清热止血。

9. **炙甘草汤方证**（参见第六讲：五、甘草）

阿胶于太阳太阴阳明合病炙甘草汤方证中，主养血生津。

10. **大黄甘遂汤方证**（参见第三讲：九、大黄）

阿胶于阳明病大黄甘遂汤方证中，主补血养正。

【解读药味特点】

经方用阿胶见于以上10方证，主养血活血润燥，其用宗于《本经》："阿胶，味甘，平。主治心腹内崩，劳极洒洒如疟状，腰腹痛，四肢酸疼，女子下血，安胎。久服益气。"以其味甘，平，又常伍以清热药，故主治在阳明，如大黄甘遂汤方证、黄连阿胶汤方证、猪苓汤方证、白头翁加甘草阿胶汤方证等；但伍以温补药常用于上热下寒之血虚、血瘀、津虚等证，如炙甘草汤方证、薯蓣丸方证、黄土汤方证、温经汤方证、芎归胶艾汤方证、鳖甲煎丸方证等。

后世广用阿胶，认为“阿胶乃血肉有情之品，为补血之圣药，擅补阴血而止血”。但人们在应用过程中观察到，其味虽甘平，但性较黏腻，里虚寒者不宜服之，如《本草经疏》谓：“性黏腻，胃弱作呕吐者勿服；脾胃虚，食不消者亦忌之。”

【药物功用述要】

阿胶，味甘，平。补血止血、生津清热药。主治衄血、下血、咳血、吐血、月经不调、崩中、胎漏等。

用法及用量：内服：黄酒或开水烊化；或先炮成珠煎服，每用6～15克；或入丸散适量。

十九、鸡子黄

【药物基本知识】

为雉科动物家鸡的蛋黄，《神农本草经》称鸡子；《伤寒论》称鸡子黄；《千金食治》称鸡子黄；《别录》称鸡子黄；《纲目》称鸡卵黄。

【解析所在方证】

1. **百合鸡子黄汤方证**（参见第四讲：二十、百合）

鸡子黄于阳明病百合鸡子黄汤方证中，主养血除烦。

2. **黄连阿胶汤方证**（参见第四讲：八、黄连）

鸡子黄于阳明病黄连阿胶汤方证中，主养血安神。

3. **排脓散方证**（参见第七讲：四、枳实）

鸡子黄于阳明病排脓散方证中，主养血清热。

【解读药味特点】

经方用鸡子黄见于以上三方证，主养血清热除烦，主治在阳明，其用宗于《神农本草经》：“主除热火疮，治痫痓。”可知有养血、清热、除烦、安神作用。后世认为其有滋阴润燥，养血熄风作用，不但内服治热病、心烦不得眠、吐衄等，而且外用治烫火伤、湿疹等。

李时珍认为鸡子黄：“气味俱厚，故能补形，昔人谓其与阿胶同功，正此意也。”

【药物功用述要】

鸡子黄，味甘，平。养血、清热、除烦、安神药。主治心烦不得眠，热病痉厥，虚劳吐血，呕逆，下痢，胎漏下血，烫伤，热疮，湿疹，小儿消化不良等。

用法及用量：内服：生服、煮食或以药汁冲服。外用：调药涂或煮熟熬油涂敷。

二十、羊肉

【药物基本知识】

为牛科动物山羊或绵羊的肉，《金匮要略》称羊肉；《别录》、《本草经集注》称羊肉。

【解析所在方证】

当归生姜羊肉汤方证（参见第八讲：一：当归）

羊肉于太阴病当归生姜羊肉汤方证中，主温中养血、缓急止痛。

【解读药味特点】

经方用羊肉仅见于当归生姜羊肉汤方证，主温中养血、缓急止痛，主治在太阴。《本经》未记载，《别录》载其：“味甘，大热，无毒。主缓中，字乳余疾，及头脑大风汗出，虚劳寒冷，补中益气，安心止悸。”后世多认为羊肉是益气补虚，温中暖下之食药皆用之品。

【药物功用述要】

羊肉，味甘，温。温中暖下，益气补虚。主治虚劳羸瘦、腰膝酸软、产后虚冷、腹痛寒疝、反胃等。

用法及用量：内服，煮食或煎汤。

二十一、干漆

【药物基本知识】

为漆树科漆树属植物漆树的树脂经加工后的干燥品。《本经》称干漆；《中药材手册》称漆渣、漆底、漆脚。

【解析所在方证】

大黄䗪虫丸方证（参见第三讲：九、大黄）

干漆于阳明病大黄䗪虫丸方证中，主活血祛瘀。

【解读药味特点】

经方用干漆仅见于大黄䗪虫丸方证，主活血祛瘀。《本经》谓：“干漆，味辛，温，无毒。主治绝伤，补中，续筋骨，填髓脑，安五脏，五缓六急，风寒湿痹。”以其味辛，温，主治本在太阴，但于大黄等苦寒药中而治阳明病，起活血祛瘀作用。《别录》云其：“疗咳嗽，消瘀血痞结腰痛，女子疝瘕，利小肠，去蛔虫。”后世本草多对《本经》、《别录》进行注解，如《本草经疏》：“干漆，能杀虫消散，逐肠胃一切有形之积滞，肠胃即清，则五脏自安，痿缓痹结咱自调矣。又损伤一证，专从血论，盖血者有形者也，形质受病，唯辛温散结而兼咸味者，可入血分而消之，瘀血消则绝伤自和，筋骨自续，而骨髓自足矣。其主痞结腰痛，女子疝瘕者，亦指下焦血分受寒，血疑所致，利小肠者，取其通行经脉之功耳。”可知其主要作用是活血祛瘀、温通经脉。

【药物功用述要】

干漆，味辛，温。活血祛瘀、通脉杀虫药。主治瘀血癥瘕，虫积腹痛、妇女经闭、色素沉着等。

用法及用量：内服，多入丸散适量。

二十二、紫葳

【药物基本知识】

为紫葳科植物紫葳的花，《本经》称紫葳；《吴普本草》称芰华、武威、瞿陵、陵居腹、鬼目；《别录》称陵苕；《唐本草》称凌霄；《分类草药性》称藤萝草、追萝；《岭南采药录》称倒挂金钟；《开宝本事》称藤罗花；《植物名实图考》称堕胎花；江苏新医学院《中药大辞典》称凌霄花。

【解析所在方证】

鳖甲煎丸方证（参见第八讲：三十、鳖甲）

紫葳于太阳少阳阳明合病鳖甲煎丸方证中，主活血清热。

【解读药味特点】

经方用紫葳仅见于鳖甲煎丸方证，主活血祛瘀清热作用，《本经》载其："味酸，微寒。主治妇人产乳余疾，崩中，癥瘕，血闭，寒热，羸瘦，养胎。"功用凉血祛瘀，后世多用作活血祛瘀药，《本草崇原》谓："紫葳，近时用此为通经下胎之药，仲景鳖甲煎丸，亦用紫葳以消癥瘕，必非安胎之品，《本经》养胎二字，当是堕胎之讹耳。"亦是强调其活血祛瘀作用。至于《本经》言其"养胎"，当指瘀血不能养胎而言，祛瘀胎可自养，绝非无故保胎。

【药物功用述要】

紫葳，酸寒，味酸，微寒。凉血祛瘀、消癥瘕药。主治血滞经闭，癥瘕，血热风痒，酒齇鼻等。

用法及用量：入煎剂，每用5～10克；或入丸散适量。外用：研末调涂。

二十三、蒴藋细叶

【药物基本知识】

为忍冬科植物蒴藋的全草或根。《本经》称陆英；《履巉岩本草》称接骨草；《东医宝鉴》称接骨木；《植物名实图考长编》称真珠花、珊瑚花、排风藤、铁篱笆等。

《唐本草》注："此即蒴藋也"。《药性论》云：陆英，一名蒴藋。《本草衍义》："蒴藋与陆英性味及出产皆不同，治疗又别，自是二物，断无疑矣。"尚志钧认为：今日的陆英为忍冬科接骨木属植物陆英。今日的蒴藋为忍冬科植物蒴藋。

【解析所在方证】

王不留行散方证（参见第八讲：十、王不留行）

蒴藋细叶于厥阴病王不留行散方证中，主利气活血止血。

【解读药味特点】

经方用蒴藋细叶仅见于王不留行散方证，主利气祛瘀止血，其用宗于《本经》："陆英，味苦，寒。主治骨间诸痹，四肢拘挛疼酸，膝寒痛，阴痿，短气不足，脚肿。”后世对本药认识有分歧，有待进一步考证，但从在王不留行散中的作用分析，本药主要有活血祛瘀、行气、清上热的作用。

【药物功用述要】

蒴藋细叶味苦，寒。活血祛瘀、行气、清上热药。主治风湿疼痛、跌打损伤、骨折、水肿、风疹瘙痒、丹毒、疮肿等。

用法及用量：入煎剂，每用 6 ~ 15 克（鲜者 50 ~ 120 克）；捣汁或浸酒。外用：煎水洗浴或捣敷。

二十四、䗪虫

【药物基本知识】

为鳖蠊科昆虫地鳖或姬蠊科昆虫赤边水䗪的雌性全虫。《本经》称䗪虫、又称地鳖；《别录》称土鳖；《埤雅》称过街；《本草衍义》称簸箕虫；《袖珍方》称蚵蚾虫；《鲍氏小儿方》称地婢虫；《本草求原》称山蜧螂；《分类草药性》称地乌龟；《中药形性经验鉴别法》称土元；《河北药材》称臭虫母、盖子虫；《吉林中草药》称土虫；《江苏药材志》称节节虫、蚂蚁虎。

【解析所在方证】

1. **大黄䗪虫丸方证**（参见第三讲：九、大黄）

䗪虫于阳明病大黄䗪虫丸方证中，主祛瘀生新。

2. **鳖甲煎丸方证**（参见第八讲：三十、鳖甲）

䗪虫于太阳少阳阳明病鳖甲煎丸方证中，主祛瘀消癥瘕。

3. **下瘀血汤方证**

下瘀血汤方　大黄三两，桃仁二十枚，**䗪**虫（熬，去足）二十枚。

上三味，末之，炼蜜和为四丸，以酒一升煎一丸，取八合顿服之，新血下如猪肝。

《金匮要略·妇人产后病》第 5 条：产后腹痛，法当以枳实芍药散，假令不愈者，此为腹中有干血着脐下，宜下瘀血汤主之。亦主经水不利。

解析：䗪虫咸寒，《神农本草经》认为：主“血积癥瘕，破坚，下血闭”，可见为一有力的祛瘀药，并有治瘀血性腹痛的作用，合桃仁、大黄，故治较顽固的瘀血腹痛而大便不通者。

䗪虫于阳明病下瘀血汤方证中，主祛瘀通经止痛。

4. **土瓜根散方证**（参见第四讲：二十四、土瓜根）

䗪虫于太阳阳明合病土瓜根散方证中，主祛瘀消肿。

【解读药味特点】

经方用䗪虫见于以上 4 方证，主活血祛瘀，其用宗于《本经》：“䗪虫，味咸，寒。主治心腹寒热洗洗，血积癥瘕，破坚，下血闭。”以其味咸，寒，故主治在阳明，如大黄䗪虫丸方证、下瘀血汤方证，但配伍适应药味亦用于六经合病，如土瓜根散方证、鳖甲煎丸方证。

【药物功用述要】

䗪虫，味咸，寒。主治癥瘕积聚、血痹虚劳、血滞经闭、产后瘀血腹痛、跌打损伤、皮肤暗黑瘀斑等。

用法及用量：入煎剂，每用3~6克；或入丸散。浸酒。外用：煎水洗浴或捣敷。

二十五、水蛭

【药物基本知识】

为水蛭科动物日本医蛭、宽体金线蛭、茶色蛭等的全体。《本经》称水蛭；《尔雅》称蛭蝚、至掌、虮；《别录》称蚑；陶弘景称马蜞；《唐本草》称马蛭，《本草图经》称蜞、马蟥；《本草衍义》称马鳖；《济生方》称红蛭；《医林纂要》称蚂蝗蜞；《本草求原》称黄蜞；《河北药材》称水麻贴；《中药材手册》称沙塔干、肉钻子。

【解析所在方证】

1. **大黄䗪虫丸方证**（参见第三讲：九、大黄）

水蛭于大黄䗪虫丸方证中，主祛瘀活血。

2. **抵当汤方证**

抵当汤方 水蛭（熬）、虻虫（去翅足，熬）各三十个，桃仁（去皮尖）二十个，大黄（酒洗）三两。

上四味，以水五升，煮取三升，去滓，温服一升，不下更服。

《伤寒论》第124条：太阳病，六七日，表证仍在，脉微而沉，反不结胸，其人发狂者，以热在下焦，少腹当硬满，小便自利者，下血乃愈。所以然者，以太阳随经，瘀热在里故也。抵当汤主之。

《伤寒论》第125条：太阳病，身黄、脉沉结、少腹硬、小便不利者，为无血也；小便自利，其人如狂者，血证谛也，抵当汤主之。

《伤寒论》第237条：阳明证，其人喜忘者，必有蓄血，所以然者，本有久瘀血，故令喜忘。屎虽硬，大便反易，其色必黑者，宜抵当汤下之。

《伤寒论》第257条：病人无表里证，发热七八日，虽脉浮数者，可下之。假令已下，脉数不解，今热则消谷善饥，至六七日，不大便者，有瘀血，宜抵当汤。

《金匮要略·妇人杂病》第14条：妇人经水不利下者，抵当汤主之。

解析：抵当汤方证，为蓄血在少腹而见少腹硬满、大便难，其人喜忘或发狂的里实热证，故治以水蛭、虻虫活血祛瘀，并用大黄、桃仁攻下祛瘀，故治较顽固的瘀血证而大便难者。

水蛭于阳明病抵当汤方证中，主攻下祛瘀。

3. **抵当丸方证**

抵当丸方 水蛭（熬）二十个，虻虫（去翅足，熬）二十个，桃仁（去皮尖）二十五个，大黄三两。

上四味，捣分四丸，以水一升，煮一丸，取七合服之，晬时当下血；若不下者，更服。

《伤寒论》第126条：伤寒有热，少腹满，应小便不利，今反利者，为有血也，当下之，不可余药，宜抵当丸。

解析：此与抵当汤方证同而证轻，故药用量亦较轻，或不宜猛攻者。

水蛭于阳明病抵当丸方证中，主攻下祛瘀。

【解读药味特点】

经方用水蛭见于以上3方证，其用宗于《本经》："水蛭，味咸，平。主逐恶血，瘀血，月闭，破血瘕，积聚，无子，利水道。"以其味咸，平，《别录》认为"味苦，微寒"，故多主治在阳明，如大黄䗪虫丸方证、抵当汤方证、抵当丸方证。后世多用为祛瘀活血药，不少人认为水蛭生用散服比煎服效佳。近代多用于心脑血管病如脑血栓、脑出血后遗症。

【药物功用述要】

水蛭，味咸，平。祛瘀活血通经药。主治蓄血、癥瘕积聚、妇女经闭、心脑血管病、干血成痨，跌仆损伤，目赤痛，云翳等。

用法及用量：入煎剂，每用6~10克；入丸散、装胶囊：1~3克；外用：活水蛭置病处吮吸，或浸取液滴。

二十六、虻虫

【药物基本知识】

为虻科昆虫复带虻或其他同属昆虫的雌性全虫。《本经》称蜚虻；《本草崇原》称牛虻；《中药形性经验鉴别法》称牛蚊子；《青海药材》称绿头猛钻；《浙江中药手册》称牛苍蝇；《河北药材》称瞎虻虫、瞎蚂蜂；《中药志》称瞎蠓；《四川中药志》称牛魔蚊。

【解析所在方证】

1. **大黄䗪虫丸方证**（参见第三讲：九、大黄）

虻虫于阳明病大黄䗪虫丸方证中，主祛瘀通经。

2. **抵当汤方证**（参见第八讲：二十五、水蛭）

虻虫于阳明病抵当汤方证中，主祛瘀通经。

3. **抵当丸方证**（参见第八讲：二十五、水蛭）

虻虫于阳明病抵当丸方证中，主祛瘀通经。

【解读药味特点】

经方用虻虫见于以上3方证，其用宗于《本经》："蜚虻，味苦，微寒。主逐瘀血，破下血积，坚痞，癥瘕，寒热，通利血脉及九窍。"其主要作用是逐瘀血、破积血，以其味苦，寒，故主治在阳明，如大黄䗪虫丸方证、抵当汤方证、抵当丸方证。临床应用大略与䗪虫相似，故《本草经疏》谓："蜚虻，其用大略与䗪虫相似，而此则苦胜，苦结泄结，性善啮牛、马诸畜血，味应有咸，咸能走血，故主积聚癥瘕一切血结为病。"论述了其功能特点，而《药征续编》详述了用药指征："按用虻虫之方，曰破积血，曰下血，曰畜血，曰有久瘀血，曰有瘀血，曰妇人经水不利下，曰为有血，曰当下血，曰瘀热在里，曰如狂，曰喜忘，是皆为血证谛也。然不谓一身瘀血也，但少腹有瘀血者，此物能下之，故少腹硬满，或曰少腹满，不问有瘀血否，是所以为其证也。"

【药物功用述要】

虻虫，味苦，微寒。逐瘀、破积、通经药。主治癥瘕、积聚、少腹硬满蓄血、血滞经闭、扑损瘀血等。

用法及用量：入煎剂，每用1～3克；研末冲服：0.3～0.6克；或入丸散。

二十七、蜣螂

【药物基本知识】

为金龟子科昆虫屎蛒螂的全虫。《本经》称蜣螂，又称蛣蜣；《尔雅》称蛣蜣；《广雅》称天社，崔豹《古今注》称转丸、弄丸；陶弘景称推丸；《蜀本草》称胡蜣螂；《本事方》称推车客；《孙天仁集效方》称推屎虫；李延寿称黑牛儿、铁甲将军；《普济方》称大乌壳硬虫；《纲目》称夜游将军；《本草原始》称屎蜣螂；《医林纂要》称滚屎虫、车屎客；《苏州本产药材》称牛屎虫；《药材资料汇编》称推车虫；《河北药材》称大将军、触角牛；《山西中药志》称铁角牛；《中药志》称粪球虫。

【解析所在方证】

鳖甲煎丸方证（参见第八讲：三十、鳖甲）

蜣螂于鳖甲煎丸方证中，主祛瘀破积聚、清里热。

【解读药味特点】

经方用蜣螂仅见于鳖甲煎丸方证，其用宗于《本经》："蜣螂，味咸，寒。主治小儿惊痫，瘛疭，腹胀，寒热，大人癫疾，狂易。"其主要作用是祛瘀破积聚、清里热，其主治在阳明。后世本草认为其性味咸，寒，有定惊、破瘀、通便、攻毒功能，因而临床应用很广，如治疗小儿惊风（单味水煎服）；治疳积（单味烧熟食）；治血淋（单味研末水服）；治赤白痢（单味烧、研末黄酒送服）；治一切疔疮（单味煅灰、醋调敷）；尚有治疗鼻息肉、噎膈反胃、小儿重舌、脱肛、附骨疽及鱼眼疮、出血等症经验。蜣螂不但是"环保专家"，更是治疗疑难病的道地药材。

【药物功用述要】

蜣螂，味咸，寒。祛瘀破积聚、清里热、攻毒药。主治惊痫，癫狂，疟疾，癥瘕，噎膈反胃，腹胀便结，淋病，疳积，血痢，痔漏，疔肿，恶疮。

用法及用量：入煎剂，每用1～3克；或入丸散。外用：研末调敷或捣敷。

二十八、鼠妇

【药物基本知识】

为鼠妇科动物平甲虫的干燥全体，《本经》称鼠妇，又称负蟠、蛜蝛；《诗经》称伊威；《尔雅》称蟠、鼠负；《说文》称委黍；陶弘景称鼠姑，《蜀本草》称鼠粘；《圣惠方》称鼠赖虫、湿生虫；《寿域神方》称地鸡；《纲目》称地虱；《苏州本产药材》称西瓜虫、蒲鞋头虫；《中药志》称潮湿虫；《四川中药志》称地虱婆；《药材学》称豌豆虫、瓢虫、潮虫子；《泉州本草》称土孵；《全展选编·外科》称暗板虫；内蒙古《中草药新医疗法资料选编》称鞋板虫。

【解析所在方证】

鳖甲煎丸方证（参见第八讲：三十、鳖甲）

鼠妇于太阳少阳阳明病鳖甲煎丸方证中，主攻瘀逐水，软坚消癥。

【解读药味特点】

经方用鼠妇仅见于鳖甲煎丸方证，主攻瘀逐水，软坚消癥，其用宗于《本经》："鼠妇，味酸，温。主治气癃，不得小便，妇人月闭，血瘕，痫痓，寒热，利水道。"后世认为其性味酸，凉，主要用于治小便不利、产后小便不利、功能性子宫出血、口腔炎、牙痛、术后疼痛等。本药与白鱼相近，《本草经疏》："鼠妇利水，白鱼亦利水，又皆气血交阻。但白鱼所主是寒湿阻气，因而皆及血；鼠妇所主是气阻及血，因壅湿热，故有异云。"

【药物功用述要】

鼠妇，味酸，温。祛瘀利水、软坚消癥药。主治经闭、癥瘕、小便不利、口齿疼痛、鹅口、诸疮、久疟疟母等。

用法及用量：入煎剂，每用3～6克；或入丸散。外用：研末调敷。

二十九、蛴螬

【药物基本知识】

为金龟子科昆虫朝鲜黑金龟子或其他近缘昆虫的幼虫。《本经》称蛴螬，又称蟦蛴；《尔雅》称蟦；《吴普本草》称应条；郭璞称地蚕；《别录》称蛪齐、教齐；陶弘景称乳齐；《安徽药材》称土蚕；《四川中药志》称老母虫；《药材学》称核桃虫。

【解析所在方证】

大黄䗪虫丸方证（参见第三讲：九、大黄）

蛴螬于阳明病大黄䗪虫丸方证中，主活血化瘀消癥。

【解读药味特点】

经方用蛴螬仅见于大黄䗪虫丸方证，主活血化瘀消癥，其用宗于《本经》："蛴螬，味咸，微温。主治恶血，血瘀痹气，破折血在胁下坚满痛，月闭，目中淫肤、青翳白膜。"后世多用其治破伤风，内服，或外用，而多外用治喉痹、痈疽、湿疹、丹毒。民间常外用其消积聚、痔疮等。

【药物功用述要】

蛴螬，味咸，微温。祛瘀，散结，消癥药。主治折损瘀痛，痛风，破伤风，喉痹，目翳，丹毒，痈疽，痔漏等。

用法及用量：入煎剂，每用3～6克；或入丸散。外用：研末调敷或用活鲜虫体捣敷。

三十、鳖甲

【药物基本知识】

为鳖科动物中华鳖的背甲。《本经》称鳖甲；《证治要诀》称上甲；《医林纂要》称鳖壳；《河北药材》称团鱼甲；《山西中药志》称鳖盖子。

【解析所在方证】

1. 鳖甲煎丸方证

鳖甲煎丸方 鳖甲（炙）十一分，乌扇（烧）三分，黄芩三分，柴胡六分，人参一分，半夏一分，干姜三分，桂枝三分，芍药五分，牡丹（去心）五分，桃仁二分，赤硝十二分，大黄三分，厚朴三分，瞿麦二分，石韦（去毛）三分，葶苈（熬）一分，紫葳三分，阿胶（炙）三分，蜂房（炙）四分，䗪虫（熬）五分，蜣螂（熬六分），鼠妇（熬）三分。

上二十三味，为末。取煅灶下灰一斗，清酒一斛五斗浸灰，候酒尽一半，着鳖甲于中，煮令泛烂如胶漆，绞取汁，内诸药煎为丸，如梧子大，空心服七丸，日三服。

《金匮要略·疟病》第2条：疟病，以月一日发，当以十五日愈，设不瘥，当月尽解。如其不瘥，当云何？师曰：此结为癥瘕，名曰疟母，急治之，宜鳖甲煎丸。

解析： 方用柴胡桂枝汤通津液，调荣卫，主治疟病。鳖甲攻坚祛瘀，余含桃核承气汤等祛瘀逐水、攻坚行气之品，以治癥瘕。

本方证具体症状不详，仲景书只见"疟病，以月一日发"、"名疟母"。我们注解时，此前以方中有干姜，而判定本方证属厥阴，现今看来不妥，一者，《本经》干姜、生姜不分，本方以柴胡桂枝汤治少阳太阳合病为主；二者，方中以桃核承气汤加瞿麦、石韦等多属苦下，可知下寒不明显，故鳖甲煎丸方证，当以少阳阳明合并瘀血证为妥。

鳖甲于少阳阳明合病鳖甲煎丸方证中，主攻坚祛瘀。

2. **升麻鳖甲汤方证**（参见第四讲：十四、升麻）

鳖甲于太阳阳明合病升麻鳖甲汤方证中，主活血化瘀。

3. **升麻鳖甲去雄黄蜀椒汤方证**（见升麻）

鳖甲于阳明病升麻鳖甲去雄黄蜀椒汤方证中，主活血化瘀。

【解读药味特点】

经方用鳖甲见于以上3方证，主活血化瘀、攻坚消癥，其用宗于《本经》："鳖甲，味咸，平。主治心腹癥瘕，伏坚积聚，寒热，去痞息肉，阴蚀，痔、恶肉。"值得注意的是，仲景书中用鳖甲主要在软坚散结，与后世认为鳖甲有养阴清热，平肝熄风作用，有明显不同。

【药物功用述要】

鳖甲，味咸，平。活血化瘀、软坚结消癥药。主治心腹癥瘕、劳疟疟母、肝脾肿大。

用法及用量：入煎剂，每用10～30克；熬膏或入丸散。外用：研末撒或调敷。

三十一、白薇

【药物基本知识】

为萝藦科植物白薇或蔓生白薇的根茎。《本经》称白薇；《尔雅》称葞、春草；郭璞注《尔雅》称芒草；《本草经集注》称白薇；《别录》称白幕、薇草、骨美；《药材资料汇编》称龙胆白薇。

【解析所在方证】

竹皮大丸方证（参见第七讲：二十三、竹茹）

白薇于太阳阳明合病竹皮大丸方证中，主清阳明里热。

【解读药味特点】

经方用白薇仅见于竹皮大丸方证，主清阳明里热，可知其主治在阳明。不过《金匮要略·血痹虚劳病》载桂枝加龙骨牡蛎汤方后小注有："《小品》云：虚弱脉浮热汗出者，除桂枝加白薇附子各三分，故曰二加龙骨汤。"白薇亦起凉血清热治阳明里热作用。《本经》谓："味苦，平。主治暴中风，身热，肢满，忽忽不知人，狂惑邪气，寒热酸疼，温疟洗洗，发作有时。"可知亦是苦以清热为特点。

后世本草认为其清热凉血为主，故治疗血热证，如陶弘景曰："疗惊邪，风狂，痓病。"《纲目》曰："治风温灼热多眠及热淋、遗尿、金疮出血。"《本草述》谓："主治瘛疭虚烦。"《要药分剂》谓："清虚火，除血热。"

【药物功用述要】

白薇，味苦，平。凉血清热药。主治血虚里热烦乱之症，产后虚烦血厥、汗出虚烦不得眠、惊狂等证。

用法及用量：入煎剂，每用6～10克；入丸散适量。

三十二、桃仁

【药物基本知识】

为蔷薇科植物桃或山桃的种子。《本经》称桃核；《本草经集注》称桃仁。

【解析所在方证】

1. **桃核承气汤方证**

桃核承气汤方　桃仁（去皮尖）五十个，大黄四两，桂枝（去皮）二两，甘草（炙）二两，芒硝二两。

上五味，以水七升，煮取二升半，去滓，内芒硝，更上火，微沸下火，先食温服五合，日三服，当微利。汤成去滓，内芒硝，更上火上微沸，温服。

《伤寒论》第106条：太阳病不解，热结膀胱，其人如狂，血自下，下者愈，其外不解者，尚未可攻，当先解其外。外解已，但少腹急结者，乃可攻之，宜桃核承气汤。

解析：本方是调胃承气汤加祛瘀血的桃仁和治气冲的桂枝，故治调胃承气汤方证而气上冲而有瘀血，证见其人如狂、少腹急结者。

桃仁于阳明病桃核承气汤方证中，主祛瘀活血。

2. **抵当汤方证**（参见第八讲：二十五、水蛭）

桃仁于阳明病抵当汤方证中，主祛瘀活血。

3. **抵当丸方证**（参见第八讲：二十五、水蛭）

桃仁于阳明病抵当丸方证中，主祛瘀活血。

4. **桂枝茯苓丸方证**（参见第二讲：一、桂枝）

桃仁于太阳太阴阳明合病桂枝茯苓丸方证中，主祛瘀活血。

5. **鳖甲煎丸方证**（参见第八讲：三十、鳖甲）

桃仁于太阳少阳阳明合病鳖甲煎丸方证中，主祛瘀活血。

6. **下瘀血汤方证**（参见第三讲：九、大黄）

桃仁于阳明病下瘀血汤方证中，主祛瘀活血。

7. **大黄䗪虫丸方证**（参见第三讲：九、大黄）

桃仁于阳明病大黄䗪虫丸方证中，主祛瘀活血润燥。

8. **大黄牡丹皮汤方证**（参见第三讲：九、大黄）

桃仁于阳明病大黄牡丹皮汤方证中，主祛瘀除癥。

【药物功用述要】

经方用桃仁见于以上8方证，主活血祛瘀除癥，其用宗于《本经》："桃仁，味苦，平。主治瘀血，血闭瘕邪，杀小虫。"以其味苦，故主治在阳明；以其主治瘀血，故多用于阳明挟瘀证，如桃核承气汤方证、下瘀血汤方证、抵当汤方证、抵当丸方证、大黄牡丹皮汤方证、大黄䗪虫丸方证等；亦用于太阳太阴阳明合病，如桂枝茯苓丸方证；亦用于三阳合病，如鳖甲煎丸方证。

由以上方证可知，仲景书用桃仁主要取其活血化瘀之功，主治蓄血、癥瘕、痈肿、胸腹痛等。后世尚常用其治跌打损伤。

【解读药味特点】

桃仁，味苦，平。活血化瘀、润燥滑肠药。主治热病蓄血、经闭、腹痛、癥瘕、瘀血肿痛、跌打损伤、血燥便秘等。

用法及用量：入煎剂，每用6~15克；或入丸散适量。

第九讲 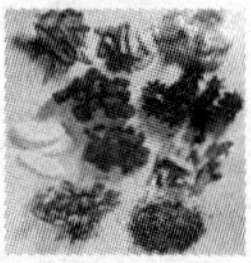

其他用药

一、乌梅

【药物基本知识】

为蔷薇科植物梅的干燥未成熟果实。《诗经》称梅；《本经》称梅实；《本草经集注》称乌梅；《本草衍义》称白梅；《本草再新》称春梅；《现代实用中药》称熏梅、桔梅肉。

【解析所在方证】

乌梅丸方证

乌梅丸方　乌梅三百个，细辛六两，干姜十两，黄连一斤，当归、川椒各四两，附子（炮）、桂枝，人参，黄柏各六两。

上十味，异捣筛，合治之。以苦酒渍乌梅一宿，去核，蒸之五升米下，饭熟，捣成泥，和药令相得，内臼中，与蜜杵二千下，丸如梧子大。先食饮服十丸，日三服，稍增至二十丸。禁生冷滑臭等物。

《伤寒论》338 条：伤寒脉微而厥，至七八日肤冷，其人躁，无暂安时者，此为脏厥，非蛔厥也。蛔厥者，其人当吐蛔。今病者静，而复时烦者，此为脏寒。蛔上入其膈，故烦，须臾复止；得食而呕，又烦者，蛔闻食臭出，其人常自吐蛔。蛔厥者，乌梅丸主之。又主久利。

《金匮要略·趺蹶手指臂肿转筋狐疝蛔虫病脉证治第十九》第 7 条：蛔厥者。当吐蛔。令病者静而复时烦。此为脏寒。蛔上入其膈。故烦。须臾复止。得食而呕。又烦者。蛔闻食臭出。其人当自吐蛔。蛔厥者。乌梅丸主之。

解析：蛔厥不同于脏厥，胃中不和，寒热错杂，蛔因胃中寒而上入膈故烦，须臾得暖则安，得食则又烦。蛔厥证属于半表半里阴虚寒厥阴病，故本方寒热错杂，清上温下，兼以养血补虚。用黄连、黄柏解热除烦，复用姜、附、辛、椒温中祛寒，另以桂枝降其气冲，人参、当归补其气血。此治中虚，寒自下迫，虚热上浮，固脱止利之良法，辛苦酸甘并用，亦驱虫之妙法。妙在主用乌梅，渍之以苦酒，大酸大敛，止渴固脱，味酸既助人参、当归以补虚，亦助黄连、黄柏止泻，并有制辛、附、姜、椒等过于辛散。故此治蛔厥上虚热、下沉寒，而心下痞硬、气上冲胸、心中烦热、渴欲饮水或呕逆或下利者。

乌梅于厥阴病乌梅丸方证中，主敛津止渴固脱。

【解读药味特点】

经方用乌梅仅见于乌梅丸方证，用于厥阴病，其用宗于《本经》："梅实，味酸，平。主下气，除热烦满，安心，肢体痛，偏枯，不仁死肌，去青黑痣、恶疾。"可知为一酸敛、除热、止渴、止利强壮药。

后世多认为乌梅味酸，具有敛肺止咳、涩肠止泻，生津，安蛔作用，主蛔厥腹痛，久咳，虚热烦渴，久疟、久泻、痢疾，并治疗多种寄生虫病如钩虫病等。如《名医别录》曰："止下痢，好唾口干。利筋脉，去痹。"《本草纲目》谓："敛肺涩肠，治久嗽，泻痢，反胃噎膈，蛔厥吐利，消肿，涌痰，杀虫，解鱼毒、马汗毒、硫黄毒。"《本草新编》谓："乌梅，味酸、涩，生津安蛔兼清郁热止痢断疟，每有速效。"

现也多用于外治法，如汤本求真在《别论·厥阴病》篇曰："乌梅为清凉性收敛药兼有杀虫、灭菌、腐蚀赘肉的作用。"

【药物功用述要】

乌梅，味酸，平。敛津止渴固脱药。主治久咳、久利、消渴等。外用杀虫、腐赘肉、死肌等。

用法用量：入煎剂，每用6～12克。或入丸散适量。外用：煅研干撒或调敷。

二、苦酒

【药物基本知识】

为高粱、米、大麦、小米、玉米或白酒、酒糟等酿成的含有乙酸的液体。《伤寒论》称苦酒；《名医别录》称醯；《本草经集注》称淳酢；《食疗本草》称米醋。

【解析所在方证】

1. 苦酒汤方证

苦酒汤方　半夏（洗，破如枣核）十四枚，鸡子（去黄，内上苦酒，着鸡子壳中）一枚。

上二味，内半夏，着苦酒中，以鸡子壳置刀环中，安火上，令三沸，去滓。少少含咽之；不瘥，更作三剂。

《伤寒论》第312条：少阴病，咽中伤、生疮、不能语言、声不出者。苦酒汤主之。

解析：本条开头冠以少阴病，但并非是真正的少阴病，而是说人正气本虚，病在表很快传半表半里和里，并出现咽中伤、生疮，以致不能语言、声不出，其实是痰饮阻滞咽喉造成的。因非少阳证的咽痛，故不能以柴胡、黄芩清热，非寒凉之品可治。《本经》谓："半夏，味辛平，主治……喉咽肿痛"，伍用苦酒煎药，既取其酸敛之性收阴中热淫之气，而敛疮消痈肿。苦酒味苦，配合半夏，成辛开苦降。以半夏辛温散邪，苦酒酸敛、鸡子去黄清之。同时采用含咽的服药方法以提高疗效。从而说明，苦酒一方面能酸敛伤口，另外还具有清热作用。

苦酒于太阴阳明合病苦酒汤方证中，主酸敛清热。

2. **乌梅丸方证**（参见第八讲：一、乌梅）

苦酒于厥阴病乌梅丸方证中，主敛津止渴固脱。

3. **黄芪芍药桂枝苦酒汤方证**（参见第二讲：十一、黄芪）

苦酒于太阳阳明合病黄芪芍药桂枝苦酒汤方证中，主酸敛清热。

【解读药味特点】

经方用苦酒见于以上3方证，主酸敛清热固脱，主治在阳明，但常用于太阴阳明合病的苦酒汤方证，或用于厥阴病的乌梅丸方证，或用于太阳阳明合病的黄芪芍药桂枝苦酒汤方证。苦酒在《本经》无记载，《名医别录》称为醋，谓："醋，味酸，无毒，主消痈肿，散水气，杀邪毒。"《本草纲目》谓："无非取其酸收之意，又有散瘀、解毒之功。"《本草拾遗》谓："破血晕，除癥块坚积，消食，杀恶毒，破结气，心中酸水痰饮。"现代研究显示，醋有一定的杀虫、灭菌、抗病毒作用。

【药物功用述要】

苦酒，味酸，无毒。酸敛清热药。主治咽痛、黄汗、皮肤痈肿等。

用法及用量：入煎剂，每用10～50毫升，外用：烧热熏嗅、含漱或和药调敷。

三、雄黄

【药物基本知识】

为硫化物类矿物雄黄的矿石，主含二硫化二砷，生用，切忌火煅。《神农本草经》称雄黄，又称黄金石；《唐本草》称石黄；《石药尔雅》称天阳石；《品汇精要》称黄石；《石雅》称鸡冠石。

【解析所在方证】

1. **雄黄熏法方证**

雄黄熏法方　雄黄。

上一味，为末，筒瓦二枚合之，烧，向肛熏之。

《金匮要略·百合狐惑阴阳毒病》第12条：蚀于肛者，雄黄熏之。

解析：狐惑病蚀于肛者，是指溃疡、糜烂一类的疮疡在肛门部位，可用雄黄熏之的外治法。雄黄，味苦、平，寒，有燥湿、杀虫、解毒作用，外用烧烟熏患处，即起解毒、消炎作用。

雄黄于阳明病雄黄熏法方证中，主燥湿解毒杀虫。

2. **升麻鳖甲汤方证**（参见第四讲：十四、升麻）

雄黄于太阳阳明合病升麻鳖甲汤方证中，主燥湿解毒。

3. **小儿疳虫蚀齿方证**

小儿疳虫蚀齿方　雄黄，葶苈。

上二味，末之，取腊月猪脂熔，以槐枝绵裹头四五枚，点药烙之。

本方见于《金匮要略·妇人杂病脉证并治第二十二》附方，无条文论述。林亿等疑非仲景方。但以方测证，此方治疗小儿疳热生虫、牙龈糜烂或牙齿蛀虫等，雄黄，味苦、平，寒，可杀虫，配合葶苈、槐枝行气燥湿、止痛杀虫，取热油脂乘热点烙更能取效。

雄黄于阳明病小儿疳虫蚀齿方证中，主燥湿杀虫。

【解读药物特点】

经方用雄黄见于以上3方证，主燥湿解毒，其用宗于《神农本草经》："雄黄，味苦、平，寒。主治寒热，鼠瘘，恶疮，疽痔，死肌，杀精物，恶鬼，邪气，百虫，毒肿。"后世一般认为雄黄辛苦，温，有毒，多取外用，内服者少。但近有报道，用适量内服治疗白血病白细胞增多者有效。

【药物功用述要】

雄黄，味苦、平，寒。燥湿解毒药。主治恶疮肿毒、白血病；外用可杀虫利湿、止痛，治皮肤肿疡、痔瘘等。

用法及用量：内服入丸散，每服适量（0.3～1克），外用适量。

四、铅丹

【药物基本知识】

为用铅加工制成的四氧化三铅。《神农本草经》称铅丹；《范子计然》称丹；《抱朴子》称黄丹；《肘后方》称真丹；《名医别录》称铅华；《唐本草》称丹粉；《续本事方》称红丹、虢丹；《秘传外科方》称国丹；《本草纲目》称朱粉；《现代实用中药》称松丹、东丹；《药材学》称朱丹、陶丹、铅黄。

【解析所在方证】

柴胡加龙骨牡蛎汤方证（参见第四讲：二十七、柴胡）

柴胡加龙骨牡蛎汤方：柴胡四两，龙骨、黄芩、生姜（切）、铅丹、人参、桂枝（去皮）、茯苓各一两半，半夏（洗，二合半）、大黄二两，牡蛎（熬）一两半，大枣（擘）六枚。

上十二味，以水八升，煮取四升，内大黄，切如棋子，更煮一两沸，去滓，温服一升。本云柴胡汤，今加龙骨等。

《伤寒论》第107条：伤寒八九日，下之，胸满、烦惊、小便不利、谵语、一身尽重，不可转侧者，柴胡加龙骨牡蛎汤主之。

解析：论中所言"胸中满而烦者，不可吐下，吐下则悸而惊"，伤寒八九日，病已传少阳，医者误用下法，症见胸满，则知柴胡证未罢。湿热上结，故烦惊而小便不利。胃不和，邪热扰神明故谵语。水气外溢则一身尽重不可转侧，治疗用小柴胡汤和解半表半里，同时利湿清阳明里热，铅丹、龙骨、牡蛎安神镇惊。铅丹为矿物药，属于镇静安神类，正如成无已曰："仲景龙骨牡蛎汤中用铅丹，乃收敛神气以镇惊也。”

铅丹于太阳少阳阳明合病柴胡加龙骨牡蛎汤方证中，主安神镇惊。

【解读药味特点】

经方用铅丹仅见于柴胡加龙骨牡蛎汤方证，主安神镇惊，其用宗于《神农本草经》：“铅丹，味辛，微寒。主治咳逆、胃反、惊痫、癫疾，除热下气。”《名医别录》：“止小便利，除毒热脐挛，金疮溢血。”《本草纲目》：“铅丹，体重而性沉，味兼盐、矾，走血分，能坠痰去怯，故治惊痫癫狂，吐逆反胃……能解热拔毒。”可见铅丹有一定的解热功效。铅丹质地重，配合龙骨、牡蛎可有重镇安神、清虚热之功效，可用于少阳证半表半里及阳明里热扰烦躁谵语。因其有毒，故现代一般外用解毒生肌，内服截疟。用于各种疮疔、肿毒、溃疡久不收口、毒蛇咬伤、疟疾、惊痫癫狂等。

【药物功用述要】

铅丹，味辛，微寒。镇静安神、解热药。主治热性惊痫、癫狂，外治金疮、疔毒等。

用法及用量：该药有毒，内服者少，内服每次0.3～0.6克。正如陶氏云：俗方少用。本品有毒，不可过量或持续服用，以防蓄积中毒。

五、朱砂

【药物基本知识】

为天然的辰砂矿石，主含硫化汞，以产于古之辰州（今湖南沅陵）为道地药材。《山海经》称丹粟；《神农本草经》称丹沙；《淮南子》称赤丹；《伤寒论》称真朱；《名医别录》称真朱；《石药尔雅》称汞沙；《本草图经》称辰砂。

【解析所在方证】

赤丸方方证

赤丸方　乌头（炮）二两，茯苓四两，细辛一两，半夏四两。

上四味，末之，内真朱为色，炼蜜为丸，如麻子大。先食酒饮下三丸，日再夜一服。不知，稍增之，以知为度。

《金匮要略·腹满寒疝宿食病》第16条：寒气厥逆，赤丸主之。

解析：寒气解同附子粳米汤条。本条叙证简略，由方测证，当为里虚寒水饮上逆所致，故称寒气厥逆，当以茯苓、半夏逐饮，乌头、细辛祛寒，故此亦太阴病寒气在里的治剂。当治寒疝腹中痛、四肢厥、呕而心下悸者。朱砂取其味甘，微寒，重镇兼佐敛乌头之过热。

朱砂于太阴病赤丸方证中，主重镇敛热。

【解读药味特点】

经方用朱砂仅见于赤丸方方证，其用宗于《神农本草经》：“味甘，微寒。主治身体五脏百病，养精神，安魂魄，益气，明目，杀精魅邪恶鬼。”可知为甘寒的镇静清热药，在赤丸方方证中，主镇静安神兼制乌头之热。

后世对朱砂的应用较多，《名医别录》曰："止烦满、消渴，益精神，悦泽人面，除中恶腹痛，毒气疥瘘诸疮。"《珍珠囊》曰："心热非此不能除。"后世因朱砂色红，因称之入血入心，故认为其能清心包之热，如后世朱砂安神丸、安宫牛黄丸等。

又据杀精魅邪恶鬼、除毒气疥瘘诸疮，外用在消毒、治疮疡方面被广泛应用，西药的汞剂亦与之有关。

【药物功用述要】

朱砂，味甘微寒。安神，定惊，明目，解毒药。主治癫狂、惊悸、心烦、失眠、眩晕、目昏等，外用治肿毒，疮疡，疥癣等。

用法及用量：本品极难溶于水，故一般入丸散内服或外用，研末，入丸散0.1～0.5克。注意本品有毒，故不宜久服、多服。

六、白粉

【药物基本知识】

为用铅加工制成的碱式碳酸铅。《神农本草经》称粉锡，又称解锡；《伤寒论》及《金匮要略》中称之为白粉；《范子计然》称水粉；《参同契》称胡粉；《药性论》称定粉；《石药尔雅》称锡粉、流丹、鹊粉、白膏、铅白；《日华子本草》称光粉；《汤液本草》称白粉、瓦粉；《纲目》称铅华、官粉；《药材学》称宫粉。

【解析所在方证】

1. 甘草粉蜜汤方证

甘草粉蜜汤方　甘草二两，白粉一两，白蜜四两，

上三味。以水三升。先煮甘草。取二升。去滓。内粉蜜。搅令和。煎如薄粥。温服一升。瘥即止。

《金匮要略·趺蹶手指臂肿转筋狐疝蛔虫病》第6条：蛔虫之为病，令人吐涎，心痛发作有时，毒药不止，甘草粉蜜汤主之。

解析：本方甘温为主，主证应归类于里阴证。后世多因为此条治蛔虫病，故认为该条之白粉为铅粉，如《金匮要略心典》认为此方中白粉即铅白粉，能杀三虫。铅粉杀虫，甘草、蜂蜜既能止痛，又以甘味而诱杀之，实治虫痛之妙法。近代经方大师胡希恕先生认为甘草粉蜜汤治心腹痛奇效，本方去铅粉，加白及10克，治溃疡病剧痛者，应用皆验。

白粉于太阴病甘草粉蜜汤方证中，主杀虫。

2. 蛇床子散方证

蛇床子散方　蛇床子

上一味，末之，以白粉少许，和合相得如枣大，绵裹内之，自然温。

《金匮要略·妇人杂病脉证并治第二十二》：妇人阴寒，温阴中坐药，蛇床子散主之。

解析：阴寒，阴中寒也，寒则生湿，蛇床子为温性收敛药，有治阴中痛痒的作

用，此条白粉当为铅粉，铅粉杀虫杀菌，合为坐药，当治阴寒下白物或肿痒者。此病在阴中而不关脏腑，故但内药阴中自愈。

白粉于太阴病蛇床子散方证中，主杀虫。

【解读药味特点】

经方用白粉见于以上2方证，其用宗于《神农本草经》："粉锡，味辛，寒。主治伏尸，毒螫，杀三虫。"甘草粉蜜汤及蛇床子散，一是内服，一是外用，皆为杀虫。后世皆沿其用，不过内服极易中毒，且难排出，故很少内服，《成都中医学院学报》1986年第1期报道74人服用甘草粉蜜汤驱蛔，因为使用铅粉而全部中毒，提示对于使用铅粉杀虫应谨慎而行。

【药物功用述要】

白粉（粉锡），味辛，寒。内服外用杀虫药。主治皮肤疮疡、虫菌感染。慎用于内服杀虫。

用法及用量：铅粉研末干撒或调敷或熬膏贴。内服0.3～0.6克，或入丸散。

七、代赭石

【药物基本知识】

为氧化物类矿物赤铁矿的矿石。《神农本草经》称代赭，又称须丸；《说文解字》称赤土；《伤寒论》称代赭；《名医别录》称血师，《普济方》称紫朱、赭石；《仁斋直指方》称土朱；《纲目》称铁朱；《河北药材》称红石头；《四川中药志》称赤赭石。

【解析所在方证】

1. **旋覆代赭汤方证**（参见第七讲：二十五、旋覆花）

代赭石于太阴病旋覆代赭汤方证中，主降逆和胃。

2. **滑石代赭汤方证**（参见第四讲：十九、滑石）

代赭石于阳明病滑石代赭汤方证中，主和胃收摄。

【解读药味特点】

经方用代赭石见于以上2方证，主降逆和胃、收摄，其用宗于《神农本草经》："代赭，味苦，寒，主治鬼疰，贼风，蛊毒，杀精物恶鬼，腹中毒邪气，女子赤沃漏下。"张锡纯对代赭石多有发挥，认为代赭石味苦、甘寒，具有一定的清热作用，其重镇收摄逆气，其降逆气而不伤正，可广泛地应用气逆证，以及由气逆气滞引起的气血食水停聚诸般证候。代赭石主治在阳明，多配伍滑石、百合，如滑石代赭汤方证；若配伍参、草、枣等则治疗太阴病，如旋覆代赭汤方证。

【药物功用述要】

代赭石，味苦，寒。降逆和胃收摄药。主治胃气上逆、下利、白带等。

用法及用量：入煎剂，每用9～30克；或入丸散。

八、赤石脂

【药物基本知识】

为硅酸盐类矿物多水高岭土的一种红色块状体。《神农本草经》称赤石脂；《吴普本草》称赤符；《增订伪药条辨》称红高岭；《中药形性经验鉴别法》称赤石土；《中药志》称吃油脂；《药材学》称红土。

【解析所在方证】

1. **桃花汤方证**

桃花汤方 赤石脂（一半全用，一半筛末）一斤，干姜一两，粳米一升。

上三味，以水七升，煮米令熟，去滓，温服七合，内赤石脂末方寸匕，日三服。若一服愈，余勿服。

《伤寒论》第306条：少阴病，下利便脓血者，桃花汤主之。

《伤寒论》第307条：少阴病，二三日至四五日，腹痛、小便不利、下利不止、便脓血者，桃花汤主之。

解析：少阴病为表之阴证，二三日至四五日不解即常传里而并发太阴病，腹痛为里有寒，小便不利，又复有水，大肠失收因而下利不止，便脓血者，属虚寒阴证之下利便血，故以温中固脱的桃花汤治疗，方中赤石脂固脱止利，佐干姜以温中，粳米安中治腹痛，故治里虚寒下利、便脓血而腹痛者。

赤石脂于太阴病桃花汤方证中，主固脱止利。

2. **赤石脂禹余粮汤方证**

赤石脂禹余粮汤方 赤石脂（碎）一斤，太一禹余粮（碎）一斤。

上二味，以水六升，煮取三升，去滓，分温三服。

《伤寒论》第159条：伤寒服汤药，下利不止，心下痞硬，服泻心汤已，复以他药下之，利不止，医以理中与之，利益甚，理中者，理中焦，此利在下焦，赤石脂禹余粮汤主之。复不止者，当利其小便。

解析：伤寒误以汤药下之，因胃虚邪陷，致使下利不止、心下痞硬，服泻心汤已，是说服甘草泻心汤后，上证已也。医又与他药误下，重虚其里，遂至下利不止，此时医者投以理中辈，不但未愈，下利益甚，因为理中辈，调理中焦的虚寒，而此下利是一再误下所致，下焦虚衰以致不能自禁，故非理中所宜。赤石脂有收敛、止血、止利的作用，佐禹余粮以收摄止利，治属下焦的虚脱性大便滑泻而久久不止者。

赤石脂于太阴病赤石脂禹余粮汤方证中，主收敛、止血、止利。

3. **风引汤方证**（参见第二讲：一、桂枝）

赤石脂于太阳阳明太阴合病风引汤方证中，主温下固涩。

4. **乌头赤石脂丸方证**（参见第五讲：三、乌头）

赤石脂于太阴病乌头赤石脂丸方证中，主敛气血以养心止痛。

【解读药味特点】

经方用赤石脂见于以上4方证，其用宗于《神农本草经》："赤石脂，味甘，平。主治黄疸，泄利，肠澼脓血，阴蚀，下血赤白，邪气痈肿，疽痔，恶疮，头疡，疥瘙。"有涩肠、止血、收湿、生肌的作用，如《本草纲目》谓："补心血，生肌肉，厚肠胃，除水湿。"

其主要作用是温涩止利，同时有止血安中之功效，其主治在太阴，故配伍干姜、粳米则温中固脱止利，配伍禹余粮则固涩收摄止利，配合乌头、干姜、附子、蜀椒温中祛寒而止痛，如桃花汤方证、乌头赤石脂方证、赤石脂禹余粮汤方证；若配伍桂枝、石膏等则治疗太阳阳明太阴合病，如风引汤方证。

【药物功用述要】

赤石脂，味甘，平。温涩、理血、固脱、止利药，主治虚寒下利、便脓血而腹痛者。

用法及用量：入煎剂，每用9～12克，或入丸散。外用适量，研末撒或调敷。

九、白石脂

【药物基本知识】

为硅酸盐类矿物多水高岭土的一种红色块状体。与赤石脂类同，惟色白或带淡红、淡黄色。成分在比例上稍与赤石脂相异。《神农本草经》称白石脂；《吴普本草》称白符；《矿物药与丹药》称白陶土、高岭土。

【解析所在方证】

风引汤方证（参见第二讲：一、桂枝）

白石脂于太阳阳明太阴合病风引汤方证中，主温下固涩。

【解读药味特点】

经方用白石脂仅见于风引汤方证，《神农本草经》把五色石脂列一起，其性味主治类同，后世虽有色白入气分，色赤入血分之别，但未明确其作用有何不同。

【药物功用述要】

白石脂，味甘，平。作用及用法、用量可参考赤石脂。

十、禹余粮

【药物基本知识】

为氧化物类矿物褐铁矿的一种矿石。《本经》称禹余粮，又称石脑。但《本经》又记载太一余粮。并记载禹余粮产于东海池泽，味甘，平；太一余粮产太山山谷，味甘，寒。后世认为是一物，《唐本草》："太一余粮及禹余粮，一物而精粗为名尔。"《吴普本草》称禹哀、太一禹余粮；《中药志》称禹粮石。

【解析所在方证】

1. **禹余粮丸方证**

禹余粮丸方方缺。

《伤寒论》第88条：汗家，重发汗，必恍惚心乱，小便已阴疼，与禹余粮丸。(方本阙)。

解析：方缺，以方测证来看，重发汗，津液损伤，禹余粮甘，平，涩，固脱，震摄浮越之阳气，收摄外泄之阴津，为急则治其标。待津液收摄后，当以健胃生津之法治之。

禹余粮于太阴病禹余粮丸方证中，主收敛。

2. **赤石脂禹余粮汤方证**（参见第九讲：八、赤石脂）

禹余粮于太阴病赤石脂禹余粮汤方证中，主收敛、止利。

【解读药味特点】

经方用禹余粮见于以上2方证，主收敛、止利。《神农本草经》载太一余粮和禹余粮两种，谓“太一禹余粮，味甘，平。主治咳逆上气，癥瘕，血闭，漏下，除邪气”、“禹余粮，味甘，寒。主治咳逆，寒热烦满，下利赤白，血闭，癥瘕，大热。”功用主治近似，故后世多混为一种。

后世本草多有注释，《长沙药解》谓：“禹余粮止小便之痛涩，收大肠之滑泄。赤石脂禹余粮汤用之治大肠滑脱，利在下焦者，以其收湿而敛肠也。”《本草求真》谓：“余粮功与石脂相同，而禹余粮之质，重于石脂，石脂之温，过于余粮，不可不辨。”

【药物功用述要】

禹余粮，性甘，平。固涩止利药。主治下利赤白，漏下、血闭。

用法及用量：入煎剂，每用9～15克。

十一、蜂房

【药物基本知识】

为胡蜂科昆虫大黄蜂或同属近缘昆虫的巢。《神农本草经》称露蜂房，又称蜂肠；《雷公炮炙论》称革蜂窠；《名医别录》称百穿、蜂勦；《蜀本草》称大黄蜂窠；《圣济总录》称紫金沙；《贵州民间方药集》称马蜂包；《河南中药手册》称马蜂窝；《民间常用草药汇编》称虎头蜂房、野蜂房；《河北药材》称纸蜂房；《山东中药》称长脚蜂窝、草蜂子窝。

【解析所在方证】

鳖甲煎丸方证（参见第八讲：三十、鳖甲）

蜂房于太阳少阳阳明合病鳖甲煎丸方证中，主解毒散结。

【解读药味特点】

经方用蜂房仅见于鳖甲煎丸方证，在治疗疟病中主解毒散结，治癥瘕，其治宗于《神农本草经》："露蜂房，味苦，平。主治惊痫瘛疭，寒热邪气，癫疾，肠痔，鬼精蛊毒，肠痔。"以其味苦，平，有祛寒热邪气作用，故主治在阳明，而配伍桂枝、大黄等而用于治疗太阳少阳阳明合病的鳖甲煎丸方证，近代观察，治疗肝脾肿大效果明显。

后世本草有不少论述，认为其有祛风、攻毒、杀虫作用，如《名医别录》谓其："咸，有毒，又疗蜂毒，毒肿。"《日华子本草》谓其："治牙齿疼，痢疾，乳痈，蜂叮，恶疮。"《本草纲目》谓其："露蜂房，阳明药也。外科、齿科及他病用之者，亦皆取其以毒攻毒，兼杀虫之功耳。"

【药物功用述要】

蜂房，味苦，平。解毒散结、清热药。主治惊痫、癥瘕、风痹、瘾疹瘙痒、乳痈、疔毒等。

用法及用量：入煎剂，每用6～15克。或入丸散适量。

十二、蜘蛛

【药物基本知识】

为圆网蛛科动物大腹圆网蛛等的全虫。《尔雅》称次蠹、鼅鼄；《名医别录》称虫出蚔；《方言》称蝙蝓、蟱蜍；《广雅》称网工；郭璞注《尔雅》称缀鼄；郭璞解《方言》称社公；《现代实用中药》称网虫、扁蛛；《吉林中草药》称圆蛛、癞癞蛛、蛛蛛、到麻。

【解析所在方证】

蜘蛛散方证

蜘蛛散方　蜘蛛十四枚（熬焦），桂枝半两，

上二味，为散，取八分一匕，饮和服，日再，蜜丸亦可。

《金匮要略·趺蹶手指臂肿转筋狐疝蛔虫病》第4条：阴狐疝气者，偏有小大，时时上下，蜘蛛散主之。

解析：偏有大小者，谓阴囊之一侧的肿胀物有小有大也，时时上下者，谓此肿胀物或时上入腹而隐，或时下入囊而显也。因其出没无常似狐，故称之为阴狐疝，此证可用蜘蛛散治疗。

由于时时上下的说明，似述无痛苦而能自复的疝气症，即进入阴囊的脏器，自能复原于腹内，与嵌顿性之疝气症不能自复而发剧烈疼痛者不同，此症多见于小儿，大人亦间有之。为病之因，大都由于先天或后天的腹壁薄弱所致。

蜘蛛散中蜘蛛能破结通利、行气退疝，配桂枝之辛温，解表而散寒。二药共奏行气散寒退疝之功。故对狐疝属阴寒者有较好疗效。

疝气大多为先天或后天的腹壁薄弱所致，故多见于小儿。小儿疝气服本方或可有效，成年疝气宜多求于手术治疗。

蜘蛛于太阳阳明病蜘蛛散方证中，主破结通利。

【解读药味特点】

经方用蜘蛛仅见于蜘蛛散方证，《本经》无记载，《名医别录》称其性味：微寒。《长沙药解》称其有“破瘀消肿”作用。蜘蛛为虫药，性滑利，曹颖甫有治小儿疝验案，《金匮发微》记载：“乙亥重九日，有倪姓来诊，其证时发时止，今以遇寒而发，偏坠微痛，夜有寒热，睡醒汗出，两脉迟滑，方用蜘蛛一枚，炙过，川桂枝四钱，一剂即愈。”说明蜘蛛有行气退疝之功。后世认为其有祛风、解毒作用。

【药物功用述要】

蜘蛛，味苦，微寒。破结通利、祛瘀消肿药。主治小儿疝气，中风口㖞，蜂、蜈蚣、蝎螫伤。

用法及用量：宜散剂服用，1 枚（1～3 克），入丸散。外用：焙干研末撒、捣汁涂或调敷。

十三、酒

【药物基本知识】

为米、麦、黍、高粱等和曲酿成的一种饮料。我国上古时代已把酒作为饮料，以药记载始见《名医别录》。据《唐本草》云：古时酒类甚多，“惟米酒入药用”，烧酒为元代发明的，故经方所用的酒是米酒而不是烧酒。米酒呈琥珀色，一般称为清酒。在经方中还有一种称作白酒者，这是米酒初熟，其色白，故称为白酒。

【解析所在方证】

从仲景用酒的方剂分析，基本可以分为三类，故从以下三个方面分析酒的作用：

（一）酒入煎剂

1. 炙甘草汤方证

炙甘草方 甘草（炙）四两，生姜（切）三两，人参二两，生地黄一斤，桂枝（去皮）三两，阿胶二两，麦门冬（去心）半升，麻仁半升，大枣（擘）三十枚。

上九味，以清酒七升，水八升，先煮八味，取三升，去滓，内胶烊消尽，温服一升，日三服。一名复脉汤。

《伤寒论》第 177 条：伤寒脉结代、心动悸，炙甘草汤主之。

解析：伤寒，由于过用汗、吐、下法，以致亡血、亡津液，血不足以养心，则心动悸。血不足以荣脉，则脉结代。故以炙甘草汤主之。方中以桂枝去芍药汤调营卫于外，尤其以增量的炙甘草配合大枣、人参资气血之源。生地、麦冬、麻仁、阿胶生津养血，本方调和营卫之中更重在益气养血复脉。因炙甘草汤证为津虚血少，属太阴虚寒证，酒性温，通利血脉，血得温则行，得寒则凝，故以清酒七升同煎，以助药力。

清酒于太阳太阴阳明合病炙甘草汤方证中，主通利血脉。

2. **瓜蒌薤白白酒汤方证**

瓜蒌薤白白酒汤方　瓜蒌实（捣）一枚，薤白半升，白酒七升。

上三味，同煮，取二升，分温再服。

《金匮要略·胸痹心痛短气病》第3条：胸痹之病，喘息咳唾，胸背痛，短气，寸口脉沉而迟，关上小紧数，瓜蒌薤白白酒汤主之。

解析：本条为心下寒饮盛，寒饮乘虚逆迫于胸中，因致喘息咳唾、胸背痛而短气，此胸痹之病。瓜蒌开胸逐痰止嗽，薤白味辛温，散结止痛，合以为方，故治胸痹痛而喘息咳唾者。《本草经疏》云：白酒，其色白，其性甘辛，其气轻扬，煎以白酒，更使药力畅行无阻也。薤白、白酒辛以开痹，温以行阳。

白酒于太阴阳明合病瓜蒌薤白白酒汤方证中，主温通行阳以开痹。

3. **瓜蒌薤白半夏汤方证**

瓜蒌薤白半夏汤方　瓜蒌实（捣）一枚，薤白三两，半夏半升，白酒一斗。

上四味，同煮，取四升，温服一升，日三服。

《金匮要略·胸痹心痛短气病》第4条：胸痹不得卧，心痛彻背者，瓜蒌薤白半夏汤主之。

解析：不得卧，心痛彻背为寒饮阻于胸，阳气不展之故。此于瓜蒌薤白白酒汤减少薤白量，加入大量温中下气逐饮的半夏，治疗瓜蒌薤白白酒汤证，饮逆较甚而喘息咳唾更剧者。

白酒于太阴阳明病瓜蒌薤白半夏汤方证中，主温通行阳以开痹。

4. **当归四逆加吴茱萸生姜汤方证**

当归四逆加吴茱萸生姜汤方　当归三两，芍药三两，甘草（炙）二两，通草二两，桂枝（去皮）三两，细辛三两，生姜（切）半斤，吴茱萸二升，大枣（擘）二十五枚，

上九味，以水六升，清酒六升，和煮取五升，去滓，温分五服（一方，酒水各四升）。

《伤寒论》第352条：若其人内有久寒者，宜当归四逆加吴茱萸生姜汤。

解析：内有久寒，当以温药治之。当归四逆加吴茱萸生姜汤养血温阳散寒，清酒六升，辛温通利，以助药力。

清酒于太阳太阴合病当归四逆加吴茱萸生姜汤方证中，主通利血脉。

5. **胶艾汤方证**

胶艾汤方　干地黄六两，川芎、阿胶、甘草各二两，艾叶、当归各三两，芍药四两。

上七味，以水五升，清酒三升，合煮取三升，去滓，内胶令消尽，温服一升，日三服，不瘥更作。

《金匮要略·妇人妊娠病脉证治第二十》：师曰，妇人有漏下者，有半产后

因续下血，都不绝者，有妊娠下血者，假令妊娠腹中痛为胞阻，胶艾汤主之。

解析：妇人漏下即子宫出血，半产即流产，是因血虚血瘀上热而致胎动不安，治疗宜芎归胶艾汤养血活血清热。本方证为血虚生瘀生热证，故主以川芎、当归温中养血，并以地黄、芍药、阿胶养血清热，血得温补，血足瘀去热清，则无出血胎动之害。艾叶、清酒辛温温中止痛、助血分药生血养血。

清酒于阳明太阴合病胶艾汤方证中，主温通血脉。

6. **鳖甲煎丸方证**（参见第八讲：三十、鳖甲）

清酒于太阳少阳阳明合病鳖甲煎丸方证中，主温通血脉。

7. **防已地黄汤方证**（参见第七讲：十六、防已）

清酒于太阳阳明合病防已地黄汤方证中，主活血通脉。

8. **侯氏黑散**（参见第二讲：九、菊花）

清酒于厥阴病侯氏黑散方证中，主活血通脉。

9. **下瘀血汤方证（参见第八讲：二十四、䗪虫）**

清酒于阳明病下瘀血汤方证中，主活血通脉。

10. **红蓝花酒方证**（参见第八讲：四、红花）

酒于太阴病红蓝花酒方证中，主温中活血。

以上酒入药物，多是起到辛温助药力宣散，另外近代研究显示酒入煎剂可以起到一定的酒精萃取作用，有利于有效药物成分的煎出，可做参考。

（二）酒送服药物

1. **当归芍药散方证**

当归芍药散方　当归、川芎各三两，芍药一斤，茯苓、白术各四两，泽泻半斤。

上六味，杵为散，取方寸匕，酒和，日三服。

《金匮要略·妇人妊娠病脉证并治第二十》：妇人怀妊，腹中㽲痛。当归芍药散主之。

《金匮要略·妇人杂病脉证并治第二十二》：妇人腹中诸疾痛，当归芍药散主之。

解析：妇人腹中痛，多为太阴病虚寒血滞之证。芍药缓挛急治腹痛，故用一斤。方以当归、芍药、川芎养血温通止痛，但以方测证，方中白术、茯苓、泽泻利水，当有虚寒、血虚而水饮内停之证，故应有头冒眩、心下悸和小便不利等症，不可不知。本证为太阴病，血虚水停之证，酒和送服散剂，取酒性辛温通利，以助药力。

酒于太阴病当归芍药散方证中，主温通血脉。

2. **当归散方证**

当归散方　当归、黄芩、芍药、川芎各一斤，白术半斤。

上五味，杵为散，酒服方寸匕。

《金匮要略·妇人妊娠病脉证并治第二十》：妇人妊娠宜常服。当归散主之。

解析：妇人妊娠之后，可有血虚郁热之证，用当归、芍药、白术温中养血，加黄芩清上热，以酒送服散剂，取辛温之性以助药力。

酒于太阴阳明合病证当归散方证中，主温通血脉。

3. 白术散方证（略）

4. 土瓜根散方证（略）

5. 肾气丸方证（略）

6. 薯蓣丸方证（略）

7. 大黄䗪虫丸证（略）

8. 天雄散方证（略）

9. 赤丸方证（略）

由以上9方证可知，酒性辛温大热，能够增强温阳药物的作用，所以经方中一些温阳散寒的方药常用酒来送服或酒入药同煎，以增强温阳散寒之力，可散阴邪之凝结，可行温阳药之力以强其功。正如丹波元简曰："酒服，取其宣达。"用酒送服药物，可以起到借酒势因势利导，以宣达药力，迅速发挥疗效的作用。

（三）用酒炮制药物

经方使用大黄，多用酒洗，如《伤寒论》第29、124、207、208、237、320、374条中的大黄用酒洗等。

例如，《伤寒论》第207条调胃承气汤：甘草（炙）二两，芒硝半斤、大黄（清酒洗）四两。

上三味，切，以水三升，煮二物至一升，去滓；内芒硝，更上微火一二沸，温顿服之，以调胃气。

解析：大黄味苦寒，攻下里实、通腑泄热。用酒炮制大黄也是利用了酒的辛温之性，在一定程度上佐治了大黄的苦寒，减弱大黄的峻攻之力，使其既能清热通腑去浊，又能留恋在上缓攻而活血祛瘀。

【解读药味特点】

经方用酒见于以上26方证，可见应用很广。《名医别录》认为酒："味苦甘辛，大热，有毒。主行药势，杀百邪恶毒气。"明确指出有通血脉，御寒气，行药势之力。可治风寒痹痛，筋脉挛急，胸痹，心腹冷痛。如《本草拾遗》："通血脉，厚肠胃，润皮肤，散湿气。"《医林纂要》："散水，和血，行气，助肾兴阳，发汗。"

由以上26方证所见，经方用酒有三种方式，入煎剂，送服药物和修制药物。酒为五谷之精华，酒用来入药、送服丸药汤剂，均有促进药效吸收的作用。但观其作用，则有三种，即：

（1）宣达药力：正如丹波元简曰："酒服，取其宣达。"也有一定通利血脉之作用，都是取其辛温通达之性。

（2）行补药之迟滞，如方中重用生地者，如炙甘草汤、胶艾汤等，酒煎，起到行补药之迟滞作用，防止补药的腻滞。

（3）修制药性：如大黄酒洗，可以起到监制大黄的苦寒之性，使其留恋上焦而缓其急迫下利之性，防止寒热格拒。

酒，因其辛温通利，兼有养胃振奋之力，自远古不仅做饮料，且广泛用于医药，繁体医字为“醫”，可见酒在医药中的密切关系。

【药物功用述要】

酒，味苦，甘辛，大热，有毒。温通行药势药。主宣达药力，佐制药性，温通血脉。

用法及用量：入煎剂、送服药物或浸药适量。入煎剂，黄酒20～50毫升。

十四、鸡屎白

【药物基本知识】

雉科动物家鸡粪便上的白色部分。《神农本草经》称丹雄鸡屎白；《素问》称鸡矢；《本草经集注》称鸡子粪；《千金方》称鸡粪。

【解析所在方证】

鸡屎白散方证

鸡屎白散方　鸡屎白

上一味，为散，取方寸匕，以水六合，和，温服。

《金匮要略·趺蹶手指臂肿转筋狐疝蛔虫病》第3条：转筋之为病，其人臂脚直，脉上下行，微弦，转筋入腹者，鸡屎白散主之。

解析：其人臂脚直，是转筋的症状表现。《本经》谓：“鸡屎白，治消渴，伤寒，寒热。”可见是一滋润性解热药，而有治转筋的作用。

鸡屎白于阳明病鸡屎白散方证中，主清热护津液，治转筋。

【解读药味特点】

经方用鸡屎白仅见于鸡屎白散方证，主清热护津液，其用宗于《神农本草经》：“鸡屎白，主消渴，伤寒，寒热。”有关鸡屎白的性味，《本草经疏》谓“鸡屎白、微寒”；《别录》谓“微寒”；《本草纲目》谓“微寒，无毒”；可知性味寒凉，其主治在阳明，故有治消渴，清热作用。转筋多为受凉或汗出津伤肌筋失养，鸡屎白能治转筋，可知是通过清热护津液的结果。

后世据《内经》鸡矢醴治臌胀记载，认为其有利水作用，《长沙药解》谓：“鸡屎白，性微寒，利水而泄热，达木而舒筋。”《本草纲目》谓：“下气，通利大小便，治心腹鼓胀，消癥瘕。”可资参考。

鸡屎白治疗湿热而津伤、小便不利的转筋腹痛等，具有清热利湿滋润的功效。但后世运用鸡屎白者少，且惜药房多不备此药，故临床应用受限。现在一般认为可以用于治疗转筋、肝硬化腹水等。民间有以高粱米喂鸡，用其屎治肝腹水者。

【药物功用述要】

鸡屎白，性微寒，清热利水生津药。主治消渴、伤寒、寒热、转筋、腹水。

用法及用量：本方后只有以水六合，和，温服，未提及用法。但《肘后方》在方后注云：以水六合，煮三沸，顿服之。现一般认为本品晒干，文火焙炒，炒时洒入白酒少许，研为细末，每服3～6克，温水送服。

第十讲 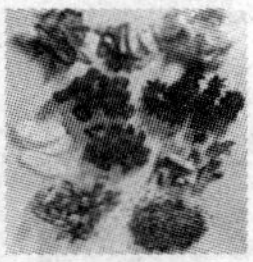

六经用药概说

读过本书，大概可了解经方与后世方用药有明显不同，如后世方认为桂枝、附子等不能用于热证，而经方常用于热证；后世方认为升麻升提，而经方认为主清里热；后世方用黄芩解表，而经方用其清半表半里、里热……诸多不同是因理论体系的不同，因此欲掌握经方用药，必先清楚经方的主要理论，这便是六经辨证和方证对应理论。

一、认识六经实质

欲知六经用药规律，必先明确六经实质，遗憾的是，经方的六经实质，就像“先有鸡还是先有蛋”之争一样，至今莫衷一是，其原因很多，《伤寒论》原序中王叔和所为的误导为原因之一，使后世认为张仲景根据《内经》撰成了《伤寒杂病论》，这样经方的六经便是《内经·热论》的六经，而与《伤寒论》的主要内容不符，遂使经方六经实质扑朔迷离。其实了解一下经方的形成史，六经的实质就自然明白了。

经方的起源，当追溯于上古神农时代，我们的先民们，在日常生活中，认识大自然、适应大自然，即用八纲（表、里、寒、热、虚、实、阴、阳），认识疾病亦用八纲，对药物的认识亦用八纲，这样当患病时，最多见者当属外感一类疾病，即表证，长期实践得知，病在表用相适应的药物发汗即可治愈，于是积累了生姜、葱白、麻黄、桂枝等治表证经验；并观察到，有的病经发汗或未经治疗而愈，但有的未愈而病入于里，这时不能再用发汗治疗，而是应用治里的药物，因里证分阴阳，里热者，用清里热药，如黄芩、石膏、大黄等；里虚寒者，用温补药，如干姜、人参、附子等。那时虽没有文字，但其经验代代相传，至夏商时代有了文字，以文字记载，其代表著作即《神农本草经》，该书在汉代完善整理传承，代表了经方单方方证的形成，《汉书·艺文志》做了精当记载：“经方者，本草石之寒温，量疾病之浅深，假药味之滋，因气感之宜，辨五苦六辛，致水火之齐，以通闭解结，反之于平。及失其宜者，以热益热，以寒增寒，精气内伤，不见于外，是所独失也。”这一记载，实际标明了经方的起源和经方医学的特点，即经方起源于神农时代，起始即用八纲认识疾病和药物，即有什么样的证，用什么样的药治疗有效，积累了疾病的证和治疗该证的药的证药对应经验，即单方方证经验，其代表著作为《神农本草经》。

疾病复杂多变，古人渐渐发现，有的病只用一味单药治疗不力，渐渐摸索了两味、三味……复方药治疗经验，这样积累了复方方证经验，其代表著作为《汤液经法》，该书相传为商代伊尹所著，考无确据，但从传承来讲，其与《神农本草经》一样，上继神农，下承夏商，复方方证经验积累于这个时代，其文字记载成书完善于汉代，因有《汤液经法》三十二卷记载。值得注意的是，《汉书·艺文志》所记载的经方所用理论仍是八纲。

时至东汉，经方发展有重大进展，主要成就是，由八纲辨证发展为六经辨证。据皇甫谧《针灸甲乙经·序》云："伊尹以元圣之才，撰用《神农本草》以为《汤液》，汉张仲景《论广汤液》为十数卷，用之多验。"皇甫谧生于张仲景同期稍晚，可谓是对张仲景最了解者，其称张仲景《论广汤液》为十数卷，而不称撰《伤寒杂病论》十数卷，可证汉代无《伤寒杂病论》书名，至西晋王叔和整理仲景旧论后，方有《伤寒杂病论》名。但无论书名叫什么，由于王叔和的收集整理，使我们得以看到张仲景《论广汤液》的内容，也从而知道张仲景《论广汤液》与《汤液经法》相比，其最主要的不同是，增加了六经辨证。而六经实质，由六经提纲看，皆是以八纲述证。再细读其内容，再主要看《伤寒论》第 97 条、第 147 条、第 148 条等，凸显了半表半里概念，提示东汉前病位概念只有表里，而至张仲景时增加半表半里病位概念，从而形成六经辨证理论。此一发展变革，据民国初期杨绍伊的《伊尹汤液经》的考证，恰亦相吻合。因此，经方大师胡希恕先生斩钉截铁地说："仲景书本与《内经》无关，六经来自八纲。"这样，经方六经实质和用药原则就很明确了，即六经辨证起源于神农时代的八纲辨证，起初是单方方证，渐渐发展为复方方证，由于方证积累的丰富和对疾病病位认识的进步，即认识到病位有在表者，有在里者，还有在半表半里者，这样由只有抽象的八纲，发展为具有实形的六经辨证理论体系，即太阳病即表阳证；少阴病即表阴证；阳明病即里阳证；太阴病即里阴证；少阳病即半表半里阳证；厥阴病即半表半里阴证，六经实质大白于天下。明确了六经，即明确了用药原则，即表阳证用汗法，表阴证用强壮发汗法；里阳证用清热法、里阴证用温补法；半表半里阳证用和解清热法，半表半里阴证用和解清热温下寒法。但具体治疗用药还要清楚方证对应理论。

二、认识方证对应

汉前只用八纲辨证，亦能大部分做到方证对应，而使病愈，但对于病不在表亦不在里的病却无能为力，而六经辨证则解决了这一难题，使临床用药更具体化，真正做到方证对应。由于前人经验的积累，不但积累了众多的方证，而且发明了六经辨证，这样，我们在临床中如果掌握了六经辨证和众多方证，先辨六经，再辨方证，做到方证对应，则药到病除。这里要明确的是，辨方证，比辨六经要难，胡希恕先生说："辨方证是六经八纲辨证的继续，亦即辨证的尖端，中医治病有无疗效，其关键就是在于方证是否辨得正确。不过方证之辨，不似六经八纲简而易知，势须于各方的具体证治细玩而熟记之。”提示我们要仔细学习经方方证，认识方证。

经方的方证名，反映了经方方证对应关系，如麻黄附子甘草汤方证，其组成为：麻黄（去节）二两，甘草（炙）二两，附子（炮，去皮，破八片）一枚。其适应证为：“少阴病，得之二三日，麻黄附子甘草汤微发汗，以二三日无里证，故微发汗也。”此即单纯的少阴表证。本方的组成，实为甘草麻黄汤加附子而成，即由治太阳病而变为治少阴病。而再看麻黄附子汤方证：麻黄三两，甘草二两，附子（炮）一枚。药味与麻黄附子甘草汤相同，只是麻黄增加一两，其适应证变为：“水之为病，其脉沉小属少阴，浮者为风，无水虚胀者为气。水发其汗即已，脉沉者。”即两方皆治少阴，但麻黄附子汤因水气重，故重用麻黄，使其方证对应。相类的方证，还有小半夏汤方证和生姜半夏汤方证……这些方证名立，与其证严格对应，其对应不但是药味，而且包括剂量大小。

实际方证之难辨，还有更深一层意思，即必对每味药有清楚认识。如桂枝加桂汤方证，是认识到桂枝有解表，并有治上冲作用，故当太阳病，见气从少腹上冲心者，加重桂枝用量，是明确了桂枝有降冲作用。这里不称桂枝汤加减，而称桂枝加桂汤，即反映了经方的方证辨证，不但要求药味对应，而且要求药量对应，即桂枝汤原有治上冲的作用，今上冲症明显，应再加重桂枝用量，故称为桂枝加桂汤方证。又如桂枝去桂加茯苓白术汤方证，是因原是外邪内饮证，误用桂枝汤治疗，外邪内饮不解，且发汗后表更虚，此时不能再用桂枝解表，而用生姜解表，并加茯苓白术利饮，使表解饮去而证解。这需要明了生姜有解表作用，并与桂枝不同；还要明了茯苓、白术有利尿祛饮作用，这样就做到了方证对应。

三、由方证探索经方用药

著名中医学家岳美中先生说：“重读张仲景的《伤寒论》、《金匮要略》，见其察证候而罕言病理，出方剂而不言药性，准当前之象征，投药石以祛疾，直逼实验科学的堂奥。”深刻说明经方治病以方证为主，用药以方剂为主，很少论述单味药作用，这样我们在《伤寒论》和《金匮要略》中很难直接了解各单味药的作用，但临床症状复杂多变，需要据证加入对应药物，仅靠仲景原书记载的方药，是不能完全达到与证对应的，仲景书中有许多条文实际是举例说明，当某方证出现某证时，要加减对应的药物，如原是桂枝汤方证，当表更虚更恶风、表湿重时，则加黄芪；原是桂枝汤方证，当恶风更甚、身痛关节痛重时则加附子……这里要说明的是，要对常用的每味药有所了解，需要通过以方证类药，即通过方证用药规律来认识每味药的药性特点，本书正是做了这样的初次探讨，如通过麻黄连翘赤小豆汤方证和麻黄酒醴汤方证类证，我们认识到麻黄不但能发汗解表，还能祛湿治黄疸，这样当再遇有黄疸时，可适证用麻黄祛黄；通过白虎汤方证和白虎加人参汤方证类证，可知人参能止渴，石膏能清热而无止渴作用，这样因热盛津伤口渴时，用人参而不用石膏，而因热烦躁时使用石膏；又通过理中汤方证、小柴胡汤方证、半夏泻心汤方证等类证，可知人参治里虚寒的心下痞，临证凡遇里虚胃脘胀满时可用人参……当然，认识经方用药，还可参考《神农本草经》，以证选药；后世、近代出现的新药，据其药物特点、性味特点，以八纲辨证辨药，皆可应用于辨证中，发展经方方证。这样掌握了经方的方证，认识了经方用药，临证遇到诸如《伤寒论》所记载的方证，或未见记载的方证，皆可做到，先辨六经，再辨方证，做到方证对应，临床得心应手。

总之，经方用药，与经方方证一样，皆是我们的祖辈历经世世代代总结的经验，之所以疗效可靠，是因经过了千百年反复人体实验，是经历了实践考验的科学总结，故徐灵胎曰："本草之始，昉于神农，药只三百六十品，此乃开天之圣人与天地为一体，实能探造化之精，穷万物之理，字字精确非若后人推测而知之者，故对证施治其应如响。仲景诸方之药悉本此书，药品不多而神明变化，已无病不治矣。"

不过应看到，经方用药毕竟药味有限，原因很多，经方传承过程遭遇危难、误导等是重要原因之一。疾病千变万化，不断发现的新药，有待融入经方，实际有不少经方家，在临床常用既往经方未记载的药物，概以八纲认证，以八纲用药，即能做到方证对应。

编　后　语

本书是想通过以方证类药，来认识经方常用的每味药，原以为借助对经方方证有一定认识可以勉强成篇，不成想在写作过程中遇到不少困惑，其中最主要的是把《伤寒论》和《金匮要略》中的方证按六经归类难以定夺，如桂枝汤是解太阳之表药，分而析之，桂枝辛温解表，生姜辛温解表，在肾气丸中、乌梅丸中、桂枝茯苓丸中还有解表作用吗？芍药、甘草在桂枝汤中起解外作用，芍药甘草汤方证归六经谁属？大家熟悉柴胡桂枝汤方证属太阳少阳合病、大柴胡汤为少阳阳明合病、白虎加人参汤方证为阳明太阴合病，以药测证小柴胡汤有人参，可以称少阳太阴合病吗？泻心汤方证属阳明，附子泻心汤属阳明太阴合病，阳明、太阴病位皆在里，称为合病合理、合适吗……

近常想起胡希恕先生每遇有人劝其出书时说："还没考虑成熟，再等等吧！"再看他改了数遍、数十遍的讲稿、笔记，尤其是病位类证（参看《胡希恕病位类方解》）可知，最终未出书，其原因之一，是其考虑深邃。认识经方的每一问题都是不容易的，不但需要熟读经典，还要结合临床实践，不但是一代人的经验体会，还必需几代人的传承。于此亦体会到，吉益东洞《药征》为何仅写了53味中药，后又有邨井杶续写亦仅89味，无不在显示继承和弘扬的艰辛。据杨绍伊的考证认为：《伤寒论》的六经提纲在张仲景在世时尚未出现，是张仲景弟子整理其经验后加入的，说明经方的方证和理论，在汉前并不完善，至张仲景亦未完善，至今仍未完善，需要一代一代来论广、探讨完善。胡希恕先生一生探讨经方，解读了《伤寒论》的六经来自八纲，经方治病是先辨六经，继辨方证，迈出这一步是不容易的，对于进一步辨方证、方证的归类须进一步探讨。又想到，后世本草药物归经亦遇到类似问题，如山药色白本应归肺，但又同时归于脾和肾，不能只归一经？怎样掌握其用药规律、怎样归类亦在不断探索。由此我感到，我是"没有金刚钻，就敢揽瓷器活"的人。不过又想到，我们把不成熟的、粗浅的认识摆出，供大家一起探讨，如此以抛砖引玉，可以心安理得吧？